思想觀念的帶動者

文化現象的觀察者

本土經驗的整理者

生命故事的關懷者

心靈工坊 PsyGarden

Holistic

探索身體，追求智性，呼喊靈性

攀向更高遠的意義與價值

是幸福，是恩典，更是內在心靈的基本需求

企求穿越回歸眞我的旅程

精微體療癒指南

The Subtle Body Practice Manual

A Comprehensive Guide to Energy Healing

辛蒂・戴爾（Cyndi Dale）著
沈維君　譯

推薦語

為了自我保健，你需要知道與實踐的一切都在此書中。這是一本非常實用的指南，從指壓按摩到禪修、靈光到聲音與靈性，全都收錄在書中。

——諾曼・希利博士（C. Norman Shealy, Md, PhD）
《從誕生到幸福：認真生活的力量》
（*From Birth to Bliss: The Power of Conscientious Living*）作者

既然能量是生命的基礎，辛蒂・戴爾在她重要的新作中證實了療癒的基礎在於精微能量與萬物互相連結。她這本包羅萬象的療癒指南，不僅讓讀者對精微體有深入的了解，書中收錄的療法來自全世界許多體系的療癒智慧，也為讀者奠定基礎，帶來啟發。

——傑克・安吉洛（Jack Angelo）/《遠距療癒》（*Distant Healing*）作者

如果我的書櫃空間只夠收藏一本關於能量療癒的書，辛蒂・戴爾的《精微體療癒指南》必定雀屏中選。這本書內容完整且全面，涵蓋所有你可能想知道的能量療癒資訊，不論你是患者或療癒師，都能從書中找到答案。我一拿起這本書就再也無法放下了。

——琳妮・湯瑪斯（Linnie Thomas）
《能量療癒百科》（*The Encyclopedia of Energy Medicine*）作者

我們永遠可以仰賴辛蒂收集不計其數的療癒體系，彙整之後，以實用的方式呈現在我們面前，這本堪稱「能量療癒維基百科」的書完全流露出她對收集與連結的欲望。書中收錄的練習多到足夠用來進行一年以上的療程。

——琳達・豪（Linda Howe）
阿卡夏紀錄的專家與《透過阿卡夏紀錄療癒》
（*Healing Through the Akashic Records*）作者

謹以此書獻給療癒師、智者與先知，
他們幾世紀來始終高舉希望的火炬。

序言

1

面對不可思議的可能性，
大家開始熱切地追求一種健康醫療體系：
重視生命，而非死亡，
著重團結合一，而非分裂、黑暗與孤寂。
——勞瑞・杜西博士（Larry Dossey, MD）

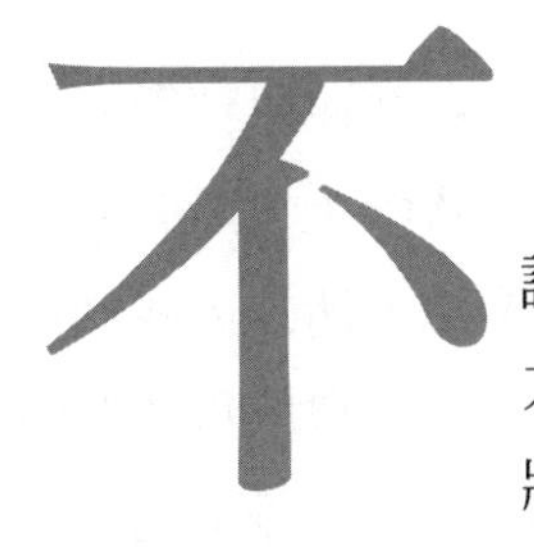

論是有執照的專家、還是門外漢，我們都具有療癒能力。我們的角色轉變取決於許多因素，例如自己的健康狀態、周遭人們的健康、自己的人生階段，以及是否選擇把療癒當成職業。每個人都有機會成爲治療師與患者，療癒別人與自我療癒。

往更深一層來看，可以觀察到我們**所有人無時無刻**不在自我療癒。即使是以訓練有素的執業醫生身分幫助別人，每一項培訓計畫與療程也都是一次自我療癒的機會，讓我們得以排出毒素，恢復身心靈健康，如此一來，我們才可能讓自己成爲更暢通的管道，讓精微能量流動無阻。

正是這樣的認知，讓我整理出精微能量解剖學的重點，撰寫出版了《精微體：人體能量解剖全書》（*The Subtle Body: An Encyclopedia of Your Energetic Anatomy*）。我們的身體與物理現實全都仰賴精微能量支撐，我在書中詳細介紹了這些看不見的能量。《精微體》一書成爲詳盡的資料來源，所有派別的治療師，不論經驗多寡，都可以從書中獲得強大的知識基礎。這本書爲讀者奠定了堅實的根基，讓大家充分理解精微能量療法錯綜複雜之處，並知曉全世界正在運用哪些治療方法與工具來喚醒我們與生俱來的療癒能力。

2

這本《精微體療癒指南》是從《精微體》一書固有的資料來源自然延伸出來的實踐指南，教你如何輕輕鬆鬆、簡捷巧妙地有效運用精微能量療法。你可以單獨使用本書，也可以搭配《精微體》一起使用。《精微體》告訴你原理，《精微體療癒指南》則教你方法。此外，由於《精微體》已經收錄了豐富的科學與靈性研究資料，我在《精微體療癒指南》中就不再重複。除非另有說明，否則你都可以在《精微體》找到這些研究出處與科學數據。

每一天，人類都與各種大病小恙、悲傷痛苦、憂愁煩惱奮戰不休，有時候自然需要一點簡單的能量提升技巧。當我們失去平衡時，有許多方法可以解決我們的問題。不論你是自我療癒者，還是經驗豐富的治療專家，本書謹慎揀選的工具與技巧都可以立刻派上用場。既然這項資訊的用途與目標是療癒，那麼，仔細檢視何謂眞正的療癒，一定會大有幫助，尤其是透過精微能量療法來看療癒的眞義，更有助益。

何謂「療癒」？

「療癒眞正的本質是什麼？」這是極為根本的問題，身為運用精微能量治療的醫師或自我療癒者，我們必須深入思考這個問題。實際上，所有醫師都是能量治療者，不論他們用的是西方傳統療法或整體療法。所以，我們每個人遲早都必須思考這個問題。經過證實，這個答案將來勢必會成為我們的北極星，在我們踏上療癒的旅途時，引導我們穿越各種領域（不論這趟旅程是一小時的療程，或治療師與患者合作長達一年的療程）。

一旦邁入更難以捉摸的領域，我們就必須辨明「療癒」和「治療」之間的差異，這正是最重要的區別之一。「治療」（cure）著重於根除病症，而「療癒」（heal）的重點卻是幫助一個人維持與生俱來的完整狀態。不論面對的是肢體傷殘、與憂鬱症或癌症角力或試圖擺脫嚴重的感冒，精微能量療癒師一開始都是以「每個人在最深層次上永遠都是完整的」做為前提來展開療程。而不論是什麼類型的醫師，只要是著重於治療的醫師，就很可能把重點放在診斷與緩解症狀上。相反地，精微能量療癒師會和患者一起努力，從症狀的**起因**著手，盡可能根除症狀。

不論療程進行的狀況或甚至成效如何，精微能量療癒師都會盡力幫助自己或他人認清並擁抱自身與生俱來的完整性。「療癒」的重點不是讓人變完

[3]

整，而是讓人回想起自己**本來**就是完整的，並且恢復完整。不論我們是和別人一起進行療程，還是自行療癒，我們都有義務提醒自己不是要努力讓所有理應存在的弱點消失。一旦我們明白完整不等於完美，精微能量的工具與技巧就會發揮更大的效用。我有幸親眼目睹明顯的轉變發生——當人們置身於充滿體恤與接納的環境下，感覺備受支持，自然就會朝健康邁進。

了解人生來完整，並深信不疑，這就是打從內心深處感到樂觀的狀態，我們往往會在腳底穴道治療師（podiatrist）或區域反射療法治療師（reflexologist）身上看到這種狀態，這也是我們尋求的內心狀態。這種認定我們天生就有能力恢復平衡的信念，或許正造就了一座看不見的橋梁（精微能量橋），將最好的對抗療法和成效出色的療癒方法連結起來，儘管在不久前，後者還曾被稱爲「替代療法」。

魚與熊掌兼得：互相合作與輔助的療癒方法

一位針灸醫師往後退，點了點頭。「你的問題起因於有一股能量卡在肝臟。」他邊說邊指著你「肝氣鬱結」的腳趾。

另一位醫師則盯著 X 光，點了點頭。「你看到這裡的情況了嗎？」她指著 X 光片中你肋骨下方的器官，說：「那是你的肝臟。你的問題就出在那裡。」

誰的診斷才正確？是針灸醫師嗎？他的肝臟觀點與流經你全身的能量有關，這股能量複雜精細，不知怎地竟牽涉到你的腳趾，眞是玄妙莫測。還是傳統醫師說對了？她把你的肝臟本身視爲單一器官，靜靜地位於你的肋骨下方，平時只顧自己的工作。

這個嘛，他們倆都說對了。我們的器官固定位於身體的某個地方（事實上，絕大多數人都如此）。不過，這些器官也具有能量，也就是說，它們以各種難以測量、看見或證實的方式和其他身體部位互相連結。我們體內這些器官精微的層面屬於能量解剖學的一部分，是一整套複雜的系統，包含迅速流動的能量通道、各種器官、各種能量場（這些能量場構成我認知中的你，「包括你外表下的自己或圍繞在你身邊的自己」），以及各種能量（這些能量奠定身心健康的規則與基礎），我們將在第一部探索這個領域。這套能量解剖學的系統是精微能量療法的基礎。這正是第一章的主題之一——既然精微能量療癒師常運用能量系統，將**感知**能量或身體能量轉化成**精微**能量（反之亦然），那麼，他們自然也可以運用有形的系統來進行療癒，例如那些人體內的各種系統。

由於西方的文化習慣，大多數人通常不會把自己的普通科醫師、婦產科醫師或皮膚科醫師當成精微能量療癒師（這些醫生或許也不會那樣看待自己）。然而，對抗療法（或我們常說的「西方療法」、「傳統療法」）其實是以能量爲基礎的療法，這一點與普遍盛行的觀點相反。手術和處方藥對我們的身體能量系統發揮作用，此外，透過 X 光和心電圖，可以測量我們身體內部目前的能量模式。既然我們的身體是由能量組成，任何牽涉到身體的療法都算是精微能量療法。精微能量療法並非專屬於整體療法的療癒師、自然療法的醫師與替代療法的療癒師。因此，我們這些以助人與療癒爲職業的人，就可以正式放下「我們與他們」的二元論，開始合作。一旦得知所有療法其實都是精微能量療法，就可以爲每位相關的人帶來更好的療效與更明朗的結局，包括執業醫生、內科醫師、療癒師、患者、委託人，以及那些愛他們的人。

一提到治療方式與醫師類型，各種選項多到不勝枚舉。以下列出廣泛的分類，並說明醫生通常會如何運用這些療法：

對抗療法（Allopathic medicine）：亦通稱爲「西方或傳統療法」，在進行重症加護醫療、長期護理、診斷需求、手術、干預式治療（physical intervention）、創傷、物理治療、藥物治療時，或是你曾對某情況有任何疑問時，這是絕對必要的療法。

心理健康療法（Mental health therapy）：在治療憂鬱症、焦慮、壓力、情感創傷或受虐時，這通常是基本的療法。

經絡治療（Meridian-based therapies）：例如針灸、指壓按摩和推拿（Eastern massage styles），在紓解壓力或疼痛、戒癮、處理情緒問題上，還有治療耳朵、鼻子、喉嚨等廣泛的身體部位，以及心臟疾病、肌肉問題、諸如感染之類的常見疾病、皮膚病等等，這都是非常理想的療法（請見第三章）。

脈輪治療（Chakra-based therapies）：有助於各種身體疾病、情緒問題、心理問題與靈性問題（請見第四章）。在進行對抗療法或其他精微能量療法時，通常會建議搭配脈輪療法。

能量場療法（Field-based therapies）：可以協助解決各種身體、情緒、心理與靈性問題。如果問題牽涉到設定界線、保護和對環境太過敏感，通常也會建議採取這種療法（請見第二章）。在進行對抗療法或其他精微能量療法時，往往會建議採取這種療法做爲輔助。包括靈光淨化與平衡、芳香療法（aromatherapy）與聲音治療（sound healing）等例，都屬於能量場療法。

自然療法（Natural healing）：可輔助對抗療法，除此之外，還可以透過衝擊較小的治療方式讓身心靈平衡。運用草藥、營養補充品、徒手療癒（hands-on healing）、靈性療癒、順勢療法（homeopathy）、芳香療法、花精療法（flower essences）、阿優吠陀（Ayurveda）、意象導引（guided imagery）、口腔整體醫學（holistic dentistry）、飲食療法／營養醫學、運動，以及其他形式的自然療法來達到療癒效果（請見第三部所有章節）。

人體功療法（Bodywork）：這種療法可以減輕壓力，緩解慢性疾病導致的身體疼痛，輔助對抗療法。按摩、整脊療法（chiropractic treatments）、整骨療法（osteopathy）、結腸排毒療法（colon therapy）和區域反射療法都屬於人體功療法（請至第十一章，閱讀徒手療癒的特殊技巧）。

有些精微能量療法同時歸屬於好幾類，例如能量手療（Healing Touch）、靈氣（Reiki）治療、色彩療法（color healing）與聲音治療。舉例來說，能量手療和靈氣治療運用雙手讓能量系統獲得淨化、平衡，並供給能量，但這兩種療法也可以達到人體功療法的效果。色彩療法與聲音治療可以有效鎭定安神，因此，在進行心理健康療法時，可以做爲輔助療法，不過，這兩種療法也可以歸屬到能量場。你將發現許多精微能量療法都會同時達到好幾項目標。

不同類別的療法可以透過許多方式互補。比方說，一個長期飽受焦慮與憂鬱之苦的人，很可能同時接受按摩師與精神科醫師的治療。療程進行到某個時間點，他們或許還會在治療計畫中加入「情緒釋放技巧」（Emotional Freedom Technique，EFT，請見本書第十一章）。孕婦除了定期去看婦產科醫師與助產士之外，可能還會和擅長芳香療法（請見本書第 266 頁）與聲音治療（請見本書第 281 頁）的療癒師合作，讓她的能量呈倍數增加，心情更平靜。

無庸置疑，你是那種魚與熊掌兼得的人，懂得混搭運用幾種不同的方法。我知道我就是如此。我吃有機、天然健康的食物；每天散步；不管怎樣，每天幾乎都會善用自己的能量平衡與療癒技巧。如果覺得有必要，我也會花錢去看使用對抗療法的醫生，買藥來吃。我認爲不能只仰賴一種療法，這一點很重要。我們是複雜的生物，因此，我們的健康需求也很複雜。我建議你選擇幾種保健方式和療法，做爲整體健康計畫的一部分，幫助你達到最高的目標。因爲我們的需求隨時間改變，「絕對別說不可能」或斷然拒絕一種療法，尤其是對抗療法，這一點也很重要。萬一骨折了，就需要對抗療法；順勢療法不可能讓骨頭歸位。嚴重的憂鬱症可以用許多方式治療；你肯定不會想排除處方藥這種療法。所有療法都是能量治療，只要運用得當，就可以改善你的健康。

6

本書的主題

這本書將告訴你許多精微能量療法的資訊。在第一部，你將了解能量療法與能量解剖學，包含能量場、能量通道與能量中心。不論你是門外漢，還是備受讚譽的專家，第二部都能讓你準備好成爲精微能量的療癒者。

精微能量療癒師有一些特別需要考慮的問題，是自我療癒者不需費心的，我們會在第二部探討這些獨特的考量。比方說，不論我們是哪一種類型的精微能量療癒師，爲了建立並維持蓬勃發展的事業，我們必須和委託人、患者培養信任感，讓他們對我們有信心。除了我們自己的療法之外，還必須詳盡說明其他療法，全心全意地提出建議，願意在情況需要時提出配套的選項。我們也必須遵守道德準則，在進行精微能量治療時偶爾會需要一些不尋常的考量，例如運用直覺或靈性能量，我們必須把這些納入考慮。我將會告訴你一系列的哲學與工具，這些方法可以幫助你建立信任感與道德準則；運用直覺、念力與禱告；設定能量界線；甚至設立工作室，替委託人進行療程。此外，我經過三十年以上的精微能量研究與專業服務之後發展出來的工具，將成爲這項療程的特色。這些都是我生活中不可或缺的技巧。當我搭配使用其他精微能量療法時，這些技巧可以確保能量的安全，提供自在安心的感受。

第二部收錄的點子與技巧，對精微能量專家來說絕對非常重要，只是，它們也適用於門外漢。每當我們擦乾孩子的眼淚，採取順勢療法來治療「傷口」時，我們就是精微能量療癒師。當我們向朋友提出各種草藥的建議，就等於接下精微能量治療的任務。因此，我們都有義務要盡力學習精微能量的溝通模式和可供選擇的療法，用來自我療癒和照護他人。

第三部則是驗收成敗的地方，它的特色是收錄了數以百計的技巧，讓精微能量療癒師用來治癒身心靈。這是告訴你如何進行療癒的參考指南，裡頭展示了從古至今、世界各地所發展運用的各種技巧。從順勢療法到寶石療法（gemstone healing），從靜心冥想到食療，全都收錄在這裡，準備好供你使用。這一部不只可以拓展你對精微能量療法這門藝術與科學的理解，還教你如何應用你的理解，來運用這些實用、容易且有效又有趣的方法與技巧。

高舉火炬前進

7

身爲精微能量療癒師，基本上，你就是一位火炬手。倘若我們全都是療癒者——實際上我們確實是——我們就等於在參加自己的奧林匹克運動會，高舉最重要的火炬，傳遞下去：而那正是希望的聖火。唯有運用精微能量，加上身體的力量，我們才能讓醫藥、療癒與這個世界跳脫目前的局限，轉而邁向眞實的整體性。確實，身爲精微能量療癒師，你是過去與未來的橋梁，也是主張協調合作的療癒師，重視生活勝過療癒過程。一旦你發現書中提供的方法與工具如此美好，帶來豐富的獎賞，在這裡見識到東方遇見西方、天堂降臨人間的奧妙，你就會明白爲什麼你受到召喚，踏上療癒之旅。**你**是光，這個世間需要**你**綻放的光芒。

目　次

PART I
讓精微能量療法在你身上奏效

9

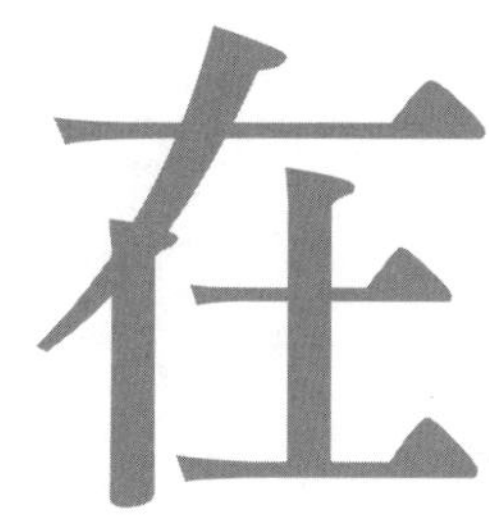
所有偉大的科學家之中，只有愛因斯坦打破了牛頓的物質宇宙理論，主張人類並非自我封閉的孤島。我們由能量與能量場構成，並藉此和萬物互相連結。

能量是移動的資訊。這句子雖短，卻蘊含極為複雜的深意。這句話是指跟我們有關的一切都會上傳到更高層次，就連未說出口的念頭、祕而不宣的渴望、我們體內最微小的原子振動，都不例外。這也意味著，不論周遭已知和未知的世界發生什麼事，都會在我們內在造成改變。

第一部涵蓋的資訊反映出事實——一切都是能量。精微能量療癒師是察覺、追蹤、診斷與轉移能量的專家，能量雖然沒那麼具體，但很重要，因為能量不僅會導致人們生病與失去平衡，還會阻礙幸福與健康。

在第一部，我們將探索精微能量療法的基本原則，包括運用能量診斷與解決問題——亦即分析能量的資訊或振動，找出造成傷害的元兇，進而掌控這些資訊與振動，恢復平衡。透過第一部的介紹，你將得知自己的能量解剖學，這些能量系統就像美麗的萬花筒，匯聚成你的精微體。這三大系統就是你的能量場、能量通道與能量中心：能量場從你身上散發出來，以你為中心流動；能量通道是攜帶能量的光之河，穿越你的身體；至於能量中心，則是功能變化多端的能量基地。

1

精微能量療法

11

奇蹟……

與其說是仰賴突然從遠方來到我們身邊的臉龐、聲音或療癒的力量，

不如說是因為我們的洞察力變敏銳了，

於是，在這一瞬間，

我們的眼睛可以看見、耳朵可以聽見，自己始終如一的本質。

——美國作家薇拉・凱瑟（Willa Cather）

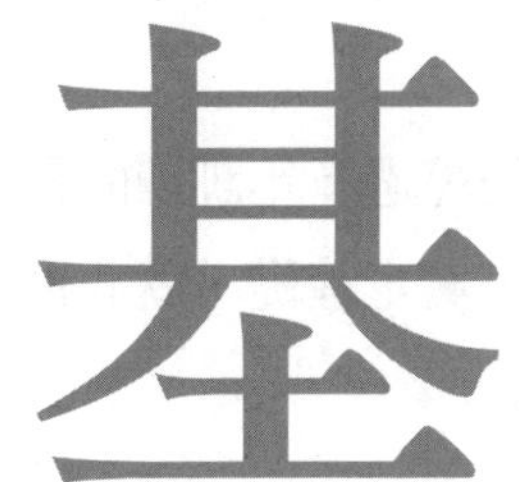

本上，精微能量療法包括研究身體和電場、磁場、電磁場、光、聲音及其他能量形式之間的關係，並且加以應用。我們的身體不僅產生這些能量，也會回應外在環境的能量。不管運用什麼方法，主要目的都是改變身體能量場、能量通道與能量中心的頻率——這正是能量解剖學的三大主要面向。

在實際應用上，精微能量療法是檢測並分析能量失衡的醫療保健方式，亦即治療全人的醫學。精微能量療法的基本哲學奠基於理想的平衡生活——不見得時時刻刻都保持完美的平衡，但重視生活的許多層面，包括身體、情緒、心理、人際關係、財務、創意與靈性等層面。一般來說，一旦人們想要獲得完整的照護，檢視問題的所有面向，往往就會開始採取精微能量療法。通常，當他們的舊方法無法解決長久以來的身體問題、情緒問題或身心問題，他們就會前往精微能量療癒師的辦公室尋求幫助。由此來看，我會說，當人們想要對自己的健康、快樂與未來再度抱持希望，他們往往就會選擇探究精微能量療法。

12

這段時間以來，「能量治療」這個詞已經變得廣爲人知，在廣大的醫療照護領域，也出現令人興奮的變革。雖然對有些人來說，這個詞或許聽起來很神祕（一群具有排他性的專家，經過祕密訓練之後，實施一種精細的醫療方式），但眞相其實唾手可得，毫無**排他性**：精微能量療法包含**所有**形式的治療，就連對抗療法也不例外。不論是著重於全人治療的醫學博士，還是專門治療癌症患者的靈氣專家，精微能量療癒師都受過訓練，知道如何找到造成疾病的能量失衡之處，讓我們的能量恢復平衡，回到與生俱來的健康狀態。

人們用許多詞彙來指涉著重於身體精微能量的療法（或精微體整體），包括能量治療、生物場治療（biofield healing）、生物能治療（bioenergetic healing）、能量工作、能量解剖學、振動醫學（vibrational medicine）、靈性治療，當然，還有精微能量療癒。精微能量奠定我們的健康基礎，因此，這些指涉精微能量醫學的標籤，每一個都是用來分析精微能量的實際方法，目的是找出眞正的病因與有效的解決之道。在這些練習中，有些你或許已經十分熟悉，例如風水、氣功與脈輪療癒；有些對你來說或許相當新鮮，例如 θ 波療法（Theta Healing）、聚合點平衡（assemblage-point balancing）或指壓瑜伽（acu-yoga）。

你或許是第一次探索精微體現象的門外漢，也可能是經過多年訓練的醫生，不論如何，只要你好好了解精微體蘊含的基本科學，奠定基礎，就有助於你運用本書收錄的許多工具與技巧。

能量的區別：從身體到精微

能量分爲兩種，一是**感官能量**（sensory energy），這屬於物質能量，另一種則是**精微能量**，包含思緒、感受、直覺與其他能量資訊。感官或物質能量移動的速度比光速慢，必須遵循自然法則，或服從牛頓等古典科學家提出的規則。當我們說病菌「造成」感冒，我們講的是感官能量。精微能量運行的速度卻勝過光速，這種複雜的能量遵循量子物理法則，或許也有人將它視爲靈性能量。

雖然本書的主要重點在於精微能量，但我們還是得強調這兩種能量互相連結的關係，這一點很重要。有時候，我們必須對身體做一些事，才能促進精微能量發揮功用，不過，爲了達到身體平衡，我們也需要刺激精微能量。

13

整脊就是其中一例，透過調整身體，可以同時影響身體與精微體。在進行針灸、草藥治療及許多其他療法時，也可以看到這種互相連結的關係。

在教科書中，通常將能量定義爲力量的來源，可以用來完成工作、達到目標或產生成效。另一種對能量的看法，則是把它當成「會對話」的振動。爲什麼你早餐的柳橙汁不會流到玻璃杯外面？地心引力蘊含的資訊告訴柳橙汁要守規矩。能量其實就是帶有信息的資訊。精微能量療法幫助你啪地一聲打開瓶子，取出信息，這樣一來，你就可以回應，「吩咐」它爲你效命，而非對抗你。

大部分能量還無法用傳統方式測量出來，因此稱爲「精微能量」。儘管在可測量的能量或可證實的能量、不易察覺的能量或推定存在的能量之間有道鴻溝，然而，這道鴻溝正迅速縮小。每一天的科學發現都更加證實了精微能量的存在，加強我們對精微能量的理解；《精微體》書中收錄了一部分這方面的研究，除非另外註明，否則本書的科學資訊都來自《精微體》。

互相連結的重要能量

對自我療癒者或精微能量療癒師來說，眞正的問題在於，精微能量如何發揮功效？「互相連結」這個詞就可以一語道破答案，其背後的概念是世間萬物皆透過「場」合而爲一。

最基本的重要能量包括電力、磁力和電磁場。我們身體的每個細胞和器官都有電力流動。這種電力會產生磁場，圍繞我們的所有部位，包括每一個細胞與器官，甚至遍及全身。「生物場」或「生物磁場」（biomagnetic fields）這兩個詞指的是我們身體的能量場或以身體做爲整體的能量場。這些磁場結合起來，形成電磁場，不只從我們身上向外發散出去，而且還讓我們跟所有生物互相連結。能量透過這些場在生物之間散播開來。

大家都知道生物場存在，因爲科技日益更新，已經可以利用影像技術拍到生物場，包括克里安攝影（Kirlian photography）、氣場攝影（aura imaging）和氣體放電顯像技術（gas-discharge visualization）。透過這種設備，可以看出人們在接受精微能量治療之後，生物場會出現明顯的變化。兩個人的能量場會重疊，互相連結，而且，我們身上每一部位散發的能量，都可以透過場從一個人身上轉移到另一個人身上。如果你曾經覺得自己好像可以「體會別人的感受」，你確實**可以**。不只我們可以感覺到別人的振動，他們思緒的頻率或共鳴——不論是輕快愉悅或消沉抑鬱——也會進入我們的場，直接影響我們。他們的能量可以讓我們振作起來，也可以讓我們心情低落，反之亦然。就連疾病的模式，只要透過精微生物磁場（由所有生物構成），就可以從一個人身上轉移到另一個人身上；由於疾病會產生振動，所以可以轉移。

14

舉例來說，有項研究計畫購買了一台磁力儀，打算測量人們在靜心冥想、做瑜伽和練氣功之後雙手散發出來的生物磁場。他們雙手散發出來的能量場，比最大的人類生物磁場還要強上一千倍。在醫學研究實驗室中，科學家運用低強度與低頻率的能量場（介於 2 赫茲和 50 赫茲之間），讓受創的生物組織更快痊癒；相比之下，雙手的能量場具備的強大力量，不亞於這種實驗室運用的能量場。然而，另一項運用超導量子干涉儀（superconducting quantum interference device, SQUID）的研究計畫，則證實了治療專家在進行觸摸療程（therapeutic-touch）時，雙手會散發脈衝頻率強大的生物磁場。

正如前述，這些生物場從身體向外延伸出去，而量子物理學則說明一個人的場如何透過「非局限性現實」（nonlocal reality），和千里之外某人的場互相交流影響。這種「非局限性現實」不僅僅是一無所有的空間，它包含了能量的「宇宙場」（universal field），或稱爲「零點場」（zero-point field），世上的萬物和每一個人都被這種能量場包圍，藉此互相連結。

「量子纏結」（quantum entanglement）理論顯示，我們如何透過這種宇宙場，影響我們認識或相遇的人身上的變化。根據這項理論，即使分隔兩地，兩個或更多曾經互相連結的物體或粒子依然不會斷了聯繫，可以影響彼此。加州心數學院（Institute of Heart Math in California）的研究證實，當兩個人安靜地面對面坐著，彼此的距離或許很近，其中一人的心臟信號會顯示在另一人的心臟紀錄中。儘管如此，其他研究顯示，距離不會造成影響。念力（而非事前的參與）就足以透過宇宙場建立連結。

能量具有互換的能力

因爲從某個層面來看，精微能量和物質能量這兩種類型的能量往往相同，只不過分別落在能量連續體的兩端，而且這兩種能量是可以互換的。你可以運用身體來改變精微能量，反之亦然。能量的轉換是雙向的，不僅可以從精微到物質，也可以從物質到精微。

舉例來說，在物質到精微的電磁波譜上，傳統的中醫師會替患有皮疹的病人進行一系列針灸療程，好讓病人的氣（生命能量）沿著堵塞的能量通道自由流動；正是因爲能量通道受到阻塞，才會引發皮疹。一旦精微能量開始流動，身體的病灶（疹子）開始轉移到身體外面，很快地，皮膚病就消失了。

15

至於從精微到物質，有些人或許會選擇運用「情緒釋放技巧」（EFT）來治療嚴重的失眠，方法是敲打身體的幾個關鍵點，同時用言語陳述，說些肯定的語句。原本大腦化學機制受到某些能量負面干擾與中斷，透過這種精微能量療法，可以影響那些能量，讓能量恢復流動，有助於健康的睡眠模式，重拾入睡的能力。

本書中所有技巧都在強調這個眞相：精微能量可以轉化成物質能量，反之亦然。

意識到精微能量：讓看不見的真實感覺，更加真實

當我們試圖治療自己或別人時，主導結果好壞的關鍵是念力。透過念力，你和一個熟識或陌生的人建立連結，提供療癒；念力可以幫助你發掘自己受過的傷；當你搭配使用精微能量與物質能量，念力將會決定治療的功效。

以下練習的目的是協助你辨識自己與他人的能量場，置身其中，並運用這些能量場。雖然這些是預備練習，但還是可以在療程中用在自己或別人身上。

掌心對掌心：雙人練習

找一位願意花三到五分鐘幫助你的夥伴，練習感知精微能量透過雙手流動的過程。

第一步：掌心對掌心。兩個人站起來，面對面，舉起雙手，掌心向前，靠近對方的掌心，讓兩人的掌心互相碰觸。透過你們的右手傳送能量給對方，然後用左手接收對方的能量。花大約三十秒傳送與接收能量，感覺一下自己有什麼感受。

第二步：後退三十公分。兩個人往後退，距離彼此三十公分左右。雙手保持同樣的姿勢，掌心向前，但不要碰觸對方的手掌。再花三十秒傳送與接收能量，感覺一下自己在這個距離下有什麼感受。

16

第三步：後退約兩公尺。往後退，距離彼此兩公尺遠。你們的掌心依然正對著彼此，然後傳送與接收能量三十秒，感覺在這個距離下能量的流動與交流（注意：當你們距離三十公分與兩公尺遠時，你正在實地體驗「量子纏結」的運作。我們的場是向外擴張的，實際碰觸對方並非傳送與接收能量的前提）。

第四步：轉換電路。現在重新開始。不過，這次用左手傳送能量，右手則負責接收能量。看看你是否得到同樣的結果，或是有所改變。平均來說，百分之八十到九十的人會用右手傳送能量、左手接收能量，只有百分之十的人反其道而行。

第五步：討論你們的練習。在不同的距離之下，你是否感覺到什麼差異？若是如此，你感覺到什麼？傳送能量時，你有什麼感覺？接收能量時，你的感覺又如何？當你逆轉能量的流動時，有什麼感覺？是比較困難，還是比較容易，抑或差不多？整體來說，這項練習讓你學會關於能量的什麼課題？

你手裡的光：獨自練習

這項獨自進行的練習雖然簡單，效果卻很好，可以讓你感覺到內在與身體周遭的精微能量。這也是可以帶來療癒、平衡，並激發你體內的色彩活力很好的方法。

第一步：你手上的能量。首先，摩擦雙手十秒鐘，彷彿你在使勁搓洗雙手。接著，讓雙手垂直豎立，相距二點五公分左右，左手掌心正對右手掌心，但不要互相碰觸；然後，好好感受你在兩手之間創造的能量。

第二步：讓紅色能量流動。現在隨著能量流動，想像你正引領紅色能量從心臟後方穿進你的胸腔，順著手臂往下，流經你的雙手。你是否感覺到雙手出現明顯的改變？

第三步：讓藍色能量流動。想像藍色能量從心臟後方一路流進你的胸腔、手臂，然後穿過雙手。體驗一下，藍色能量在你的雙手引發什麼感覺？你是否感覺到藍色能量和紅色能量在雙手造成的感覺明顯不同？其他的身體部位有什麼感覺嗎？（需知：除了紅色和藍色，你也可以用其他顏色的能量練習。）

第四步：製造能量球。現在驅散那些顏色的能量，回到原先的狀態。然後拍拍手，彷彿你正在匯聚能量，製造能量球（像一顆光之雪球）。全心全意地製造這顆能量球，看看你的雙手可以往外拉開多遠，才感覺不到能量。

17

第五步：留意你獨自進行的體驗。你在進行這項練習的每一個步驟時，有什麼體會？你或許會發現把自己的思緒記在筆記本裡很有幫助。如果你想把探索過程提升到另一個層次，也可以實驗看看，在一天的不同時間和不同地點做這項練習。

你的靈光：獨自練習

這項簡單的練習可以讓你用輕鬆愉快的方式，順利體驗你的心和靈光場（auric field）互相連結的特質。靈光場是生物場的一部分，圍繞著你的整個身體，向外延伸出去。在一些療癒體系裡，靈光場據說共有七層；我自己則偏好使用十二層的靈光場，這樣一來，每一層都可以對應到同樣編號的脈輪。這項練習也提供了方法，教你運用雙眼**觀察**自己的能量場，同時也可以用來嘗試自我療癒。

1. 盡量放鬆，或許可以坐在一張舒服的椅子上，或躺在你的床上。找個燈光黯淡或光線柔和的私密空間，你可以在角落點支蠟燭，也可以讓光線從門下的縫隙照進來，或者，月光或街燈的光線透過臥房的窗戶灑進來，就足夠了。當你的眼睛漸漸適應變暗的房間時，伸出雙手，仔細凝視。你的目光應該會呆滯無神;或許，你的視線其實想要越過雙手，望向更遠的地方，此時要讓雙手保持在視線範圍內。

2. 現在，動動手指，好讓雙手互相碰觸，手指對手指。深呼吸，感受內心的靈性火焰。有意識地邀請這道火焰從你的內心發射出來，沿著手臂往下，穿過雙手，進入指尖。

3. 等你感覺到這道火焰在指尖之間互相交流之後，好好檢查雙手的手掌外緣。你或許會看到一道朦朧昏暗的白色光暈。

18

4. 現在，動動指尖，稍微往外張開，然後注視著一直讓指尖建立連結的電荷。如果你願意，請有意識地將指尖之間帶有能量的電力，傳送到你的皮膚上，在手指上下來回，然後覆蓋你的雙手。結果發生了什麼事？你能留意到先前你曾感覺過的朦朧白光發生了什麼轉變嗎？

5. 你想和這股能量玩多久，就玩多久。等你想結束的時候，輕輕放開你原本維持的手指姿勢，然後引導這股能量返回你的內心。深呼吸，回到日常意識。

2

療癒之場

療癒能量場圍繞著你

19

原力是絕地武士的力量來源，
是萬物生靈創造的能量場，
圍繞我們，滲透我們，將整個銀河緊繫在一起。
——《星際大戰》（*Star Wars*）

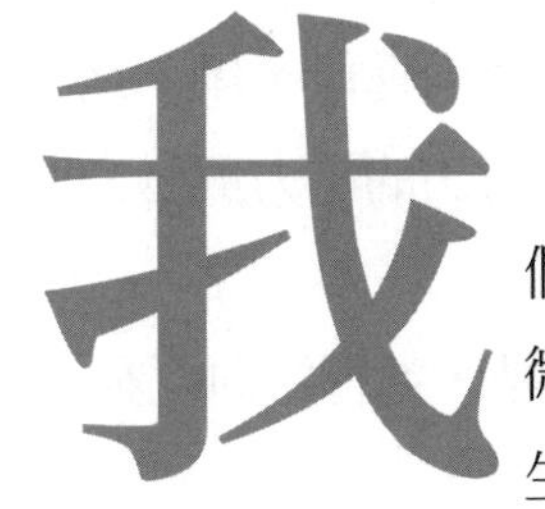

們每個人，包含我們居住的世界，都是由可以測量的精微體能量場構成，精微體能量場不僅創造生命，更維繫生命。不論對我們的感官來說，精微體能量場是顯而易見或匿跡隱形，所有能量場都會互相作用，在有機體（living organisms）身上創造有益和有害的影響。

物理場（physical field）與精微場之間最大的差異，往往只在於涵蓋的資訊與振動速度不同。令人意想不到的是，不論是緩慢或迅速的能量場，還是感官或精微的能量場，兩者都可以視爲相同的能量場——彼此的能量互相流通，互相創造與維繫。物質能量與精微能量這一類別還可以再往下劃分：「形式」對上「思緒」。有些場是由純粹的形式建構而成，有些場則是由我們的思緒形成，還有一些場則是由我們的心支撐。然而，在某種程度上，一切都會互相影響。舉例來說，我們的心影響我們的思緒，而我們的思緒也會影響我們的心。爲了善用這些場，以確保健康與快樂，我們必須分清楚各種場的功能。

物理場與精微場：確實的場與推定的場之間的區別

能量場有許多種，不論是哪一種，都可以歸入這兩大類之一：**確實的**（veritable）**場**，亦即可以測量的場；**推定的**（putative）**場**，亦即無法測量的場。

20

確實或可以測量的能量場具有物理性質，包括聲音和電磁力，例如可見光、磁力、單色輻射和電磁波譜上的各種射線。我們的身體會產生這些能量，也會受其影響。

推定的能量場亦稱爲「生物場」或「精微場」。這些能量場占據了一定的空間，但無法與物理性或可測量的能量場區隔開來；儘管這些能量場以我們感覺不到的頻率運作，我們仍不免受到影響。透過經絡、脈等能量通道與脈輪等能量體，這些能量場得以和人體連結。不論是能量通道或能量體，都可以把快速移動的頻率（通常指氣和般納〔prana〕）轉變爲頻率較慢的物理場與力量（或稱確實的場與力量，例如電力、磁力、聲音等等）。這些能量通道和能量體（詳見第三章與第四章）的運作就像天線一樣，透過能量場接收傳遞信息，也會轉換信息供身體使用。

人體會被可測量的場與精微場所影響，但也會產生這兩種能量場。比方說，心臟的作用就像人體的電子中心，其中電子活動發射出的電力與磁力，是其他器官的數千倍，因而形成一個包圍人體的生物場。

人體和個人的生物場也會和更強大的能量場互相連結，進行雙向互動：

- 從我們身上接收和吸取能量
- 提供能量給我們

我們和整個世界都是由能量場構成的，這個令人驚奇的事實讓我們認清自己是與更大的世界緊密相連，我們是這個世界的一部分，而非自給自足地活著。

從場到波，再到原子：量子軌跡

爲了奠定有用的知識庫，以便了解精微場，我們必須先了解「確實（可測量）的場」，以及產生並維繫這些場的「電磁場」與「聲場」（sound fields）。（爲了更深入研究，我建議參考《精微體》一書第十八章到二十七章。）

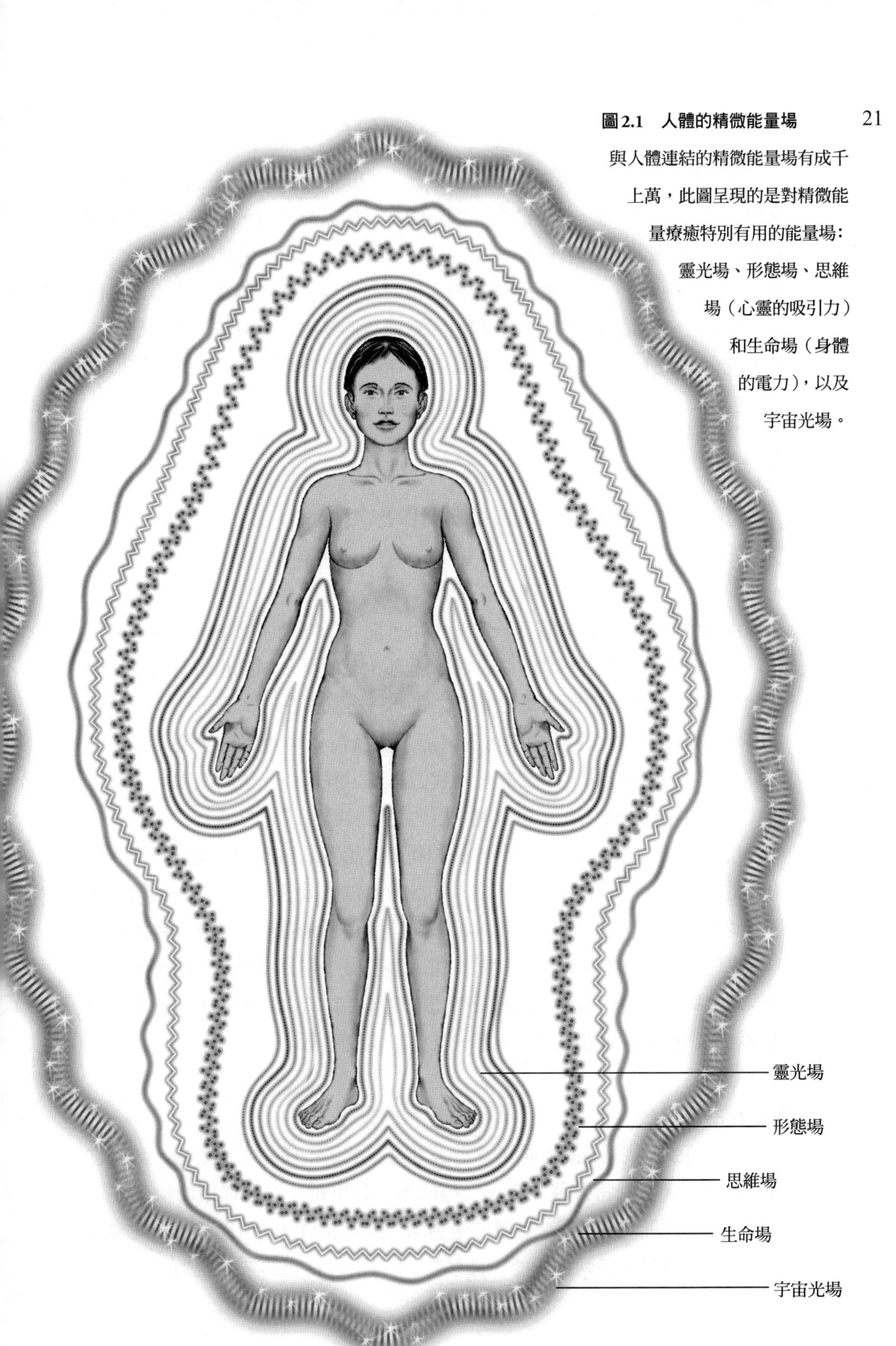

圖2.1　人體的精微能量場

與人體連結的精微能量場有成千上萬，此圖呈現的是對精微能量療癒特別有用的能量場：靈光場、形態場、思維場（心靈的吸引力）和生命場（身體的電力），以及宇宙光場。

維持生命的場

22

創造和延續生命的場主要是電磁波譜（electromagnetic spectrum），我們通常把它視爲光。電磁波譜上的每一個區塊都以輻射能呈現，以特定的速率振動，因此有「電磁輻射」（electromagnetic radiation）之稱。我們的身體需要吸收一定分量的輻射，而且每一個波段的輻射都需要，才能讓身心靈維持最佳健康狀態。不論是哪一個波段的輻射，只要我們暴露在太多或過少的輻射之下，就會生病或失去平衡。另一種維持生命的場是聲場，亦稱爲「聲音」或「聲波」。

波

電磁波譜和聲場都包含光波和機械性的波。

光波

我們可以將電磁輻射視爲一串光子束，而光子則是光的基本波粒。這些無質量的粒子會以光速移動，其中每一個都帶有能量，因此也帶有信息（能量就是信息）。不同種類的電磁輻射之間唯一的差異在於，光子蘊含的能量多寡。無線電波的光子蘊含的可測量能量數量最少，而伽瑪射線（gamma rays）則具有最多能量。重要的是，我們必須了解這種光子的流動，因爲人體其實是由光子組成，光子也會產生巨大的場，稱爲「光的場」。

我們可以藉由能量的強弱、波長和頻率來認識電磁波譜。能量的強弱指的就是光子蘊含的信息或能量，這裡的計量單位是電子伏特。波長指的是測量兩個光子在一個波上面的距離，頻率則是指波在單位時間內的循環次數。

物理性電磁波的基本前提就是：電會產生磁。關於物理性電磁波，最傳統的理解奠基於這個事實：當電或帶電的電子在電流中移動時，就會產生一個磁場。一旦這些力量融合在一起，就會形成電磁場。

機械性的波

我們將聲波視爲機械性的波。聲波非常重要，不僅能影響人類，我們也能發出聲波。我們將聲波定義爲一種騷動，利用粒子交互作用的機制，透過媒介傳遞能量——這意味著聲波是透過某種形式的互動所產生的。換句話說，聲波本身無法移動，只能「被移動」。聲波以特定的方式振動，能夠穿透所有實體。不停跳動的心臟可以創造聲音，大海與天上的行星也可以。我們只能聽到其中部分聲音，但不代表聽不到的聲音就不會影響我們。聲波等機械性的波會對我們造成正面或負面的影響。

原子

23

原子創造宇宙萬物，包含人體細胞。原子的組成單位包括質子（protons）與中子（neutrons），原子的重量就來自於此；電子負責攜帶電荷（charge）；至於正電子（positrons），則代表反電子，讓原子與其反原子得以互相連結。上述每一個構成原子的基本單位都以自己的速度移動，當它們與其他單位結合在一起，就會為原子創造一定程度的振盪或振動，這正是我們所知的「場」。換句話說，移動會產生壓力，而這種壓力就會形成波，無止盡地往四面八方移動。

身為精微能量療法的治療師，當你運用這些由一組原子（甚至是單一原子）產生的場，你或許可以判斷那些原子架構的需求或健全程度，藉此促進療癒。

地球的能量場

雖然本章的重點在於人體的能量場，但見多識廣的精微能量療癒師依然可在本章中詳盡了解各種地球的場。畢竟地球的能量場會影響我們所有的生活面向，包括我們的健康。

有一個強大的磁場圍繞著地球。這個磁場是因為地球核心熔融的金屬移動而產生的；不過，太陽或太陽系其他地方傳來的輻射線也會影響這個磁場。因此而產生的磁層（magnetosphere）往太空延伸數千公里。

我們是具備電磁性的生物，因此，我們充沛的活力不僅來自內在的能量，也來自這個磁場。成千上百的臨床研究都指出，磁層和其他自然能量會影響我們的健康，而這影響可能是正面的，也可能是負面的。比方說，有幾項研究指出（其中一項研究在南非進行了十三年的調查），由強烈太陽閃焰（solar flares）引起的地磁暴和憂鬱症息息相關。此外，其他研究則揭露了這些地磁暴之間的連結會增加磁層內的輻射，提高自殺率。[1] 不穩定的地磁能量很可能導致癌症、心臟疾病、心理不平衡、失眠、注意力不足過動症（ADHD）、自體免疫疾病等等。[2] 這類研究帶來全新的保健療法（包括運用磁鐵、礦物質、氧氣、電力治療的療法，就連飲食也改變了），讓受到地球能量場影響而失去平衡的人體能量恢復平衡。

確實（可測量）的地球場

接下來，我們要簡單介紹確實（或可測量）的地球場，包括電磁場與其他稱爲「生物磁力活躍的場」（bioenergetically active fields），或產生自然信號的場，這種場對具備生物磁性的生物有強大的影響力，例如人類。

24

在地球內部主要電磁場或磁場的能量場或能量，有時稱爲「地理病原場」（geopathic fields），包含：

- 無線電波
- 微波
- 紅外線
- 可見光
- 紫外線
- X 光
- 伽瑪射線
- T 輻射（兆赫輻射〔terahertz radiation〕）

地球還有其他生物磁力活躍的能量場，分別如下：

舒曼波（Schumann waves）

舒曼波是由圍繞地球的電離層（ionosphere）產生的基本波形。這些波經過振動，達到 7.83 赫茲的基本諧波（primary harmonic），同樣的頻率也出現在人腦的主要控制中心。此外，這種頻率也和腦波中的高 θ 波有關，諸如《能量療癒》（*The Energy Cure*）的作者威廉・班士頓（William Bengston）等療癒師都指出，爲了施展能量療法，我們必須讓自己敞開，進入必要的大腦狀態。[3]

地磁波（Geomagnetic waves）

地殼具有六十四種微量元素，每一種都會產生地磁波或振動，影響地球的磁場。同樣的元素也存在於人體的紅血球細胞。有些科學家認爲，地磁力之所以會影響人類，部分原因正在於這種同質性。

太陽波（Solar Waves）

太陽波或波長是由太陽釋放的，包括聲波、電磁輻射和重力波（gravity waves）。許多研究顯示，這種太陽輸出的能量會影響我們的狀態。

聲波（Sound Waves）

聲波的科學定義是穿透物體或物質的振動。這些聲波其實是聲音遇到阻礙、發生碰撞後產生的振動。當聲音碰到物體，周圍的空氣產生振動，我們就會聽到聲音。接著，振盪的空氣使我們的耳膜（或身體的其他部位）振動，大腦就會把這些振動解讀成聲音。聲波對我們造成很大的影響，有利也有弊（請見第二十章）。

至於標量波（scalar waves），則是地球確實的能量場與精微場之間的橋梁。物理學家尼可拉 · 特斯拉（Nikola Tesla）的追隨者認定，這些縱波（longitudinal waves）的速度比光速快，因此得以提供即時通訊的機制。

25

地球的自然精微場

以下介紹幾種地球的精微場：

地脈（Ley lines）

地脈是地球表面或內部的電磁能量線。有些人認爲這些能量線是人爲的，由於人類建造的石頭結構導致能量得以儲存，因而產生這些能量線。也有人認爲，地脈是能量在地球內部移動的天然軌跡；在能量線交集的地方，能量最強烈，於是人們自然就會在這些地點發展建築，以便利用地球的能量。

哈特曼方格（The Hartmann grid）

哈特曼方格是地球天然產生的電磁線網絡，由相距約兩公尺的南北向與相距二點五公尺左右的東西向的線所構成。這些線可以往上發射能量，高度可達一八二公尺。隔行的能量線通常同時帶有正負電荷，而且兩線交會處往往會產生能量問題。在這些幾何線條之間的區域，則是不帶電的中性區（neutral zones）。

班克立方體（The Benker Cubical System）

班克立方體是由相距約十公尺的能量線構成，看起來就像方塊上下堆疊在一起。這些具有磁性的能量線沿著南北向和東西向分布。這些能量形成的圍牆不是被導向北極，就是南極。一般認為兩線的交會點對人類的免疫系統有害。

克里方格（The Curry grid）

克里方格的基礎概念在於認為有一個神祕的力場覆蓋地球表面。能量線以固定的距離呈十字交叉，構成這個方格。這些交會處產生對人類有益或有害的輻射點，透過水源探測術或占卜，就可以找到輻射點。這些線相距約三公尺左右，與兩極呈對角線，沿著東西向分布。

黑線（Black lines）

黑線是自然產生的地球能量，不會形成類似方格的網絡，最有可能匯聚局部地區的致命能量。黑線可能是直線，也可能彎曲。黑線亦有「黑流」（black streams）之稱，有些人認為這是地下水和地理斷層引起的。遇到太陽風暴、打雷閃電及其他因素時，黑線的能量就會增強。此外，黑線的毒害效應還可以透過梁柱等鋼結構擴散，甚至可以往上直達建築的高層樓。

26

生命軸線：連結人類與地球的能量

人類的能量場與地球的能量場之間，有一種特殊的能量連結，稱為「生命軸線」（Vivaxis）。根據茱蒂 · 傑卡（Judy Jacka）在其著作《生命軸線連結》（*The Vivaxis Connection*）中的解釋，生命軸線是一個能量點或能量球，讓一個人得以和自己的誕生地（亦即此人的母親在懷孕最後幾週置身的地點）產生連結。不論日後這個人離開誕生地多遠，生命軸線都會讓他一直與該地保持連結。生命軸線是由磁波形成，它就像一條雙向的隱形臍帶，貫穿我們的身體，讓我們與地球保持連結。行星與地球的能量會透過生命軸線影響我們的身體，甚至影響在經脈中流通的氣[4]（欲得知更多資訊，包括運用生命軸線的技巧，請見第十二章）。

人體的能量場

就像地球擁有可測量的場與精微場，你我也一樣。在這一章節中，你將了解人的精微場，這些精微場最適合用來進行精微能量治療。

首先，我們必須知道的重點是，這些場看似環繞人體，其實也**貫穿**人體。這些場是能穿透所有身體媒介的能量，不會受到皮膚阻隔——這裡指的身體媒介包括皮膚和身體組織。十之八九，這些精微場決定了我們整體存在的本質與健康。精微場不僅和我們的脈輪與經絡交互作用，而且就像所有地球上確實的精微場一樣，人體的精微場也會對我們內在與外在的一切有所反應，通常會從我們所謂的「內在」傳遞能量到我們外在，反之亦然。事實上，科學正在證實，在身體出現疾病的症狀與療癒的跡象之前，我們在精微體中就可以有所察覺。

每一個身體細胞和每一個大腦念頭都會產生場。每一個能量體、經絡和脈輪都會在自己的場中產生脈動。

宇宙光場

宇宙光場亦稱爲「零點場」，由光子或光的單位組成，管制所有生物。我們的 DNA 是由光組成，而我們都被光場包圍，形成共舞的微宇宙與宏觀宇宙。基本上，我們都是「凍結的光」或生物光子機器。透過零點場，我們在遍布全宇宙的「非局限性現實」裡互相連結。「非局限性現實」不需媒介，是絕對徹底的，而且立即顯現的。這代表事件可以透過未知的力量發生，不需仰賴周圍的力量，不論這股力量和事件、我們之間的距離多遠，都會立即產生改變。許多物理學家已經認定，現實的本質確實是「非局限性的」，正如兩個粒子，一旦接觸過，即使分開了，甚至相隔遙遠的距離，依然會互相影響。

27

L 場和 T 場

L 場（L-fields）亦稱「生命場」，是一種精微的物理場，可以用電壓表來測量。T 場（T-fields）則是思維場。這兩種場有各自的藍圖和設計，可以創造出不同面向的現實，代表生命的二元本質——正如東方哲學的陰與陽、印度宗教的性力（Shakti）與梵天（Brahma）。此外，這兩種場也代表物質的兩面，可以用電和磁的頻率來表現，兩者結合之後，就會產生電磁輻射，持續滋養我們。

形態場

在生物學裡，基因形態生成場（morphogenetic field）是精微場的一種，負責連結一組生成特定身體結構或器官的細胞。舉例來說，心臟場（cardiac field）會生成心臟組織。意念相同的生物可以透過基因形態生成場（亦稱爲「形態場」）互相交流，並將信息代代傳承下去。這些形態場可以穿越身體的靈光與電子系統。

地因性疾病壓力（Geopathic Stress）

地因性疾病壓力指的是自然能量場與人為能量場、確實場與精微場散發的輻射造成的傷害。科學研究已經證明地因性疾病壓力確實存在，同時證實，如果生物持續或過度暴露在地因性疾病的壓力源之下，就會在生物身上造成或輕或重的後果。地因性疾病壓力會引發疾病，從輕到重都有，包括：

- 身體疼痛
- 焦慮易怒
- 慢性疲倦
- 失眠
- 心血管疾病
- 不孕和流產
- 學習障礙
- 孩童的行為問題
- 癌症
- 自體免疫疾病

可測量的壓力源，或稱為自然場的汙染源，分為兩種類型。第一種是電磁輻射，另一種則是土地和天空。就土地來說，地因性疾病的壓力源主要出現在地球自然能量線的交會點，但也會來自流動的地下水、礦脈、地下洞穴與斷層導致的輻射。這些都是自然的能量，但長期下來，對人類或其他生物卻毫無益處。還有一些來自太空的能量場，也會干擾我們身體的電磁系統。

身為人類，我們會受到以下幾種自然場汙染的影響：

乙太場

因爲人們常用「乙太」（etheric）這個詞來代替「精微」或「靈光」等詞彙，我們會依序稍微多加說明。從一個細胞、一株植物到一個人，每一個振動的生命單位周遭確實都有一個獨立的乙太場（etheric fields）存在。

「乙太」源於「空」（ether）這個字，一般認爲它是一種穿透空間的媒介，可以傳遞能量的橫向波。只有當物質內部的粒子緊密連結的時候，橫向波才會穿透物質（舉例來說，水波與光波正是橫向波的一種）。

電磁波譜汙染：過度暴露在靜電場、磁場、極低頻輻射、無線電頻率、可見光、紫外線、伽瑪射線、紅外線、微波與X光之下。

自然物理場的汙染：過度暴露在太陽壓力、地磁場、地因性疾病壓力與生命軸線之下。

自然精微場的汙染：過度暴露在黑線、哈特曼方格的線、班克立方體與克里方格之下。

究竟是什麼原因導致我們目前的地因性疾病壓力？為什麼我們看到這麼多場壓力造成的疾病？有兩個明顯的原因。

磁場減弱

首先，地球自然磁場的磁力隨著時間減弱。四千年前左右，地球的自然磁場可以產生二至三高斯（gauss），如今卻只剩下約二分之一高斯的強度，減少了將近八成。從微觀的角度來看，地球磁場日漸衰退，會導致次原子粒子的電荷減少，削弱原子整體的電荷。生物體必須仰賴帶有電荷的原子和分子，才能發揮超導電的作用，讓適當的養分和信息沿著神經系統流動，透過體液系統貫穿全身。不只是人體的主要神經系統（包括大腦和中樞神經系統）需要這種離子的平衡，次要神經系統（可能和經絡與脈交互作用）也需要。一旦磁力輸入不足，就會對人類的精微體與精微場產生負面影響。

人為的輻射

第二，人為造成的輻射也會對生物有機體造成相當程度的傷害。我們正使用過多人為的電場和磁場轟炸地球，包括大量的無線電波、微波及其他輻射。

當乙太場和整個靈光場產生連結時，乙太場就會包圍整個身體，成為人體的藍圖。乙太體是獨立的能量體，能夠讓身體與其他精微體產生連結，成為身體成長的基礎。身為備受讚譽的老師與當代的靈光專家，芭芭拉・布萊南（Barbara Ann Brennan）認為，早在細胞成長之前，乙太體就已經存在了。根據其他研究的主張，靈光場亦是如此，能夠穿透人體的每一個粒子，做為身體成長的基礎。我在《精微體》書中收錄了金鳳漢（Kim Bong Han）博士的研究概述，根據他的看法，乙太體和經絡互相連結，經絡是乙太體和人體之間的介面。乙太體創造了經絡，經絡接著形成了身體。此外，靈魂也有乙太體。我們身上的每一種乙太體都負責掌管各種心理、情緒、靈性與身體功能。以下根據芭芭拉・布萊南與其他學者、臨床醫生的主張，列出各種獨立的乙太體。儘管這些是個別不同的乙太體，但全都會對人體造成影響。

- **物理場（Physical field）**：頻率最低，負責掌管人體。有時候稱為「總場」（gross field）。
- **情緒場（Emotional field）**：掌管人類的情緒狀態。
- **心智場（Mental field）**：處理想法、思緒和信仰。
- **星光場（Astral field）**：身體和心靈領域的交會點，不受時空限制。
- **乙太模版（Etheric template）**：只存在於心靈層次，保留了存有的最高理想。
- **天體場（Celestial field）**：能觸及宇宙能量，為乙太體的模版。
- **因果場（Causal field）**：能夠連結神聖的智慧。

靈光場

人體的能量場主要是由靈光組成，包含了一組能量波段，在這個波段中，不同的頻率與顏色逐漸變化，從身體向外流動。這些靈光場對不同的能量界與能量體敞開，並搭配一種脈輪，因此能夠在外在世界與身體內部之間交換信息。

有些神祕學家相信，靈光可以分成七層，其他人則主張有八層或九層。我會頻繁運用十二脈輪與十二層的靈光系統，這將成為貫穿本書的特色。

科學家經過調查研究，已經證實靈光的存在，並發現靈光場就圍繞著我們整個身體，這項已經超過百年的發現，讓我們的先人對靈光更加了解。在許多文化中，靈光以不同名稱為人所知。在基督教藝術家的畫筆下，耶穌基督和其他聖者受到光環包圍。在吠陀經文、煉金術、西藏及印度佛教的教義中，還有許多美國原住民族群，也都對靈光圈有詳細的描述。甚至連古希臘哲學家畢達哥拉斯（Pythagoras），也曾經討論過靈光場，認為它是一種發光體。

因此，什麼是靈光場？《能量醫學》（*Energy Medicine*）作者詹姆斯・歐許曼（James Oschman）等科學家認為，靈光場是身體周圍無限的生物磁場。所謂「無限」的意思是，我們這個最多具有十二層的靈光場可以從身體往外無限擴張。

此外，有跡象顯示，靈光場其實是由電磁輻射（具體而言是磁力）和一種反物質共同組成，這種反物質能讓能量在不同世界之間轉換，使我們得以透過意念的運用來達到療癒效果。當療癒師傳遞以意念為基礎的療癒能量時，不論是徒手療癒，還是遠距離療癒，都會像透過網路傳送即時通訊一樣，把能量傳遞到另一個人的能量場內。

接下來兩章將會進一步把精微體的三大要素串連在一起——場、經絡與脈輪。此外，第三部的章節提供豐富的精微能量工具與技巧，可用來保持或恢復場的平衡與健全。以下幾章必須特別注意：第十一章、第十二章（徒手療癒和遠距離療癒的方法）、第二十二章（神聖幾何學〔sacred geometry〕、形狀、符號和數字），以及第二十章和第二十一章（聲音和色彩療癒），這些章節都收錄了非常有效的方法，讓大家得以運用人體的精微能量場。

3

療癒通道

經絡的神奇力量

31

超越身體

我的血管無法透過肉眼見著

——阿根廷詩人安東尼奧·波切瓦（Antonio Porchia），《聲音》（*Voices*）

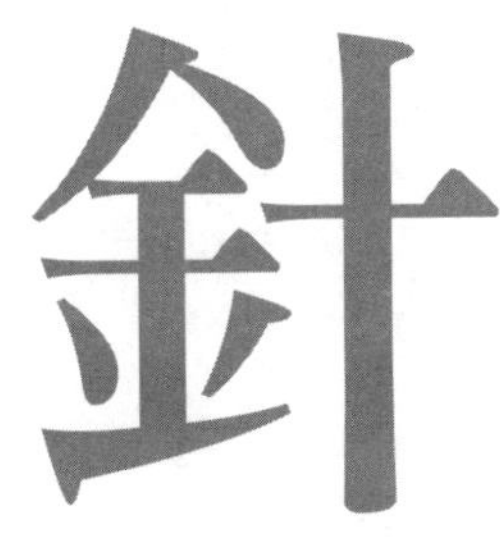

灸、指壓按摩、中藥、氣功、太極、推拿等等，對於身爲療癒師的你，很可能已經非常擅長運用這些方法與工具，或者渴望開始學習。傳統中醫是最古老的醫術之一，上述這些療法是中醫的基礎，而且都有一個共同點：皆是以經絡爲基礎的療法，能夠協助「氣」的傳送，而氣就是生命所需的精微能量。

不論你擅長的是哪一種精微能量療法，你都應該了解精微能量療法有哪些？能發揮什麼作用？如何運用？這些關於經絡的知識能夠讓你的治療工作更加深入有效。換句話說，你不需要成爲針灸師，光是經絡的知識與其背後蘊含的原則就能讓你受益良多。

經絡治療：整體療法（Whole-Being Approach）

經絡是能量的通道，爲身體這個能量系統提供架構。經絡以氣的形式滋養精微能量體，而「氣」則是用來指涉生命力的中國詞彙之一。有時候，人們會以「能量公路」來形容經絡，認爲經絡在我們的外在世界與內在生命組織之間互相連結。

32

中國人早在五千多年前就發現這些精微能量的通道，從此發展出複雜且先進的醫學系統，主要根據的理論是「整體論」（holism），而非解剖學。在整體論的觀點中，將人視爲整體，而非零件的組合。這種經絡療法的基本原則，無論是身體、心智、心靈或情緒出了問題，都必須針對病根治療，而非只處理病症。古代中國人把人體想像成一個圓，而非許多單位組合在一起。但這個圓不只涵蓋個人，每個人、每個有機生命體，都和宇宙母體的能量有所連結，因此可以互通。「此處」（in here）的種種基本上都與「他方」（out there）的一切息息相關。

傳統經絡治療提出了「五行理論」（有時亦稱爲「五元素理論」），對於以經絡爲基礎的療法，這是一種非常複雜的理論，且累積了許多解釋。相較於對抗療法背後的概念，五行理論探討的是萬事萬物之間的關係，而非強調獨立的因素。除了將所有事物縮減爲五種基本元素，五行理論還有四大主張：

- 陰和陽（或兩極對立）
- 致病的內外因素
- 生命的週期循環（宛如四季交替）
- 傳送氣的能量通道，亦即經絡的存在

基本上，五行理論說明了自我就是能量的存在。

隨著這套深奧的療癒系統或簡單民間療法的理論漸漸發展，如今傳統中醫和經絡療法正融入西方醫學。大量研究已經證實，經絡就是化學能量、電子能量和乙太能量的傳遞通道。由於經絡的本質是能量，因此也具有物理性質和影響力。我們既然生爲肉體，自然也充滿能量。

從這個角度來看，傳統中醫的治療方法正是精微能量治療的最佳例子。基本上，在中醫的理解中，能量受到干擾或失去平衡，才會引發疾病。儘管中醫完全認可這些顯而易見的身體症狀，但看起來似乎跳過這些症狀，在精微通道中發現失衡的狀態，而這種失衡很可能早在疾病出現之前就已存在。

《精微體：人體能量解剖全書》中不僅彙整了能量通道、五行理論相關的綜合資訊，還針對這種高明的療癒系統，收錄了深度的資訊。所以我將本章的其餘內容設計成快速參考指南的概念，其中收錄的基本資訊是以我的經驗做爲基礎，不僅因爲我已經針對這些主題進行了廣泛的研究，而且，身爲療癒師的我，也將這些原則整合到我自己的療癒工作中。我已經妥善收錄了許多效力強大但容易施行的鍛鍊方式和技巧，例如運用特定的指壓點、氣功

33

技巧和「情緒釋放技巧」(EFT)。我不再分享必須由具有執照的針灸師執行的療程,例如針灸(即用針刺進穴位中)和拔罐(即利用特殊的杯子清除體內淤塞的氣)。除了療法,本章也會收錄「三種生命寶藏」等資訊。不論你想查詢的是膀胱經掌管的身體功能(膀胱經最容易受到憂慮與悲傷影響,這種失衡也與肝經有關),或心經在一天中什麼時間最活躍(順道一提,答案是早上十一點到下午一點),本章將提供非常有用的參考資料。我發現,即使精微能量療癒師並未在自我療癒或療癒他人時使用經絡療法,還是有必要了解這些基本概念,包括證實經絡存在的科技。一旦對這些概念瞭若指掌,就能幫助你自行運用所有可用的替代療法,同時了解病人可能正在使用哪一種經絡療法。

主要的經絡與經脈

人體有十二條正經與數條次要經絡,後者有時稱爲「脈」(vessels)。我們在這裡會把重點放在十二條正經與兩條最重要的脈上面。

首先,有幾種不同的英文縮寫系統,可以在速記的時候代表這些經絡。以下是最常用的系統:

1. 肺經(LU)
2. 大腸經(LI)
3. 胃經(ST)
4. 脾經(SP)
5. 心經(HE)
6. 小腸經(SI)
7. 膀胱經(BL)
8. 腎經(KI)
9. 心包經(PC)
10. 三焦經(TB)
11. 膽經(GB)
12. 肝經(LR)
13. 任脈(CV)
14. 督脈(GV)

每一條正經都掌管特定的身體功能。一旦其中一條經絡失去平衡或能量流動受到干擾,就會引發特定的症狀。

肺經

肺經負責調節體內的氣,同時也調節呼吸和許多與水有關的經絡,例如腎經和膀胱經這兩條負責控制體液分配的經絡。一旦肺經失調,就容易產生胸漲、胸悶、氣喘、過敏、咳嗽、哮喘、打嗝、焦躁、手腳冰冷、掌心發熱、呼吸短促、皮膚問題和全身乏力等症狀。

34

大腸經

大腸經掌管排泄功能，與肺溝通，調節身體的運輸功能。比方說，大腸經會把身體的廢物送出體外，並在排出廢物之前吸收水分。這條經絡一旦出了問題，往往就會引發潛在疾病，殃及頭、臉和喉嚨。大腸經失調會出現牙痛、流鼻水、流鼻血、頸部腫大、眼黃、口乾、嚴重口渴、喉嚨痛、肩膀痛、手臂痛、食指刺痛、腸絞痛、腹瀉、便秘和痢疾等症狀。

胃經

胃經和脾經有密切關係，負責支撐身體的消化與吸收功能。這兩條經絡奠定了消化健康的基礎，被稱爲「後天之本」（acquired foundation）。我們體內的氣以養分、念頭或情緒等形式出現，而胃經則確保這股氣可以往下流動，進入體內的系統發揮作用。如果這股氣往上走，而非往下走，就會導致噁心和嘔吐。與胃經有關的典型疾病包括胃不舒服、牙痛、心理問題（例如對同樣的問題過度「執著」），以及出現在胃經運行路徑上或鄰近部位的問題（例如胃經上的小腿前脛或其他部位），請見圖 3.1 和 3.2。胃經失調會造成胃痛、口瘡、消化疾病、腹積水、飢餓、噁心、嘔吐、口渴、嘴歪、浮腫、頸腫大、喉嚨痛、寒顫、打呵欠和印堂發黑，以及反社會行爲和恐懼症等精神問題。

脾經

脾是重要的免疫器官，主要負責把食物轉化成養分，傳送至氣和血液內。食物的本質同時具有精微與物理的特性，脾經和胃經一起發揮作用，透過改變食物的本質，最終將食物之氣與養分納入血液中。脾也是儲存想法的部位，負責掌管心智思考的品質。脾經失調會引發腹脹、胃口不佳、肝炎、異常出血、經期失調、軟便、腹瀉、胃脹氣、厭食、僵硬、膝蓋或大腿僵硬或腫脹、舌根疼痛等症狀。

心經

心臟管理血液和脈搏，也控制心智與心靈。顧名思義，心經一旦出了問題，往往就會導致心臟疾病。心經失調的人會出現喉嚨乾渴、心絞痛、心悸和口渴等症狀。其他症狀包括胸口或前臂內側疼痛，掌心發熱、眼黃、失眠，或是心經行經的部位疼痛或發寒。

35

小腸經

小腸經負責濾別清濁，把食物、體液、思緒和信念中的養分與殘渣區分出來。小腸經一旦出了問題，通常會導致頸、耳、眼、喉嚨、頭和小腸的病症，還有心智疾病。小腸經失調的症狀包括發燒、喉嚨痛、下巴或下頰腫大、頸部僵硬、頭部轉動困難、聽力問題或耳聾、眼黃，以及肩膀、下顎、上臂、手肘和前臂劇痛，以及腸躁症等腸道疾病。

膀胱經

膀胱經負責儲存和排出無用的體液。它會接收來自腎經的氣，用來轉化準備排掉的體液。若膀胱經的功能失常，就會引發膀胱疾病，出現排尿不順和尿失禁等症狀；也會導致頭部問題，包括頭痛、眼突、流鼻水、鼻塞、脖子緊繃、眼黃、流眼淚和流鼻血；以及下半身的問題，包括脊椎、臀部和小腿肌肉的疼痛；也可能出現腰痛、髖關節僵硬、鼠蹊部位的問題、膝蓋周圍或小腿的肌肉緊繃。

腎經

根據傳統中醫理論，腎「主納氣」，陰陽在此相交。腎也掌管骨頭、牙齒和腎上腺。人若缺少活力和營養，就會導致水腫、腹瀉和便秘。其他腎經失調的症狀包括背痛、耳疾、厭食、焦躁、失眠、視力減弱、精力不足、持續恐懼、口燥舌乾、脊柱和大腿疼痛、下肢無力、感冒、困倦、腳心疼痛發熱。

心包經

心包就像裡頭裝了心臟的袋子，保護心臟免於外界侵害，因此，心包經與心經密切合作。這條經絡掌管血液和心智（與心經一起），所以，也會影響血液、循環和人際關係。心臟和血液的功能障礙會導致心包經失調，最常見的問題是胸腔、心臟及乳房問題，症狀包括胸部不適、心跳急促、心律不整、腋窩腫大、臉潮紅、肘部和手臂痙攣、狂躁。

注意：「神」（亦即靈性能量或精神能量）存於心臟中，而人的靈魂會受到「神」的影響，因此，許多心理問題或情緒問題都和「神」的失衡有關，任何與心理疾病有關的症狀都和心包經息息相關。有了心包的保護，心臟才能不受干擾，讓我們不會被情緒淹沒，否則就會導致身體與心理失去平衡。[36]

在古典中醫與針灸指南中都列出特定「神」的穴位，可以用來保護心臟，免受極端情緒的侵襲，而這些情緒會從其他經絡流入心臟（若想進一步了解「神」，請見本章 51 頁的「三種生命寶藏」，以及 50 頁的「指壓按摩安撫心神：心包經的安神穴位」）。

三焦經

人體沒有特定器官可以代表三焦經，但它的任務非常重要，負責讓氣血、津液的能量循環至全身器官。三焦經能夠分配由腎產生的「元氣」，同時掌管各種器官之間的關係，分配其中的氣。顧名思義，三焦經由三部分組成：

- **上焦**：分配橫膈膜以上的氣，主要與心臟、肺（呼吸）有關 。
- **中焦**：將氣傳送到橫膈膜以下、肚臍以上的部位，與胃、脾、肝和膽（消化和吸收）有關。
- **下焦**：把氣傳送到肚臍以下的部位，與生殖及排泄有關。

三焦經失調會出現的典型問題，包括體內積水、頸部僵硬、以及耳、眼、胸和喉嚨的疾病，常見症狀與水分失調有關，例如水腫、尿失禁、排尿困難和耳鳴。

膽經

膽經掌管膽，而膽則負責分泌及儲存膽汁。就能量的層面來說，這條經絡主宰決策。膽和肝緊密相連，因此，膽經失調的症狀往往會以肝的病症表現，包括口苦、黃疸和噁心。其他症狀則有長吁短歎、頭痛、下巴及外眼角疼痛、腺體腫大、心理疾病、猶豫不決、發熱，或是膽經行經之處感到疼痛。

肝經

有些中醫把肝視爲身體的「第二心臟」。這條經絡能確保情志和氣血暢通，控制身體的免疫反應和筋力（腱、韌帶和骨骼肌肉），吸收無法消化的東西，同時也和眼睛有關。肝經的問題通常都表現在肝臟和生殖系統上，症狀包括暈眩、高血壓、疝氣、女性下腹部脹大、噁心、水便夾雜未消化的食物、過敏、大小便失禁、肌肉痙攣、尿閉症、眼部問題、喜怒無常或憤怒。

37

任脈

任脈負責將氣傳送至主要器官，維持人體氣血平衡。任脈起於會陰，沿著身體前正中線，從腹部、胸部往上運行，到達嘴巴，止於眼睛下方。任脈的問題包括緊張、疝氣和腹部問題。

督脈

如同任脈，督脈負責將氣傳送至主要器官，維持體內氣血平衡。督脈起於會陰，經過尾骨，一路往上抵達後腦，接著繞過頭部，往前方抵達顏面，止於下顎齒部。督脈失調會導致僵硬和脊柱側彎等症狀。

圖 3.1 和圖 3.2 呈現出全身十四條經絡運行的路徑。若想了解個別經絡與其主要穴位的分布圖，請見《精微體》179 至 195 頁。

穴位

穴位就是通往經絡的入口，亦稱爲「孔穴」和「經穴」。目前已經確認人體具有四百到五百個穴位（根據使用的治療系統不同，穴位數量也會有所差異）。每個穴位對體內不同的能量通道和器官都有特定的作用。許多中醫書籍都針對這些穴位加以介紹與描繪，儘管在不同派別中，穴位的名稱與功能稍有不同。若想了解十大穴位，以及可以運用哪些重要的鍛鍊方式與技巧來達到療癒效果、恢復平衡，請見第十一章〈徒手療癒〉。

經絡與穴位如何發揮作用？

經絡是許多不同種類的物理能量和精微能量的通道。儘管肉眼見不到經絡，但經絡確實是陽性能量、陰性能量與體液循環運行的通道。我們可以透過各種方法檢測這些通道中的能量。經過科學驗證，在針灸的過程中，這些穴位展現出獨特的電子特質，與皮膚周圍的電子特質不同。[40]由於這些穴道具有電磁的本質，我們可以用手找到穴道的位置，方法包括透過微電壓儀器的測試、利用「應用肌肉動力學」（applied kinesiology）或肌肉測試來檢測身體對於物質、情境與思緒的反應。

以下五種理論對於經絡和穴位如何發揮作用、促進療癒，各有不同的看法，但互有關聯，也都有科學研究支持。

圖3.1　正經（正面分布圖）

38

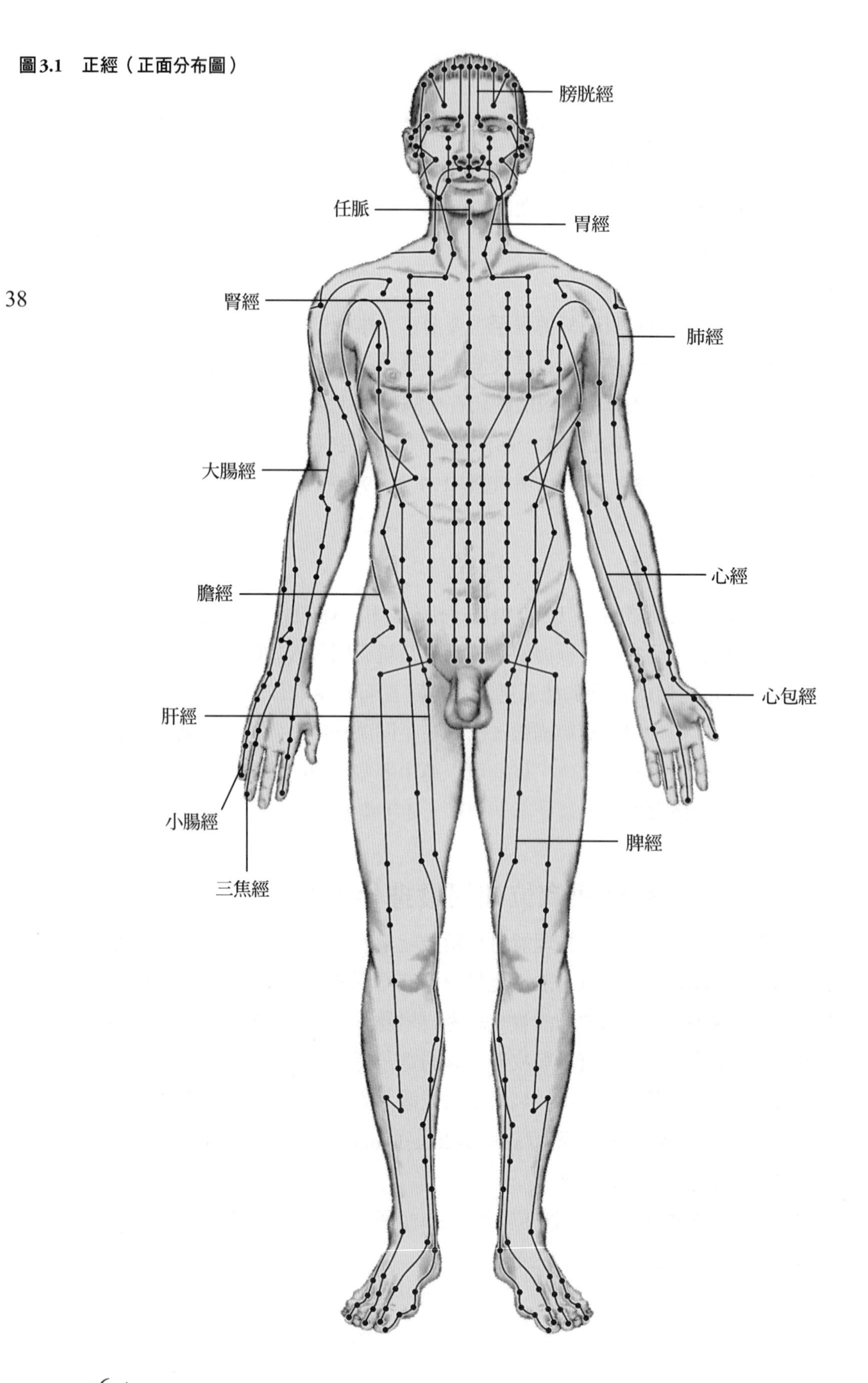

圖3.2　正經（背面分布圖）

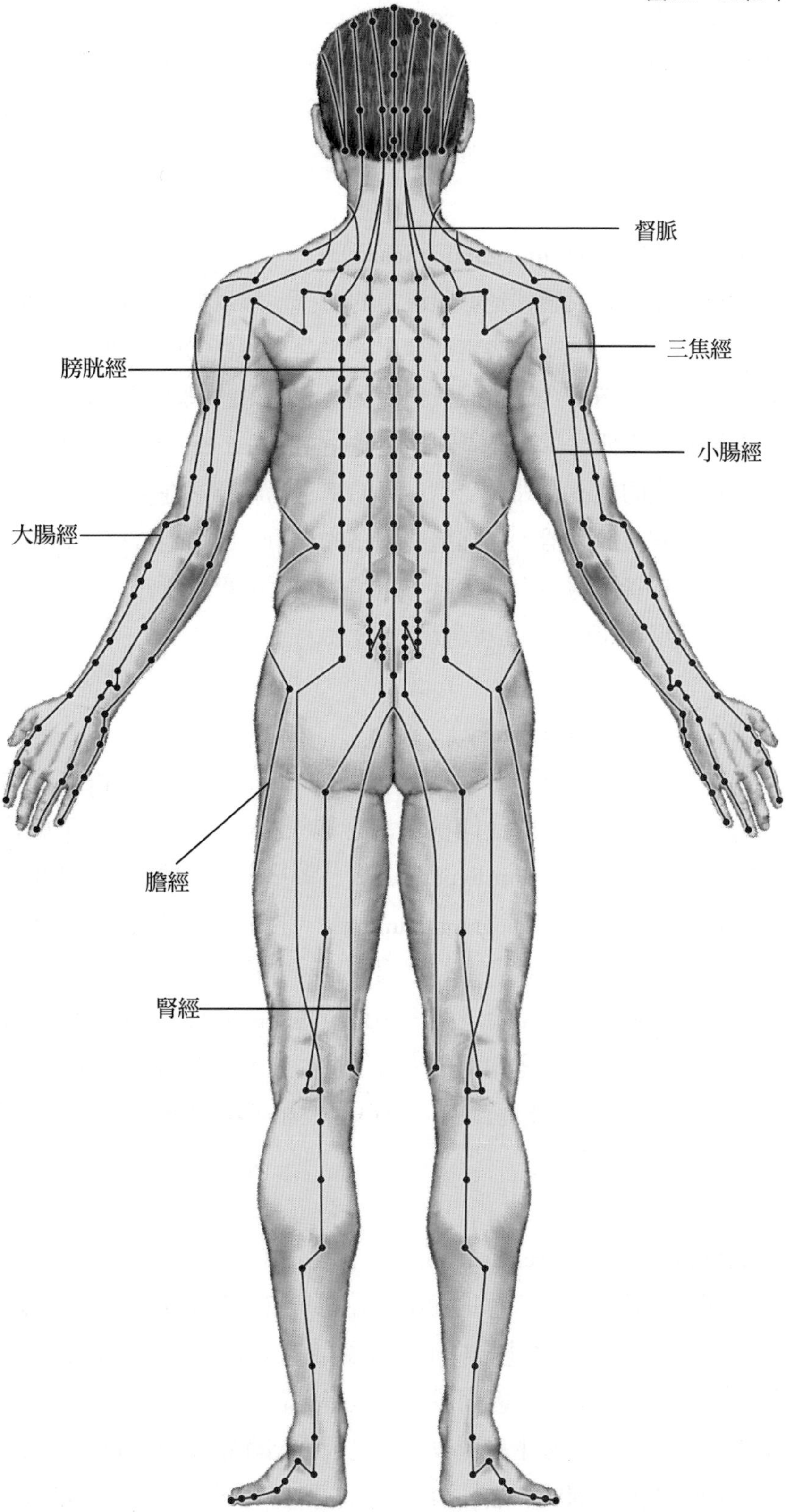

督脈

39

三焦經

膀胱經

小腸經

大腸經

膽經

腎經

生物力學理論（Biomechanical theory）

生物力學的解釋是著重在證明經絡存在的研究。科學家曾經運用放射性追蹤器來追蹤經絡系統，並在運動神經找到針灸的穴位，這些研究顯示，經絡是身體力學架構的一部分，與解剖系統相互作用。

生物電磁理論（Bioelectromagnetic theory）

這一派理論基於人體就是電磁現象的前提，所以把重點放在人體由電流組成的事實上。正負兩極化的電荷產生的場存在於身體內部與周遭，包括每一個細胞，並和持續傳送微量直接電流到全身的電路網絡互相連結。負責這股電流傳導的細胞稱爲「神經周圍細胞」(perineural cells)，位於神經纖維周遭。而最終產生的電流會大大受到外界的電磁場影響。在這種情況下，針灸穴位就像啓動電流放大器，加強這些經絡的作用，而這些經絡正是電或氣的傳導管道。只要善用這些穴位，就可以讓生物電流更加順暢。許多研究均已說明這種生理現象如何讓穴位刺激發揮效果。

駐波理論（Standing wave theory）

一九八六年，弗里茲・艾柏特・帕波（Fritz-Albert Popp）和張長琳（Changlin Zhang）博士合作創造出一種模型，名爲「駐波重疊假說」（standing wave super-position hypothesis）。簡單來說，他們將完整的人體經絡系統描繪成全息影像（holographic image），投射到耳朵與腳底的區域。這套理論也透過一種名爲「重疊」的過程，試圖解釋這些穴道之間的關聯性：當兩個或更多相似的波，結合成第三個比較複雜的波時，重疊就發生了。一旦這兩種波產生規律，就會比兩種沒有規律的波，創造出威力更強大也更有效益的波。根據「張-帕波理論」，源自穴位和經絡的波可以創造出這種有益的波，改善我們的健康。

結締組織理論（Connective tissue theory）

這派理論的基礎是，人體的每個細胞都存在著細胞骨架（cytoskeletal）的結構。實際上，就是這些結構形成結締組織。核磁共振可以證明肌肉是由「液狀結晶般」的結構組織而成，一旦暴露在電磁場之中，這些結構就會發生劇烈改變。之所以發生這種改變，是因爲結締組織帶有靜電，而且會受酸鹼值、鹽的濃度和構成液晶的溶劑介電常數影響，這些液晶組織包含細胞

41

膜的脂質、DNA 和蛋白質，尤其是在結締組織中發現的細胞骨架蛋白。如今，許多科學家相信，經絡就存在於這個「液體網路」中，或者至少經絡刺激了這個網路的反應。換句話說，這個液體網路會傳送針灸引發的電磁反應。

脈管理論（Ductal theory）

金鳳漢教授的研究主張，經絡是一系列傳導氣的脈管或通道。他發現，最初精子與卵子結合之後，經絡就已經形成，在子宮內發育，然後遍布成長中的身體。

次要電子系統理論（Secondary electrical system theory）

愈來愈多的科學家主張，經絡系統是次要電子系統的一部分，這個系統很可能包含循環系統與中樞神經系統，但又有所不同。

西方科學已經證實電子（與其攜帶的信息）如何流經構成中樞神經系統（脊椎與大腦）的神經元。瑞典知名放射學家比約恩・諾登斯壯（Björn Nordenström）透過研究發現，電也可以「滋養」另一種電子系統，兩種系統雖然不同，但彼此相關。這個次要系統在我們的結締組織與心血管系統之間運作。他的主要理論是，動脈和血管裡面的血液流動產生電子，我們的血管因此變成電磁場環繞的電纜。一旦細胞受損，傳遞到受傷部位的電流或受傷部位傳送出來的電流就會改變，產生電效應，刺激細胞修復。基本上，這些場會形成一個「封閉的電路」，這是一種持續循環的電子與能量系統，與我們的結締組織互相作用。

42

諾登斯壯的模型指出，在次要電子系統內流動的電力就是氣，而正負電荷則相當於陰和陽。這些流動的通道很可能就是經絡系統。

五行理論

正如前述，傳統中醫是依據五行或五大元素的理論建構而成的。在本質上，五行理論指的就是具有生命力的重要能量不斷流動。氣會以完美的平衡方式流通每一條經絡，除非有內力或外力破壞生命基本元素，干擾氣的流動。五行理論的重點如下：

1. 大自然有五種元素:土、金、水、木、火。

2. 每一種元素都由特定顏色代表。

3. 人體是由這些自然元素組成。

4. 這些元素會按照季節循環流經全身。

5. 我們必須按照每種元素循環的時間，善用正確的元素，才能給予身體適當的治療。

五種元素代表的能量會一個接一個按照五個階段的週期持續循環下去。中國人並不強調元素本身，反而著重於元素之間的運行。這些元素的運行合在一起，就產生了氣，也就是生命力。

每種元素都和特定的身體系統與體內器官息息相關，每種器官不是陰性，就是陽性。這些器官和元素會以特定的方式相生：

木	**供給**	火
火	**創造**	土
土	**包含**	金
金	**收集**	水
水	**滋養**	木

指壓按摩安撫心神：心包經的安神穴位

「神」是一種精神能量或靈性能量；每一條經絡中都有「神」的穴位。情緒混亂的時候，只要按壓心包經第六個穴道「內關」，就能恢復平靜，這是最完美的安神穴道，可以寧心，安撫情緒，減輕痛苦。此外，還可以緩解這些症狀：胃痛、噁心、嘔吐、因搖晃造成的暈眩（如暈車、暈船）、感覺胸部受到壓迫、失眠、易怒、高血壓、心理疾病、手肘與手臂疼痛。

你在尋找內關穴的位置時，可以合併食指、中指和無名指，放在另一隻手臂內側的手腕上，當無名指蓋住掌心和手腕之間的橫紋，食指自然就會落在手腕上兩條最突出的肌腱上，內關穴正好位於這兩條肌腱之間，靠近你的食指所在處。這個穴道可能一碰就痛。

你可以用大拇指的指尖畫圈按摩這個穴道，其他手指則支撐你的手腕和下臂，持續兩到三分鐘。

這五大元素也會相剋。這些改變性質的活動通常稱爲「克制互動」，指的是彼此會互相制衡或改變。

木　**分離**　土

土　**接收**　水

水　**熄滅**　火

火　**融化**　金

金　**劈開**　木

43

若想讓這個系統達到平衡，關鍵在於了解整個循環。中醫會先診斷病患需要增加或減少哪些元素、陰陽平衡是否受到破壞，然後才據以提供治療。

請見第十三章，了解氣功與太極拳的力量，這些功法大多以五行理論爲基礎。然後請翻至第十八章，閱讀關於五行理論與對應食物的內容。

三種生命寶藏

三種生命寶藏有時又稱爲「三寶」，是傳統中醫的基石。從道家的觀點來看，這三種生命寶藏就像同一種基本物質（亦即生命力）的三種面向。這三寶分別是：

- **精**：精是人之根本或滋養的本質，常存於精液與其他物質中。
- **氣**：氣是與空氣、水氣、呼吸和靈性連結的生命力。
- **神**：神是與靈魂和超自然連結的靈性本質。

精往往與身體能量有關，氣與心智能量有關，而神則與靈性能量有關（亦即影響靈魂問題的心智能量）。在這三種能量的循環中，精是生命與繁殖的基礎，氣可以讓身體的表現充滿活力，神則會反映靈魂的狀態。如果想要融合這些基本能量，道家有很多方法，其中之一是運用身體的氣來滋養我們的精，也有人把精當成性的能量或遺傳的能量。然後我們可以採精補氣，把我們的氣提升到更高或更精煉的程度。此時，我們運用這股精煉出來的氣來加強心神（亦即我們的靈性自我）。我們現在則運用道來匯聚心神。

本書收錄的幾項技巧都與神的運用有關，包括本章的練習：〈指壓按摩安撫心神：心包經的安神穴位〉。有些練習會處理氣的問題，有些章節則是同時處理氣與神的問題，包括第十八章的「傳統中醫的食物與情緒：舒緩心神的五行方法」。當我進行療癒時，通常會找出現存的問題和精、氣、神哪

44

一個有關，然後調整適當的療癒深度。以下是我自己針對精、氣、神相對應的能量列出的問題表單。

精的問題：包括家庭模式、繼承與基因問題、原始的性問題、成長、發育、生殖問題。精的問題是三種能量中最密集出現的。要檢視和繼承有關的因果問題；前世之因很可能展現在先天特徵上；還要檢視與基因有關的問題。此外，爲了達到療癒效果，也要在自然老化與成熟的過程中給予支持，並注意生活習慣，例如適當飲食與睡眠。

氣的問題：著重於我們的行動力是否受到影響，行動力就等於我們眞正「活出生命」的能力。宇宙的所有現象都是氣的顯化，所以，我們必須追蹤氣流動的路徑，察看能量是否受到阻礙、停滯或卡住了。我們將必須跟著體內的能量流動，搜尋堵塞之處，找到進入身體或離開身體的病理因素，評估體液的產生與轉化，並評估你保持營養與溫暖的能力，不論它是從物理物質或甚至從情感來源獲得滋養與溫暖。

神的問題：與神有關的問題是最精微的問題，我們務必要好好檢視，我們對於與自己的關係、與靈性的關係，有哪些先入爲主的信念。神的問題通常會以焦慮、憂鬱和不安表現出來。透過檢視心理問題、靜心冥想、氣功等靈性鍛鍊方式，就可以加強心神的安定。

七情與器官

傳統中醫認爲情緒會影響生理，因此，他們往往會把病患的情緒納入評估中，並加以治療，尤其是那些受到情緒影響的經絡。中醫將強烈的情緒視爲主要的內在病因。情緒是我們對外在環境的正常反應，但是，當我們無法控制情緒或壓抑情緒時，情緒就會傷及我們的器官與臟腑系統，導致陰陽失衡，干擾氣血流動，阻礙經絡運行（尤其是與特定情緒有關的經絡），於是身體敞開大門，讓疾病登堂入室。西方醫學將思緒與感受分開來看，但東方醫學認爲兩者密不可分。情緒其實就是結合感受的思緒。這些思緒引導我們的感受，而感受本身則產生態度，創造出化學環境、甚至是電子環境，這些都會影響特定的器官與經絡。

45

過度**喜悅**會消耗心氣（心經的能量），導致心氣不足；也會使心臟鬆弛，導致心臟無法有效運作。結果會讓人焦慮不安、失眠、心悸、過度興奮和狂躁。

過度**憤怒**會消耗肝氣，導致肝氣不足；怒氣也會上湧到頭部，導致頭痛、高血壓，甚至可能引發中風。結果會讓人暴跳如雷、怨恨、感到挫敗。

過度**憂慮和悲傷**會燃燒肺氣，導致肺氣不足；也可能造成腹痛和腹腫大。常見的症狀包括哭泣、胸悶和肺部問題。

過度思慮又名「**憂思**」，會消耗脾經的能量，導致脾氣不足；也會造成脾充血。其他症狀包括過度精神刺激，導致疲勞與嗜睡。

驚恐會干擾腎經的能量，導致腎氣散掉。當下發生的事件讓人受到驚嚇，就會引發驚恐（fright），這種情緒與擔心害怕（fear）不同。驚恐會讓人優柔寡斷、困惑、缺少勇氣，如果這種令人心驚膽戰的情況長期發生，例如長時間受虐，最終就會損害腎經的能量。

長期**擔心害怕**會消耗腎氣，導致腎氣不足；也會迫使腎氣下行，造成下半身和腎臟出問題。驚嚇則會在腎臟內製造混亂，損害腎功能。你或許會意識到自己正生活在恐懼中，而這份意識最終會導致憂鬱或心神不定。

注意：在大部分傳統中醫系統中，會將憂慮和悲傷視爲不同的情緒，但都會影響肺經。這兩者加上喜悅、驚恐、憤怒、憂思和害怕，總共是七種情緒。在其他系統中，則是將憂與思視爲兩種不同的情緒。

器官的情緒治療步驟

請參考第十六章〈運用先人的療癒智慧〉提及的靜心冥想練習，透過這個練習，可以療癒情緒與器官。當你受到強烈的情緒反應侵襲，可以運用下列步驟來恢復全面平衡。

步驟1：清楚標示出嚴重困擾你的情緒。

46

你可以參考以經絡爲基礎的情緒列表。哪一種基本情緒似乎最耗盡你的心力？如果你很困惑，就去感覺身體哪個部位最緊繃，那裡往往隱藏著強烈的情緒。

步驟2：追查這股情緒屬於哪一條經絡。

查詢這條經絡的功能，看看情緒混亂如何在身體、心理、情緒、甚至靈性上影響你。

步驟3：分辨哪些謊言導致緊繃。

你的哪些潛意識想法導致你的情緒受到干擾？閉上雙眼，捫心自問，試著覺察，看看有沒有影像能夠解釋爲什麼過去的事件現在仍舊影響你。根據這個經驗，你把什麼信念當眞？這個信念如何保護你免於進一步的心理創傷？你可以找出這個信念蘊含的謊言或虛假之處嗎？

步驟4：以真相取代謊言。

你已經困在反應模式中，因此導致情緒失衡。什麼樣的信念可以讓你的生活恢復平衡？你可以透過正面積極的態度來建構更高的眞理嗎？不妨以「我」做爲句子的開頭，並選擇一個主動的動詞，用這種句型來培養正面的態度，例如：「我現在承認自己是被愛的。」或者：「我明確地選擇會善待我的人。」

生理時鐘和氣的循環

傳統中醫認爲，在治療氣的失衡時，**生理時鐘**可以提供重要的診斷資訊。而且，如果你知道哪個器官何時處於最活躍或最不活躍的狀態，就可以透過許多技巧來補強，包括傳統療法、食療、運動、呼吸、轉移情緒焦點和氣功等練習，透過氣功的動作，可以鍛鍊器官。

人體的氣每兩小時會流注至一條經絡，在二十四小時內完成循環，因此，每一條經絡都會在這兩小時內發揮最佳功效。

此外，中醫也認爲每一條經絡不是陰，就是陽。人體內的氣沿陰經往上行，順著陽經下行。陰經是抑制、安定的靜態能量，陽經是振奮、活躍的動態能量。兩者的能量一旦結合，就會創造出合一的能量，這種能量源自宇宙，並持續在宇宙間不斷流動，同時透過經絡在我們之間流動。

人體的十二經脈按照陰陽兩種屬性成雙配對，不論是陰經或陽經，中醫在治療的時候，往往認爲陰陽互補的經絡會彼此相生。第一種療法是透過器官的關係，比方說，肺經（屬陰）和大腸經（屬陽）是一對，胃經（屬陽）和脾經（屬陰）是一對。你會察覺這些經絡在生理時鐘上兩兩相鄰（如下所示），屬於同一種五行屬性。如果有一條經絡能量過多，在其最活躍的高峰時段就會出現症狀。在氣往外波動或靜止的期間，就會出現明顯的能量不足症狀。當經絡的高峰時段剛結束的時候，治療師會加強這條經絡的氣；而在高峰時段來臨之前，治療師會減少過多的氣。下表列出了所有經絡最活躍的高峰時段，而每個高峰時段的十二小時後，正是該經絡最平靜的時段。

舉例來說，屬陰的脾經早上九點到十一點最活躍，屬陽的三焦經則是晚上九點到十一點最活躍。因此，生理時鐘的循環以兩小時爲一單位：

經脈	流注時段	陰陽屬性	五行屬性
肺經	清晨三時至五時	屬陰	金
大腸	清晨五時至七時	屬陽	金
胃經	早上七時至九時	屬陽	土
脾經	早上九時至十一時	屬陰	土
心經	上午十一時至下午一時	屬陰	火
小腸	下午一時至三時	屬陽	火
膀胱	下午三時至五時	屬陽	水
腎經	下午五時至晚上七時	屬陰	水
心包	晚上七時至九時	屬陰	火
三焦	晚上九時至十一時	屬陽	火
膽經	晚上十一時至凌晨一時	屬陽	木
肝經	凌晨一時至三時	屬陰	木

另一種運用生理時鐘的方法是使用時鐘對面的經絡，這是用陰陽配對的經絡來治療的第二種主要方法。當其中一條經絡正處於高峰的兩個小時內，對面預計十二小時後達到高峰的經絡，此時能量正是最衰竭的時候。這些成雙的經絡對應到不同的五行屬性，而且陰陽互補。在一般情況下，如果一條經絡「閉塞」，其對面的經絡也會需要治療。典型的情況是，如果流注一條經絡的能量過多，那麼流注另一條經絡的能量就會太少。

我們可以透過好幾種方法運用這個生理時鐘。首先是按照氣的流動生活，比方說，腎經是生命力的源頭，下午五點到七點最活躍，我們就可以把此時當成運動的理想時間，利用可用的能量。我們很可能會想在早上七點到九點之間吃早餐，此時我們的胃經可以促進消化。不過，生理時鐘可能會叫你凌晨五點到七點起床，因為此時大腸經的能量最強，我們可以透過一早的排便，釋放昨天累積的毒素，乾乾淨淨迎接新的一天。晚上七點到九點，心包經可以幫助我們放鬆，何不趁此時間準備好就寢？

48

運用生理時鐘來追蹤症狀源於哪一條經絡，並治療該條及其對面的經絡，也很有幫助，尤其是慢性疾病。你是否每天半夜三點都會醒來？你的肺經很可能引發尚未解決的悲傷問題，原本這類問題趁白天解決最有益。既然肺對深呼吸有反應，你也可以半夜透過正念靜心來幫助自己。另一個常見的甦醒時間介於半夜一點到三點之間，許多失眠的人此時都睡不著，而這正是肝經掌管的時間。我們可以把注意力放在自己的挫折與憤怒上，服食有益肝經健康的中藥與食物，藉此來幫助自己。

我建議不論你採用本書中哪一項練習，都要持續參考生理時鐘，這樣一來，你才會比較清楚運用哪些經絡最有效。

4

療癒的能量體

脈輪

49

事實上，脈輪系統屬於古代文明的一部分，是世人遺失的奧祕。

最終，透過體內的脈輪系統，

我們得以找回最古老的奧祕——神，合一，全知者。

——療癒師布魯耶（Rosalyn L. Bruyere），《光之輪》（*Wheels of Light*）

想像你走進一間診所檢查身體，但你沒有脫掉衣服、換上紙袍，而是走到人體形狀的電視螢幕後面。

醫生站在螢幕的另一側，告訴你他正打開儀器。突然間，你離開螢幕後方，進了巨大的箱子裡，那個箱子讓你聯想到電梯。你聽到輕柔的嗡嗡聲，接著一陣不斷旋轉的彩光包圍著你。

過了幾分鐘，有個友善的聲音說：「謝謝你，你現在可以走出來了。」你照做了。彩光消失，箱子解體，你再度站在普通的螢幕後面，然後，你轉身坐在醫生前面的椅子上，你們隔桌對坐。

「來看看我們得到什麼資訊吧。」他說完，按下一個按鈕。

各種全息影像出現在桌子上方，你的全身照以 3D 影像投射出來。醫生並未指著你的器官，而是察看全息圖散發出來的旋轉稜光。

「嗯，」他說，「你看到那個黑點了嗎？」他看著你的影像，指著從屁股部位往外旋轉的漩渦。「那是你的第一脈輪。」他說，「看起來你的能量似乎堵塞了。我們最好搞清楚，這股卡住的氣是否依然停留在精微空間裡，還是已經引發疾病。」

這位未來的醫生究竟在檢查什麼？答案是你的**脈輪**。他正在評估你的狀

50

態，憑藉的依據就是這些能量中心的色彩、形狀、旋轉及速度，因爲這些能量中心分別掌管特定的身體、情緒、心理與靈性等問題。雖然我們還沒有這種可以拍攝脈輪影像的儀器，但有些精微能量療癒師能夠評估這些器官的超音波檢查結果，用來協助你改善健康，讓你更幸福。

什麼是脈輪？

脈輪是精微能量器官，負責掌管的能量流與我們所有的生命面向有關；這些脈輪是我們個人的力量中心。脈輪和人體內的器官類似，例如我們的心臟或肝臟，差別只在於脈輪以更高的頻率運作，因此肉眼見不到，目前的科技也無法測量。每個脈輪都和某一層**靈光場**配對，靈光場就是一組能量帶，分成十二層，外界與身體內部之間正是透過靈光場交換精微信息（請見第二章，查閱關於靈光場的資訊）。

脈輪對精微能量治療這個領域的重要性，再怎麼強調也不爲過。脈輪負責調和物理能量和精微能量，把其中一種能量轉化成另一種，然後再恢復原樣；因此，脈輪可以傳達感官信息與心理信息。因爲每一種脈輪都會以不同的頻率或振動程度運作，各自散發的色彩自然也不相同，而且，每一種脈輪都會按照自己的振動程度，接收、解讀、傳送信息或能量。此外，脈輪可以儲存所有接收到的信息，這樣一來，這些信息永遠都可以派得上用場。因此，能量治療之所以具有療效，基本原因就在於脈輪。

全世界使用的能量系統有上百種，甚至可能上千種，許多系統都包含脈輪與其他能量體。在這裡，我們主要探討古印度的七大脈輪系統，畢竟這是精微能量療癒師與祕教療癒者使用最普遍的系統（請見「其他文化的能量體」，了解其他能量系統）。我們也會簡單回顧五種額外的脈輪（第八至第十二脈輪），這些脈輪對我們的身體健康、個人發展和靈性成長都有很重要的貢獻（請參閱《精微體》中關於脈輪的詳盡資訊）。

脈輪與拙火的能量

在梵語中，「脈輪」這個詞的意思是「旋轉的光輪」。脈輪是不斷旋轉的彩虹漩渦，源自我們的脊椎，在身體的前後上下旋轉。重要的是，我們必須從更廣大的背景來看脈輪，才能了解脈輪的功能與力量。古吠陀印度教系統就包含許多精微能量體和通道。

51

- **脈輪**：調節身體機能，等待靈性的活躍的一種環狀的光芒。
- **脈（nadis）**：是精微能量流動的管道，與脈輪、身體相互作用。脈會傳送般納（prana）或精微能量，藉此淨化身體，讓拙火的能量通過脈輪向上升起。許多祕教專家與科學家都相信，脈就等於經絡。
- **軀殼（koshas）**：指的是容納靈魂或本我的五層能量保護圈，當一個人的身體、心智、靈性與能量逐漸進化，這些保護層就會隨之消散。

其餘數十種能量體涵蓋人類與靈性的層面，我大多在《精微體》等著作中都介紹過。

而統合這些獨立能量體的能量深奧博大，名爲「拙火」（kundalini）。拙火存在於我們的根脈輪（第一脈輪）內，通常被形容成一條靜靜蜷曲在脊柱底部的蛇。拙火這種神聖的能量只有在移動時才會現身——拙火穿越密度濃稠的物質身體往上升，喚醒精微體，我們體內的女性能量與男性能量就會合而爲一，體現最高意識。

52

從科學的角度來看，我們在第二章探討過的 L 場和 T 場會形成統一的頻率，反映出拙火的活動與流動。我們都是由「男性能量」與「女性能量」所形成，具有電性與磁性。倘若我們能夠整合這些與生俱來的力量，就能達到平衡與和諧，讓身心靈獲得療癒。

脈輪的科學認證

維莉・杭特（Valerie Hunt）博士是加州大學洛杉磯分校研究肌肉動力學（kinesiology）的專家，更是證實脈輪存在的領域的研究先驅。過去二十年來，杭特透過可以測量肌肉電活動的肌電圖檢測儀，測量人體電磁波在不同狀態下的輸出狀況，結果發現人體會在與脈輪有關的位置散發輻射。此外，她也發現特定的意識層次和特定的頻率有關。

舉例來說，在她的研究裡，當人們想像日常生活的狀況時，他們的能量場頻率約為250赫茲，等同於心臟能量場的頻率。當她透過肌電圖測量特異功能人士的能量場時，發現他們的頻率介於400至800赫茲之間，靈媒的能量則介於800至900赫茲之間，至於不斷與高我(higher self)連結的神祕主義者，其能量場的頻率高於900赫茲。

若想深入了解脈輪的相關研究，請參見《精微體》一書。

印度的七大脈輪

根據印度教哲學，脈輪是位於脊髓內的精微能量體，居於「中脈」（Sushumna nadi）的最核心。這個核心稱爲「梵脈」（Brahma nadi），負責傳送靈性能量。正如前述，這些脈將精微能量傳送至全身，是拙火上升時的重要盟友。

在大部分印度教系統中，通常認爲中脈的核心是靈性的能量體，而非物質的能量體；因此，脈輪大多具有精微的本質。不過，也有些印度教系統認爲，脈輪和脊柱外的粗鈍神經叢（gross nerve plexuses）有關，同時具有物質與精微的本質，也是所有心靈和肉體存在的基礎。

脈輪掌管我們生活的重要面向，所以，精微能量療法主要奠基於脈輪運作。本書其餘章節收錄了幾項著重於脈輪的技巧，你將學習透過脈輪找到問題源頭，運用色彩與聲音，讓你的脈輪恢復平衡。

接下來的內容將涵蓋幾個關於脈輪的重要細節。每一種脈輪的梵語名稱都蘊含了一種意義，我們可以從中獲得線索，了解該脈輪的作用。每一個脈輪都有各自負責的整體任務要執行，了解所有脈輪的任務，可以幫助你迅速診斷出你想要透過哪一個脈輪來工作。

「焦點情緒」（emotional focus）指的是這個能量中心掌管的情緒種類（亦即感受與信念）；就像前一章探討的經絡，每一種脈輪都主管不同的情緒。一旦搞清楚哪種情緒正在困擾你或別人，你就可以瞄準脈輪對症下藥。

至於脈輪的「靈性影響」（spiritual concern）涵蓋兩個重點：一是當我們透過脈輪這副有色眼鏡去看生活時，我們承受得起的靈性觀點；以及脈輪天生就具備的超覺（psychic ability）能力。每一種脈輪都能提供獨特的超覺能力，讓我們得以洞悉眞實，本書第六章會進一步探討這個主題。

53

每個脈輪都連結對應到人體內某個部位，與特定的內分泌器官有關。如果你想知道進行脈輪療癒時應該把重點放在哪裡，瞄準與該脈輪相關的內分泌腺絕對沒錯。你也會學到每個脈輪會影響哪個身體器官，這套知識將幫助你把療癒的焦點移到對應身體症狀的脈輪上。

最後，每個脈輪都跟特定頻率的色彩及聲音有關。在第二十一章，透過色彩的運用，你將發現淨化脈輪與克服生活挑戰的方法；在第二十章，你將發現交相運用聲音與色彩來療癒的方法。

第一脈輪:海底輪（Muladhara）

名稱意義	海底輪有根基（mul）和支撐（adhara）的涵義，這個名字反映出此脈輪的最高目的:做爲我們在物質生活的基礎。這個脈輪常被稱爲「根脈輪」
功能	安全與生存
焦點情緒	原始情感
靈性影響	存在的價值感;感同身受的身體能力;感知物理能量的能力
位置	位於脊柱底端，介於肛門和生殖器官之間
內分泌腺	腎上腺
掌管的身體器官與功能	生殖器官與腎上腺;骨頭與骨骼結構;尾骨神經叢;部分腎臟、膀胱與排泄功能;皮膚
顏色	紅色
聲音（梵咒）	Lam

第二脈輪:生殖輪（Svadhisthana）

名稱意義	指「自我的所在」，此名是由梵文的「sva」（意思是「自我」或「般納」）與「adhisthana」（即居所）合併而成，也有「六片花瓣」之意
功能	情感與創意
焦點情緒	所有情緒
靈性影響	表達情感的能力;感同身受的超覺能力
位置	位於下腹部，介於肚臍和生殖器官之間
內分泌腺	女性的卵巢與男性的睪丸
掌管的身體器官與功能	部分腎臟系統;腸;部分生殖系統，包括子宮、膀胱、前列腺、薦骨神經叢;在面對刺激時決定情緒反應的神經傳導物質
顏色	橘色
聲音（梵咒）	Vam

54

第三脈輪:臍輪（Manipura）

名稱意義	意指「寶石之城」，「mani」代表寶石或珍品，「pura」代表棲息之地，「nabhi」則代表肚臍
功能	心智、力量與成功
焦點情緒	恐懼、懷疑，以及其他影響自尊心的情緒

靈性影響	灌注能量；「外境感通」（clairsentience）或清晰感應到心理信息的超覺能力
位置	位於肚臍和胸骨底端之間
內分泌腺	胰腺
掌管的身體器官與功能	胰腺系統;在腸胃區的所有消化器官，包括肝、脾、膽囊、胃、胰腺和部分腎臟系統;腰椎和太陽神經叢;有些權威專家認爲還包含肌肉與免疫系統、神經系統。
顏色	黃色
聲音（梵咒）	Ram

第四脈輪:心輪（Anahata）

名稱意義	有「心蓮」之意，「hrit」代表心，「pankaja」代表蓮花；「dvadash」代表十二，「dala」代表花瓣，所以也有「十二片花瓣」之意
功能	人際關係與療癒
焦點情緒	人際關係中的情緒;所有與愛相關的情緒，例如感激與欣賞
靈性影響	與神祇連結
位置	人體內胸部中央，心臟
內分泌腺	心臟
掌管的身體器官與功能	心肺循環與氧合系統、胸部、腰椎與胸椎、心神經叢;有些權威專家認爲胸腺也包含在內
顏色	綠色
聲音（梵咒）	Yam

第五脈輪:喉輪（Vishuddha）

名稱意義	意指「純淨」或「喉蓮」，「kanth」代表喉嚨，「padma」代表蓮花；「shodash」代表十六，「dala」代表花瓣，所以也有「十六片花瓣」之意
功能	溝通與指引
焦點情緒	所有情緒的表達，尤其是與「自我責任」有關的情緒
靈性影響	分享神聖的指引；「外境感通」的超覺能力或清晰的聽覺
位置	喉嚨
內分泌腺	甲狀腺
掌管的身體器官與功能	甲狀腺與副甲狀腺、喉嚨與喉神經叢;口與聽覺系統（聲帶、嘴巴、喉嚨、耳朵）;淋巴和淋巴系統;胸椎

55

顏色	藍色
聲音（梵咒）	Ham

第六脈輪：眉心輪（Ajna）

名稱意義	「命令」之意
功能	感知與洞察力（洞見、後見之明、預見未來）
焦點情緒	與自我接納有關的情感，例如愛自己和自我覺知
靈性影響	具有遠見的洞察力
位置	位於眉毛上方與眉毛之間
內分泌腺	腦下垂體
掌管的身體器官與功能	腦下垂體、延髓叢和部分下視丘；嗅覺和視覺系統；特別是左眼；記憶的儲存；耳朵與鼻竇的一些方面
顏色	紫色或靛藍色
聲音（梵咒）	Om

第七脈輪：頂輪（Sahasrara）

名稱意義	具有「空無」、「沒有蔭庇的住所」、「千瓣蓮花」等涵義
功能	意志與靈性
焦點情緒	與靈性本質有關的情感
靈性影響	與神性合一；預測未來的超覺才能或領悟神聖計畫的能力
位置	頭頂
內分泌腺	松果體
掌管的身體器官與功能	松果體、上顱骨與大腦皮層、部分下視丘、大腦更高層次的學習與認知系統、部分免疫系統、右眼
象徵符號	千瓣蓮花
顏色	白色，也有紫羅蘭色或金色
聲音（梵咒）	止韻（Visarga），一種無聲的氣音

56

十二脈輪系統

現代的脈輪系統就是十二脈輪系統，我曾在其他幾本書中詳細介紹過。[1] 它是以傳統的印度脈輪系統為基礎，再納入體外的五個脈輪。儘管目前還沒有人測量或記錄過這五個額外的脈輪，但過去身為能量療癒師的經驗，讓我發現了這些脈輪。這五個額外的脈輪位於頭頂上、腳底下與身體周圍。自從我充分了解這五個額外的能量中心之後，我都經常使用它們，直到現在。

許多其他脈輪系統包含的脈輪數量超過印度的七個。瑜伽支派那羅延天（Narayana）系統就有九個脈輪，和《瑜伽奧義書》（*Yogaranjopanishad*）中詳細說明的脈輪系統一樣；瓦地卡（Waidika）系統，亦即深定瑜伽（Layayoga），提出十一個主要脈輪。有些派別會在傳統的七個脈輪之外增加第八個脈輪，稱為「明點」（Bindu）或「蘇摩」（Soma）脈輪。許多祕教療癒師與一些更傳統的系統都認為脈輪位於體外。在瑜伽傳統中，重要的是記住第七脈輪位於頭頂的上方，而非頭頂。其他傳統則主張腳底也有一個脈輪，不只大衛・福倫（David Furlong）在其著作《運用地球能量》（*Working with Earth Energies*）中提到此事，水晶能量療癒師卡翠娜・拉斐爾（Katrina Raphaell）也同意這個觀點。[2]幾乎所有系統都承認有次要或較小的脈輪存在。

57

十二脈輪系統除了傳統的七個脈輪之外，還添加了這些額外的脈輪：

第八脈輪：位於頭頂正上方。一般認為這個脈輪容納了幾個額外的能量體，包括「阿卡夏紀錄」（Akashic Records），這裡記錄了一切所見所為；以及「陰影紀錄」（Shadow Records），附屬於阿卡夏紀錄之下，記錄了看不見的一切；還有反映出所有事件光明面的「生命之書」（Book of

其他文化的能量體

西方傳統醫學經常把脈輪系統歸屬於印度，事實上，脈輪系統來自世界各角落，歷經漫長的時間漸漸形成。在《精微體》書中收錄了許多這類跨文化的系統，包括那些來自猶太卡巴拉（Jewish Kabbalah）、基督教神祕主義，以及埃及、非洲與西藏等地的系統。《精微體》也探討了來自古馬雅、切羅基（Cherokee）與印加傳統療法等脈輪系統。

在本書中，收錄了幾項運用能量體療癒的練習。在這之前，你可能尚未想過這些方法，但這些練習不僅療效驚人，而且做起來也很容易。比方說，在第十六章〈運用先人的療癒智慧〉中，有一項簡短的練習，名為「發光的金線」（The Luminous Golden Threads），提供了以大自然為基礎的脈輪療癒方法；這項練習奠基於印加的精微能量療法，將脈輪稱為「光井」（pukios），這些元素的力量可以幫助我們清理問題。

Life）。這個脈輪的顏色是黑色或銀色，透過胸腺與身體連結。

第九脈輪：位於頭頂上方四十五公分的位置。這個脈輪包含了「靈魂之所在」，亦即創造物理現實（例如身體基因）的靈性源頭。它也帶有靈魂的目的，具有維持靈魂獨特性的表徵。此脈輪是金色，與橫膈膜連結。

第十脈輪：位於腳底下方四十五公分的位置。這是「基礎脈輪」，可以接收元素能量，讓能量穿透腳底進入身體。它包含個人靈魂的歷史，還有每個人繼承的故事與能量，可以幫助一個人跟本質及大自然建立完整的連結。此脈輪是棕色或土色調，與骨骼中心連結。

第十一脈輪：這個脈輪圍繞全身，但集中於手足周圍。這個能量中心可以幫助人們控制並轉化現實和超自然的力量。透過這個脈輪，可以掌控外在的能量，將能量導向正途，特別能爲體內外帶來立即的改變。此脈輪是玫瑰色，與我們的結締組織有關。

第十二脈輪：圍繞著第十一脈輪和全身。這個能量中心代表人類自我的外在領域。在我的《脈輪療癒全書》（*Complete Book of Chakra Healing*）一書中曾提及，此脈輪會藉由三十個次要脈輪和身體連結。

注意：第十二脈輪之外就是「能量蛋」（energy egg），這指的是一個三層的薄膜，掌管靈性世界和身體之間的連結。

運用這些脈輪

58

每一個脈輪都是各自負責調節一組特定問題的稜鏡，包含身體、情緒、心智與靈性等問題。這代表我們可以運用這些脈輪來診斷疾病，針對各種問題擬定療癒計畫。只要了解這些脈輪，我們就可以：

- 運用身體症狀來釐清是哪些情緒、心理與靈性問題形成疾病。
- 追蹤情緒問題的源頭，回溯到身體特定部位的發育或最早出現問題的年紀。情緒等於身體的語言，如果我們回到最初導致身體衰弱的情境，重新體驗當時的感受與身體反應，我們就可以重新整合自我毀滅的信念，制定全新的療程。

- 找出影響我們的心理或靈性信念，藉此療癒我們的情緒問題或身體疾病。
- 爲了達到理解、淨化與療癒的目的，喚醒受到壓抑的記憶，包括在子宮中與前世的回憶。只要找到病根，我們就可以疏通卡住的能量，而這股堵塞的能量很可能就是引發疾病的原因。
- 爲了孩子，我們必須讓自己成爲知識淵博的父母，在每一個發育階段支持他們成長。
- 好好照料我們自己的內在小孩，我們每個人內心深處都有一個天然的自我，等著他或她的生命機會。
- 針對我們目前的發展階段，做出明智的適當決定。
- 不論困住我們的是壞習慣、惡性循環、甚至是上癮，我們都能更加了解自己如何在哪裡「卡住」了，原因又是什麼。

我們運用脈輪尋找兩個意識點：第一，我們必須先找出內在的正面特質，因爲這些特質很可能需要受到認可，或者，我們需要重振這些特質。我們太常把自己最好的特質埋藏在大量的衝突與誤解中。至於第二目標，則是揭露、理解與改變自我毀滅的信念、模式與程序。

脈輪結構

脈輪的結構分成三部分，包括前後側、左右側和內輪、外輪。得知這個資訊，有助於我們運用能量診斷並治療疾病。比方說，如果疾病一直出現在身體或脈輪的左側，你就可以檢視具有女性本質的問題。如果整個後側的脈輪都堵塞了，你就可以分析無意識或靈魂層面的問題。

59

前側和後側：人體內的脈輪都有前側與後側。一般來說，前側掌管每個人的行爲，調節我們與外在世界的關係。後側則負責回應我們無意識的程式設定，掌管我們與比較無形的現實之間的關係。

左側和右側：脈輪的左側代表女性，負責調節女性面的問題；右側則代表男性，掌管男性面的問題。我們的女性功能包括接納、吸引、關係、直覺，以及關於自身女性特質或女性性別的設定。我們的男性功能包括行動、統治、成功、理性，以及關於自身男性特質或男性性別的設定。

內輪和外輪：每個脈輪也都有內輪與外輪。我們的內輪反映出源於自身更高意識或靈性的設定。這種設定讓我們得以實現靈性天賦，獲得完成靈性任務所需的能力。外輪支配我們個人的問題、私密的欲望、心痛與受傷，這些都會長年持續扭曲脈輪的能量漩渦。外輪的任務是幫助我們適應周遭的現實世界。我們的種族或靈魂問題也主要出現在外輪中，這代表以轉變外輪爲目標的療癒是最精微的能量療癒。不過，既然脈輪的內輪是由我們的基本能量所組成，只要我們在脈輪的內輪中擴展靈性能量，就可以大大加強療效。就我所知，想要達到這個目的，最直接的途徑就是透過充分呼吸，將意圖帶入特定的脈輪中，擴展它，並讓它向靈性敞開。當我們這麼做的時候，我們全身上下都會受到滋養，而且是名副其實地得到養分。理想上，內輪與外輪應該相互協調運作，儘管兩者轉動的速度不同，但彼此的關係應該是一致的，而且有一定的節奏。一旦讓靈性之光從我們的內輪往外擴展到混亂的外輪，就能帶來改變生命的力量；就我所知，世上鮮少有事物具備如此強大的力量。

在一個健康的人體內，兩輪的實際速度與轉動方向取決於內輪。通常兩輪都是順時針轉動，但也有例外。女性月經來潮期間，爲了釋放累積的情緒，她的內外輪很可能會逆時針轉動，尤其是第一脈輪與第四脈輪。一旦感到悲痛、受到驚嚇、瀕臨死亡或進行身體淨化時，所有脈輪的外輪往往都會逆時針轉動。

當精微能量療癒師愈來愈熟練地運用直覺分析這三個脈輪結構，他們就可以利用這些結構掌握脈輪內部的情況，進而掌握病患的身體狀況。

脈輪的發育

60

我們生來就具備完整無缺的全套脈輪系統，每一個脈輪負責在不同的時間開啓生命之光。因此，我們才能在適當的時間取得那個脈輪可用的能量，希望在這個過程中，所有脈輪都能在五十六歲之前發展成熟。

比方說，從子宮孕育階段到六個月大，我們主要著重於第一脈輪，這個能量中心致力於安全與保障，以及我們主要的情感發展。除了生存，以及促使我們感受到自己的出生備受期待、提供安全感的親子關係外，我們最初的人生經驗還需要什麼？不幸的是，我們有時無法得到這個脈輪所需的歡迎之情與養分；然而，建立內在安全感需要自信，我們必須透過第一脈輪，才能獲得足夠的自信，不論遇到什麼人生際遇，都能安然以對。那麼這個脈輪將會變得「不穩定」，導致在我們的人生中，引發身體、情緒、心智或靈性方面等問題。

這七大體內脈輪發育年紀如下：

脈輪	年紀
第一脈輪	從子宮孕育階段到六個月大
第二脈輪	6個月至2歲半
第三脈輪	2歲半至4歲半
第四脈輪	4歲半至6歲半
第五脈輪	6歲半至8歲半
第六脈輪	8歲半至14歲
第七脈輪	14歲至21歲

當我們第一次「貫通」這些脈輪時，會導致誤解與創傷，於是，我們表現出真正自我的能力就會受到壓抑。幸運的是，隨著持續下去的人生，我們的脈輪會重新循環，因而提供一個「重新做人」的機會。

第七脈輪第一次發育的時間是在我們的青春期，十四歲到二十一歲之間，同時前六個脈輪也經歷重新循環的過程。這讓我們得以扭轉不正常的觀點，更健康地走出童年時期。舉例來說，十四至十五歲之間，我們啓動第七脈輪，試圖釐清生命更高的目的，但我們也重新體驗第一脈輪的主要問題，亦即安全感。從十五到十六歲，我們同步喚醒第七脈輪，重新檢驗我們與創意的關係。在這個循環中的最後一年，我們所有心力都投入在揭開自己的靈性目的上，而這正是第七脈輪的主要概念。

61

脈輪	年紀	主要概念
第一脈輪	14到15歲	安全
第二脈輪	15到16歲	創意
第三脈輪	16到17歲	個人力量
第四脈輪	17到18歲	愛的關係
第五脈輪	18到19歲	自我表達
第六脈輪	19到20歲	自我形象
第七脈輪	20到21歲	靈性目的

過了二十一歲，我們更高的脈輪（第八至第十二脈輪）會在七年內發育完成；五十六歲之後，整個發育的循環將回到第一脈輪重新開始。不論我們年紀多大，每隔七年都會從第一脈輪重新循環至第七脈輪。比方說，在二十一至二十二歲之間，我們處理的重點是第八脈輪的主題「業力」

(karma)，但同時也會啓動第一脈輪。到了二十二至二十三歲之間，我們在業力議題的背景下開始重新探索第二脈輪的議題。不論是什麼年紀，我們永遠都有機會療癒、改變自己，讓自己煥然一新。

脈輪	年紀	主要概念
第八脈輪	21到28歲	業力
第九脈輪	28到35歲	靈魂目的
第十脈輪	35到42歲	有目的的生存
第十一脈輪	42到49歲	有創意的成功
第十二脈輪	49到56歲	強大的掌握力
第一脈輪	56到63歲	意識到更高層的力量
第二脈輪	63到70歲	平靜的創意
第三脈輪	70到77歲	成功、內在與外在
第四脈輪	77到84歲	與世間萬物的關係
第五脈輪	84到91歲	爲「較高層」代言
第六脈輪	91到98歲	來自天堂的洞察力

本書中收錄許多療癒方法與練習，只要你善用這項脈輪發育的資訊，就可以加強療癒效果。以下例子或許可以在你探索的途中激發其他靈感。

在第七章〈能量界線〉中，我探討了四種基本的能量界線。我有許多患

如瀑布般傾瀉的光：一項練習

許多精微能量療法都包含淨化脈輪、釋放壓力、恢復能量系統的平衡，最後讓你神清氣爽、精力充沛。進行這項練習最簡單的方法是，找個安靜的地方坐下來，輕輕閉上雙眼。

1. 深呼吸，想像一道耀眼的白光從頭頂進入你體內的脈輪系統。當這道閃爍的白光貫通你的時候，你獲得解脱，釋放必須放下的一切，整個人大受鼓舞，充滿了愛。
2. 看著這道光如瀑布般往下傾瀉，籠罩所有脈輪，直到從你的腳離開。即使如此，這道光繼續流經並覆蓋位於腳底下方的第十脈輪。
3. 從這個腳底下方的位置開始，這道光轉而往上，重新流經所有脈輪與身體周遭，你整個人都籠罩在恩典與保護下。持續進行這項練習，直到你感覺自己完全淨化，煥然一新。

62

者回報他們在建立界線時遇到的挑戰，還有將別人的能量過濾排除或吸引正面機會時都困難重重。你可以運用脈輪發育的資訊來療癒你的界線，一開始，先概述你的界線問題有什麼主要症狀，然後逐漸縮減到核心主題，例如安全。現在，針對跟安全有關的脈輪進行療癒，把焦點放在相關的年齡上。比方說，安全問題和第一脈輪有關，也關係到你在子宮內到六個月大時發生的事。

同樣地，在第十二章〈現代祕教療癒〉中，介紹了一個名爲「揭開你的故事情節」的過程，有助於慢性疼痛、怨恨與懊悔的療癒。只要了解脈輪發育的模式，就能在你進行這個過程時，助你就緒，讓你以最好的體悟與準備，遵循這些步驟來療癒過去的創傷。

Part II
療癒前的準備工作：你的能量療癒醫藥包

63

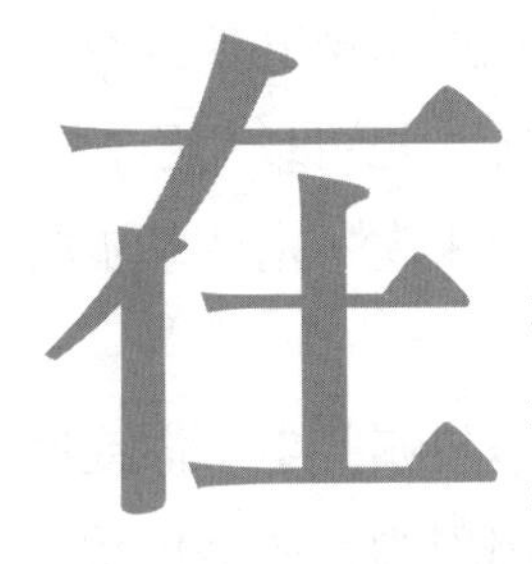

在這些章節中，你將準備好成爲精微能量療癒師。不論你是以專業能力療癒病人，還是正在儲備能力中，都可以把這些概念應用到療程中。因爲我們都是自己的療癒師，第二部的概念對自我療癒及療癒他人都非常重要。

精微能量療法是「最初」（original）的療法，立基於時間的沙河，深植於薩滿（shamanic）哲學中。這代表即使未受訓練、沒有專業執照，任何人都可以站在天地間，接受來自大自然、靈性與心智慷慨的療癒贈禮。不過，我們在療癒自己或他人時必須採取嚴密安全的措施，這樣一來，我們才能適當引導精微能量。第二部的概念與技巧對我們所有人都很重要，原因之一正在於此。

這個章節也會幫助你決定想要向哪個領域的精微能量療癒師尋求協助。只要學會那些可敬且有力的精微能量專家們所遵循的道德準則、慣常做法與概念，你更能評估療癒專家甚或朋友的能力。畢竟，你也不想讓任何人都能動你的能量場吧！

專業的療癒師必須考慮的因素，對自我療癒者來說並沒那麼重要。一旦有人要求我們運用精微能量療法療癒他們，就代表他們把自己的安康交託到我們手上。這種令人敬畏的責任導致我們的能量療法變複雜了。我們的道德準則必須無懈可擊，而我們運用傳統療法與能量療法的能力也應該完美無缺。我們必須致力於持續提升專業能力，同時提升自己的親和力。

第二部提供的概念與技能將加強所有療癒師的能力，不論是屬於哪個領域的精微能量療法。這些主題包括意圖的角色與道德準則的重要性，以及直覺與能量範圍的影響。我們將探討許多信任的面向與具體的方式，藉此達到自我療癒或療癒他人的目標。此外，你將看到一份練習題，可以用來爲自己或別人設定目標。

64

這一整章都在探討我所謂的基本能量技巧，每一種技巧都是一扇門，可以引你進入直覺療癒的領域。我運用自己擔任療癒師二十五年的經驗研發出這些技巧，而且大部分技巧都奠基於跨文化研究。我建議把本書所有的練習中的技巧，都當成基本原則，因爲這些技巧原本設計的初衷，就是讓精微能量療癒師在進行療程時預先做好準備，並提供支持與保護。你可以單獨運用這些技巧，也可以結合其他療法使用。舉例來說，你可以運用第九章提及的練習「靈性到靈性」（Spirit-to-Spirit）來開啓任何療癒經驗，也可以和色彩與聲音療法一起使用。對任何進行自我療癒或療癒他人的人來說，這些基本的能量技巧都很安全，也符合倫理道德。

在第二部尾聲，徹底探討了在精微能量療程中可能發生哪些事。你或病人在療程進行中或結束後會有什麼經歷？你如何爲可能出現的許多變化替自己或別人做好準備？

儘管精微能量療癒的做法看似複雜，重要的是我們得記住，所有人時時刻刻都在進行能量療癒。對哭泣的孩子微笑、提供繃帶、撫慰生病的父母……諸如此類的事都是能量療癒。最終，我們的心將會引領方向。

意圖與道德準則

65

有兩件事，我愈思考愈覺得神奇，也愈感到敬畏：
我頭頂的星空與我內心的道德準則。
——德國哲學家康德（Immanuel Kant）

從採取對抗療法的醫師到各種派別的精微能量療癒師，所有療癒者都在意圖的引導下進行療程。問題在於，我們是否清楚那些意圖是什麼？不論我們在療癒的工作上是菜鳥，還是經驗豐富的專家，我們是否有意識且目的明確地設定自己的意圖？本章將幫助你真誠地對自己與他人回答這些問題，不論療程的目標是什麼。

儘管本章的大部分內容都著重於療癒他人，但自我療癒者也會感興趣。畢竟，自我療癒是為自己設定意圖的結果。我們待人以誠，自然也想要以同樣的誠實與正直對待自己。即使是在家工作的療癒師，任何時候都可能需要精益求精，尋求援手。本章將幫助你評估你的精微能量療癒師。最根本的重點在於，我們所有的生活面向都源自意圖與道德準則這對孿生概念。只要我們透過這副相輔相成的眼鏡來正確引導生活，我們就不可能誤入歧途。

加強意圖

我們常常探討**意圖**這個詞與概念，但，到底什麼是意圖？

基本上，意圖是意識對於想要的結果或目標的投射。當我們設定一個意

66

圖，我們的個人場就會與某人的場相互作用，來回傳遞能量信息。針對共振與聲音進行的研究顯示，當生物在相似的振動頻率運作或共振時，就會互相影響。這樣說來，如果想要創造提升能量的療癒共振，那麼，我們的意圖就是重要的環節。在療程中，只要設定明確的正面意圖，我們熟練的技能與直覺能力自然就會隨之呼應，幫忙實現那些意圖。

意圖與一般的想法或欲望有什麼不同？只要檢視創造意圖的過程，就有助於了解箇中差異——我們通常把這個過程稱爲「設定意圖」。

設定意圖等同於做一個堅定的決定，從情緒、心智、身體到靈性，各方面都對這個決定堅定不移。如果有個意圖沒成功，或是結果與你原先的意圖相反，很可能是因爲你還沒有達到全身心堅定不移的地步。

那麼，要怎麼做才能達到呢？你必須熟知「精微能量顛峰」（Subtle Energy Power Summit）這張圖，透過圖示，可以概略了解療癒者的工作。圖 5.1 不只呈現出精微能量療癒和你的意圖之間的關係，還有你的價值、道德準則與承諾。

你必須釐清並描述你的價值，根據那些價值許下承諾，產生意圖。因此，本章的第一部分就是設法幫助你釐清自己的價值與道德承諾，這樣一來，一切都將爲你所用，包括你的思緒、態度、行爲與行動，都會趨於一致，在你擔任療癒師的時候派上用場。一旦你這麼做，就可以加強你的意圖，因爲如今這些意圖都奠基於你自己的道德準則，而這是力量格外強大的基石。

圖 5.1　精微能量顛峰

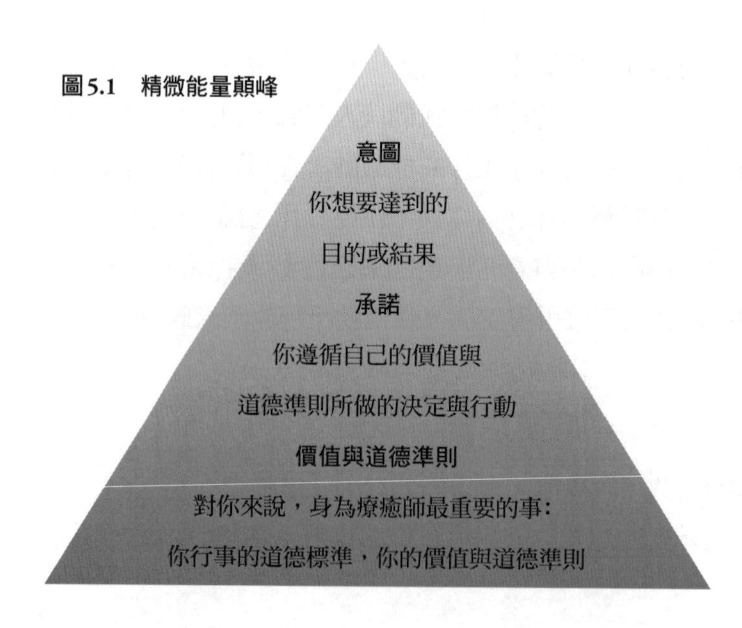

訣竅：第九章中的「設定新意圖的六步驟」可以幫助你釐清並設定意圖，那是我常常使用與傳授的基本能量技巧之一。我已經結合其他幾項工具，把它們都歸屬在一類，這樣一來，你隨時都很容易找到這組技巧。

你的道德承諾

67

成爲療癒師，代表你必須遵循榮譽守則，讓它引導你的決策與選擇，並決定你的行爲與行動。如果你是專業的精微能量療癒師，你必須決定在療程中要依據哪些方法、技巧、工具、價值與道德準則來進行。即使你並未靠療癒工作爲生，你的「患者」其實是家人朋友，而非一般大眾，或者你療癒的是自己，準則仍然相同。你難道不算是自己的患者嗎？倘若你在試圖療癒自己的過程中，對自己造成進一步傷害，這同樣不道德。

不論你療癒的是自己、還是患者，選擇哪一種精微能量療法或技巧，都是最困難的道德問題之一。你很可能強烈感覺到何種療法最有益，但無法確定。不論你的感覺多清晰，重要的是在決定採取何種療法之前，先詢問患者是否願意接受。

舉例來說，你可能認爲徒手療癒對你的患者有益。在你開始展開療程之前，你必須向患者說明爲什麼你認爲這項療法能夠幫助他們，詢問他們是否願意接受。儘管徒手療癒或許對那位患者來說是最完美的療法，但他們很可能會害怕雙手觸摸的過程，或許是因爲會引發過去受虐的問題，也或許他們

69

如何向患者說明你的道德承諾

療癒師想與患者建立穩固健全的關係，方法相當多。好好想一想，然後擬定行動計畫，包括你想**說**的話、想提供的**書面**資訊，以及你可能不想點明哪些事，即使那是療程的重要基礎。根據療癒師的準則，你心中必須許下一些重要的承諾，但不見得要告訴每位患者。比方說，你或許不需要告訴患者，你正努力持續學習，加強你的知識與技能，但你得讓患者知道你會保守祕密，此舉將帶給他們安全感與慰藉。

訣竅：如果你為新患者或回診的患者設計了一份個案登記表，請考慮在表中加上一段簡短的內容（如下所述），從你許下的道德承諾中選出你覺得患者需要知道的重點，清楚說明：

我的療程奠基於道德承諾的強大基礎上，而且，我在清楚定義價值、原則與界線之後，才許下每一項承諾。其中，主要的重點是我遵守法律對我專業能力的規範，尊敬並保護患者的隱私權，只要對患者最有益，不論其他療癒師會加強我的療效，還是換掉我的療法，我都願意將患者轉介給其他療癒師。

自己有強烈的直覺，知道什麼療法最有效。不論是哪一種情況，你永遠都要尊重他們的回應，不要試圖說服他們接受任何令他們感到不適的療法。

請把同樣的標準用在自己身上。或許你感覺到祈禱對自己有益，但祈禱讓你想到以前在教堂發生過的可怕經歷，你可能就需要換另一種可以達到同樣療效的方法。

療癒者的工作備忘錄

這份備忘錄將幫助你釐清自己爲何從事療癒工作（價值）、你想和誰一起進行療癒、誰有資格和你合作（患者）、你想要如何進行療癒（範圍、方法

選擇精微能量療癒師

68

你很有可能在人生某個時刻想要尋求專業精微能量療癒師的協助，或許你已經這麼做了。儘管我們很容易就可以在網路上找到頂尖外科醫師、牙醫或治療師的名單，但尋找頂尖精微能量療癒師的名單可就困難多了；畢竟，在某種程度上，他們運用的是看不見的能量，很難測量，因此難以評估他們的能力。正如本章前述的內容，出色的療癒師有一個特點，他們都制定了一套道德準則。事實上，有些療癒師會提供一份書面的道德準則給你，許多療癒師都會在網站或手冊裡分享他們的哲學。你必須讀完整份資料，看看他們所説的原則是否符合你的原則，這麼做很重要！比方説，如果有位精微能量療癒師主張你必須停止服用處方藥或所有對抗療法，你很可能會質疑他們整體療法的效果。

如果精微能量療癒師的道德準則或療癒風格並不清楚，請詢問對方。針對道德準則、採用的療法、一般原則與其他關鍵要素提問，有助於你決定這位精微能量療癒師是否適合。不論是透過電話或電子郵件，你可以詢問以下問題：

- 你大致的療癒哲學是什麼？
- 關於觸摸、護理的提供、隱私權、匿名等等，你的道德準則是什麼？
- 你是有執照或沒執照的專業療癒師？（在美國大部分州，精微能量療癒師被視為沒有執照的專家，儘管他們的療程依然受法律約束。）
- 你需要或期待患者做什麼？

等等）。如果你正在療癒自己，你就身兼患者與療癒師兩個身分。那我會鼓勵你想像自己一分爲二，以療癒師的身分塡寫這份備忘錄。這麼做可以讓你客觀評估，用新的角度看待問題，替「身爲患者的你」找到其他療法。

一旦你完成這份備忘錄，你已做好準備要採取下列步驟：擁抱療癒者守則，亦即道德承諾，這可以確保你有效完成身爲精微能量療癒師的任務。

療癒者的守則

療癒者的守則是受到希波克拉底誓言（Hippocratic Oath）所啓發，自從西元前第五世紀開始，希波克拉底誓言就成爲指引醫生與療癒者的明燈。這

- 我們如何一起設定目標？
- 你的訓練是什麼？
- 你是否曾經治療過和我類似的病例，如果有，當時你是用什麼方式治療的？
- 關於治療結果，你可以分享什麼？
- 是什麼召喚你成為療癒師？
- 你如何與患者合作？（包括療程的長度、如何進行療程、何時進行療程、財務責任等等。）
- 我可以和你目前或以前的患者談談嗎？（你得明白，這或許不大可能。分享患者的聯絡資料違反保密原則。）

最終，你必須留意自己的直覺。許多受到大力推薦的療癒師或許不符合你的需求或個性。因此，重要的是，先從一次初診開始，除非你十分清楚療癒師的為人、他們如何進行療癒、他們的作風是否適合你與你的情況，否則不要簽約同意進行任何療程或數次回診。我也建議你避開任何堅持只能採用他們療法的精微能量療癒師。在這個整合的世界，沒有那種包山包海的商店（one-stop shop）讓你一次購足所需商品。

再一次強調，如果有人說你不能採用對抗療法，千萬不要接受他的治療。所有療法都是能量療法，就連對抗療法也不例外，這在整體療法的領域擁有重要的地位。

個歷久不衰的誓言所奠定的基石已經擴展成強而有力的承諾，將加強你身爲精微能量療癒師的信心與勇氣。

等塡完療癒者的工作備忘錄之後，你就做好準備了，可以檢閱療癒者的守則，看看你是否覺得自己已經達到這份守則要求你許下的十二項承諾。

你或許會想，如果你不是正式的療癒師，你只是治療朋友、所愛的人或自己，那麼這份守則是否還重要。雖然我們即使犯錯，家人朋友也不可能控告我們，但重要的是，我們必須認眞看待精微能量療癒師這個角色。欣然接受自己的責任，我們其實可以更有效地掌握所有可用的療癒能量。好事會發生在那些認爲自己値得擁有強大能量的人身上。

70

當你仔細思考療癒者的守則，就會明白所謂患者不見得局限於付費的病人。不論你是因爲收費或當作禮物而提供精微能量療癒，任何你療癒的對象，包括你自己，都該被視爲患者。

你或許會想找個安靜的地方，不但可以讓人放鬆，也能專注在照護和存在上。你也許可以點亮一盞蠟燭，播放優美的音樂，幫助你集中心神，和更高層的指導靈建立連結。一一檢視療癒者的守則，留意每一項守則引起的思緒與感受。好好注意你何處已經思考清楚，也做好準備，而何處還需要加強才能符合守則的要求。

如果你覺得還有哪些承諾對你很重要，也可以加在十二項承諾後面。

療癒者的守則

71

精微能量療癒師的道德承諾

身爲精微能量療癒師——

我承諾幫助我的患者，絕不傷害患者。

我承諾重視並熟知我的專業技能。我明白所有能量都是良藥，而且，我絕不會貿然採用任何精微能量療法的工具與技巧，除非我徹底了解那些療法的作用與影響。這或許包含聲音、音樂、談話、光、色彩、觸摸、香氣、草藥等許多工具。

我承諾找出正直的培訓師、完善的學校與教學課程。

我承諾只療癒那些我有資格療癒的人。

我承諾我提供的療程不會超出我的專業能力範圍之外，唯有經過相關訓練，具備知識基礎，我才會提供療程。

我承諾我提供的建議不會超出我的專業能力範圍之外，不論是建議患者進行療程或不再採納其他外面的療法。

我承諾，只要對患者的療程更有益，我願意轉介患者給其他有資格的專業療癒師或專家。

我承諾，一旦發現患者有危險，抑或患者可能傷害自己或他人，我就會聯繫適當的官方單位。

我承諾尊重自己與我的界線。我的個人價值、原則與道德規範很重要，我不會爲了工作犧牲這些事。

我承諾尊重我的患者與他們的界線。我絕不會和患者發生性關係或談戀愛，除非對方已經兩年以上不曾接受我的療癒。

我承諾重視並保護患者匿名與保密的權利。

我承諾研究、了解並遵守那些約束我專業的地區法、州法與聯邦法律。而且，我承諾隨時關注上述法律的變動。

我承諾 ______________________________.

我承諾 ______________________________.

我承諾 ______________________________.

我承諾 ______________________________.

日期: ____________ 簽名: ______________________

療癒者的工作備忘錄

價值:身爲精微能量療癒師,我的前五大價值是什麼?* 對身爲療癒者的我來說,最大的意義是什麼?什麼對我最重要,什麼是我優先考慮的事?

1.
2.
3.
4.
5.

與自己的界線:身爲重視自己的誠信與幸福的療癒師,我的五大界線是什麼?最重要的是,我如何在工作中顧及自己身體上、情緒上、心理上、能量上與靈性上的安康?

1.
2.
3.
4.
5.

與委託人的界線 **:身爲療癒師,哪五大界線是不可逾越的?最重要的是,在療程中,什麼樣的行爲與行動是我絕不允許、也不會從事的?

1.
2.
3.
4.
5.

委託人/患者:我有資格療癒誰?我有資格療癒什麼類型的能量失衡?

訓練／技能：爲了實現我身爲精微能量療癒師的意圖與目標，我是否需要進行更深入的研究或接受進一步的訓練？若有需要，那會是什麼樣的研究或訓練？

備受敬重的同行：當我轉介委託人給其他療癒師（不論是一起合作，或我們終止合作關係），我最想推薦誰，爲什麼？

遵守法律：什麼樣的地區法、州法與聯邦法律管制我的療程？爲了遵守法律，我必須採取哪些步驟？

其他：我還需要思考、學習、了解哪些事，才能讓我提供的療程符合我的價值與承諾？

* 療癒師指的是正式或非正式的療癒師，不論你有沒有收費、是否進行的是自我療癒，都包含在裡面。

** 委託人指的是你運用精微能量療程所療癒的人，不論你是不是專業的療癒師，是在正式場合或非正式場合進行療癒，或有沒有收費。如果你進行的是自我療癒，這裡的委託人指的就是身為患者的你。

6

直覺與信任

75

爸爸曾告訴我，療癒並非科學，
而是追求自然的直覺藝術。
——詩人奧登（W. H. Auden）

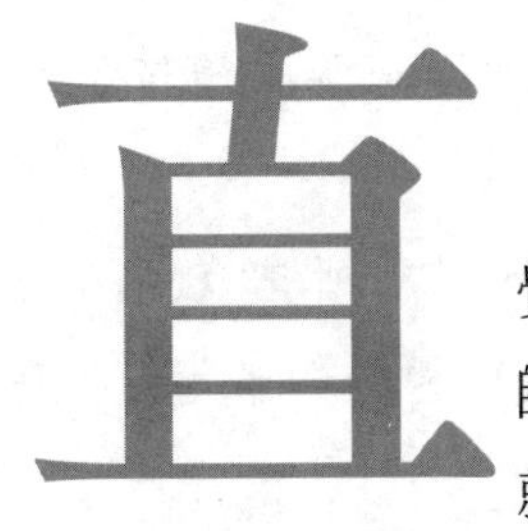

覺是一種感知的形式與內在的溝通，只要精微能量療癒師能夠發掘這種內在資源，好好運用，他和其他療癒師就會有所不同。一旦你仰賴直覺，視爲你主要的療癒工具，你就必須在療癒自己或他人時，擁抱你最強的直覺能力，明智地使用它。有許多方法可以讓你做到這一點，其中之一是了解四種主要運用直覺的方式，釐清哪一種方式最準確並可供你使用。

四種類型的直觀力

其實，釐清你最強的直觀力是輕而易舉的事。事實上，我們總共有十二種不同的直覺天賦，每一種都分別由十二個脈輪提供，正如我的書《直覺指南》（*The Intuition Guidebook*）提及的內容。這些天賦可以分成以下四種主要類別。[1] 請你閱讀以下內容，看看你對哪一種形式的直覺最有共鳴，也就是說，哪一種直覺會讓你心裡出現類似反應：「這種事每次都會發生在我身上。」

身體動覺：感覺才能。你的身體會告訴你，其他人體內發生了什麼事。對於別人體內的身體狀況與情緒狀態，你特別有感覺。如果他們感到疼痛，你也會疼痛；如果他們筋疲力竭、體力不足，你也會感到一時倦怠；如果他們害怕或焦慮，你也會感到同樣的恐懼。對那些擁有身體動覺的人來說，爲了不要吸收別人身體與情緒的能量，必須設下能量強大的界線，這一點特別重要（請見第九章）。

靈性動覺：靈性才能。你感覺得到或清楚知道一個人、地方或情況的本質。在某個特定的時刻，你知道孰眞孰假，比方說，你跟別人溝通時很清楚對方是眞誠以對，還是處於否認的狀態，或根本是在撒謊。你就是感覺得到。你意識得到、也感覺得到一個房間裡或一個人周遭的「好」能量或「壞」能量。

解讀視覺直觀力的信息

如果你最強的直覺天賦是視覺直觀力，每當你遇到精微能量的問題，得到的答案往往都會以視覺的形式出現，必須經過解讀才能明白。只要釐清這是哪一種視覺，就一定可以解讀出正確的意義。

視覺直觀力分為五種類型：事後的洞見（hindsight）、眼前所見（current sight）、先見之明（foresight）、洞悉全局（full sight）和一知半解（half sight）。以下問題可以幫助你分辨視覺直觀力的類型：

- 這個影像是否與過去有關？若確實如此，這就是「事後的洞見」。
- 這是當下正在發生的事嗎？若確實如此，這就是「眼前所見」。下一個問題則是，釐清這一點之後，你是否應該採取什麼行動？
- 這個影像是否與可能的未來有關？若確實如此，這就是「先見之明」。
- 這個影像最真實的源頭是什麼？提出這個問題，就等於在尋求「洞悉全局」的能力。
- 你得到的所有信息是否盡可能正確或完整？如果你一下子就接收到所有信息，代表你正在接收的是「洞悉全局」的信息。如果你只接收到部分信息，代表這屬於「一知半解」的信息。
- 如果你接收到的所有信息並不正確，也不完整，是否還有更多信息可以披露，好讓你充分了解這些信息？當你提出這個問題，就有可能加強你的第一個影像或擴展影像的範圍，抑或你即將接收新的影像，直到你能洞悉全局為止。如果你並未馬上收到更多信息，你就會依然一知半解，無法徹底了解信息，身陷迷團之中。

口語：聆聽才能。你的腦海中可以聽見信息。那信息聽起來或許像聲調、音樂、噪音或說話的聲音。你很可能正在思考一個問題，接著打開收音機或電視，就聽到準確的回答。你也可能在書中讀到一句意義深長的句子，或發現你已經爲自己寫下強大的信息，也可能在某人看似突然說出口的某件事中發現隱藏的意義。

視覺：觀看才能。視覺直觀力包含內在視覺與外在視覺。你可以在腦海中看到影像，或者你的雙眼可以看到別人察覺不到的外在事物。你可能會在思考問題或檢查身體狀況時，接收到色彩或形狀的影像，這些影像正好回應你心中的疑惑。更高層的指引往往以視覺影像、夜晚夢中的信息或白日夢等形式出現。

77

直覺的信息與脈輪

爲了讓直覺的信息眞正有資格派上用場，這個信息必須提高生活意識，帶來更大的自由，不論是在情緒、心智、靈性與（或）身體的層面。這種新的意識將對體內一個或以上的脈輪產生平衡作用，至少會導致下列其中一種結果。

脈輪平衡	結果
第一脈輪	改善你的身體健康
第二脈輪	釋放受到壓抑的感受與情緒，讓自己變快樂
第三脈輪	告別負面的信念，轉向更高層次的自尊
第四脈輪	擺脫對你有害的關係或模式，鼓勵你多建立充滿愛的關係
第五脈輪	透過刪除腦海中不斷重複的舊信念，讓你更有能力設下互相尊重的界線，充滿力量地分享自己，懷抱著愛互相溝通
第六脈輪	可以讓你擺脫對自己的錯誤印象，洞悉眞正的自己與潛力
第七脈輪	能夠提供靈性上的幫助，讓你更了解神的愛，接受神的幫助與支持
第八脈輪	協助處理讓你停滯不前的過往經驗，重拾你尙未發揮的天賦
第九脈輪	移除所有阻礙你活出人生目的的絆腳石
第十脈輪	帶領你採取實用而具體的步驟，朝貢獻己力、實現抱負的人生邁進
第十一脈輪	鼓勵你運用個人力量與位階權力時合乎道德規範，引領你慷慨地運用自己的能力與天賦去幫助他人

78

信任我們的直覺才能

不僅釐清我們的直覺才能很重要，擴展我們的直覺才能，加強專業技能，也很重要，可以讓我們信任自己拾獲的超覺信息。不論我們選擇哪種療法，只要透過訓練與練習整合我們的內在直覺能力，我們就會成爲更有療效的療癒師。

當我們許下持續成長的承諾，在療癒師的技能上精益求精，我們就更有能力正確解讀自己接收到的超覺信息，也更有能力信任自己的解讀。透過練習，你會愈來愈熟悉自己的天賦、實力與才能。這將爲你內在的信任奠定堅實的基礎，你的患者對此也會有所感覺。

然而，爲了信任你的直覺能力，你必須發展自己的直覺技能，而且將擁有強大的能量界線與過濾的能力，視爲你的基本要務。能量界線是下一章的主題。

求知的力量

我曾教導許多人如何運用直覺與精微能量療法，這麼多年下來，我觀察到許多人認爲單靠直覺就夠了。他們相信，只要超覺能力夠強，就可以掛上招牌對外營業。然而，想要成爲全方位的成功療癒師，還有許多能力要加強，這一點和直覺一樣重要。

就我的例子來說，我從不間斷閱讀與研究，務求在自己的知識與技能上精益求精。爲什麼？因爲你的心智有多寬廣，直覺涵蓋的範圍就有多大。如果你不知道草藥的名稱與作用，你就不能告訴別人該服用何種草藥。如果你不了解針灸療法，你不能建議患者針灸。我可以列舉上百個例子，但我知道你肯定懂了。即使擁有直覺能力，你也不能把這當成藉口，忽視或放棄求知，因爲我們的直覺往往必須和內在早已蘊含的豐富學養一起發揮作用。不論你是整脊推拿師、按摩治療師、靈氣療癒師、直覺教練或另一種處理精微領域的療癒師，你都必須具備深廣的知識基礎。

你在獨自練習的過程中，想一想你曾對患者提出何種建議。哪一種食物、自然療法、運動、內在反思的活動或其他方法，是你想建議給患者的？你已經深入鑽研哪一個領域，即使是透過非正式課程，而非正式教育單位？

79

你準備好擴展你對這些信息領域的知識了嗎？是否有其他讓你感興趣的方法，可能對你的工作或自我療癒產生更深的益處？

在專心處理這些問題之後，我建議你爲自己準備一套訓練課程，想一想你可能對何種領域深感興趣，希望透過教育訓練或自行研究來加強。不論你已經執業三十年還是一個月，永遠有對你和任何患者有益的新事物可以學習。當你擴展自己內在的直覺能力與外在的知識基礎，你的整體技能基礎就會更完善。

謙遜

若想要精通精微能量療法，你就必須具備適度的謙遜。正如直覺如此深奧廣博，「謙遜」不應該、也無法獨自發揮作用。身爲療癒師與導師，我發現我們大多數人能達到的精確度頂多百分之八十，所以我們必須假設有百分之二十的誤差範圍。每一天，我們都可能耗盡能量，我們的患者也可能消失。

即使我們投入的是自我療癒，我們也必須把八十比二十的衡量標準用在自己身上。此時，我們身兼療癒師與患者的身分。身爲「療癒師」的那一部分自我接收直覺信息的方式，可能與身爲「患者」的自我了解信息的方式不同。或許兩個自我都不喜歡我們直覺感應到的信息，於是，兩方都曲解了信息涵義。當這種事發生在我身上時，我處理的方式之一是運用另一項法則，我稱之爲「三大線索法則」。如果我在療癒自己或他人時，收到來自直覺的建議，但我心裡抱有一絲懷疑，我就會要求自己透過三大跡象來確認這些建議是否沒問題。或許除了我之外，還有別人建議同樣的方法。或許我在一本書中讀到相同的指引。或許我夢到自己分享同樣的指示。我可能還會向其他精微能量專家或直覺強烈的朋友諮詢意見，再三確認我的信息。

你也可以把這項「三大線索法則」應用在患者的療程上。如果我依循直覺提出的建議有待質疑，或可能會對患者造成重大影響，我會建議他們至少找兩個其他資料來源，查看相關資訊，然後運用自己內在的智慧好好判斷。他們可以另外尋求幾位精微能量療癒師的療癒，但我一定會要求患者把關於治療或醫療問題的資訊備分下來，尤其是跟標準療程有關的醫學檢查或心理評估。我很想說直覺永遠都可以找出腫瘤的位置或發現關鍵的病情，但事實並非如此。而且，我相信在某些情況下，也不應該如此。當我們遇到特定情況時，必須引導患者採用對抗療法，這麼做可以信守你在前一章許下的道德承諾。對一些患者來說，同時採用精微能量療法與標準化檢查，可以創造一

80

面療癒的安全網。

最重要的是，在分享來自直覺的信息時，必須直話直說，但態度謙遜。或許我們接收到正確的信息，但無法清楚傳達，抑或我們的患者根本不想聽。每當我們向前邁進，未來就會改變，這使得直覺的預測變得高度不可靠。而且，我們無法掌控別人的行動。確實，我們心裡有底，知道某位醫生能夠幫助患者或我們自己，但是，那位醫生可能會拒絕治療我們，或沒辦法收我們這些病人。我一直提醒患者與自己，直覺的練習是藝術，不是科學。就像藝術作品一樣，直覺的色彩與行動會一直轉變，不像科學資訊一旦就定位就不再改變。即使我跟患者分享這些保留意見，我發現他們往往還是把直覺的洞察力當成神的旨意，這意味著我們這些運用直覺的療癒師（不論是專業療癒師或非正式的療癒師）在傳達直覺的指示時，必須抱持最大的謙遜，警告患者直覺有其限制。

溝通是關鍵

運用直覺幫助自己與他人，兩者主要的差異就在於，我們不只是接收信息的一方，同時也是負責**傳達**信息的人，必須爲對方選擇最有用、最有幫助也最適當的方式。我們不只需要學習信任自己的直覺與接收到的信息，也要以對患者最有意義的方式傳達信息。只要我們可以充滿自信，清楚傳達適當信息給患者，我們就可以和他們（也和我們自己）建立信任的關係，大大增加我們提供的療程效果。

如果你不是專業的精微能量療癒師，你的非正式患者或許並不完全了解你在做什麼，因爲他們可能缺乏對療程的清楚認知。所以，你的重要任務就是說明精微能量發揮作用的原因、你正在做什麼，以及你提供的信息或療程的用途。如果你是個門外漢，你很可能也會對自己提供的療法有點神經質，覺得不夠格。你多半會這麼對自己說：「我不是專家，現在說出這番話的人到底算哪根蔥啊？」不論患者是不是付費接受治療，只要你向患者說明你的療程與互動方式，這麼做的同時，其實就加強了你的自信，讓你對自己的能力更有信心。

開啟信任能量的訣竅

正如我們在本章與前一章探討的內容，療癒過程中的信任感和意圖、承諾、直覺與正直密不可分。信任不只是一種行為（例如信任療程、信任技巧、信任你自己），信任是一種態度與相互影響的**能量**。或許信任也是一種橋梁，讓我們發揮自己的天賦，審慎明智地練就一身技能，在定義明確的價值與道德準則引領下，搭建起信任這座橋梁。

你可以透過以下八件事，讓你在療程中保持良好的信任及充分發揮直覺，不論你療癒的是別人或自己。

1. 認清你的直覺才能（口語、視覺、身體動覺、靈性動覺）。

2. 決定你是否需要透過自修、架構完整的正式訓練或見習，進一步發展自己的直覺才能。

3. 明白自身直覺才能的潛力與限制。

4. 知道如何把你的直覺才能用在療癒上，包括治療自己或別人。除了訓練，還需要進行道德的練習。當你學習把自己的才能用在療癒或幫助別人時，往往免不了嘗試與犯錯，但只要你遵循道德準則，就能確保在嘗試與犯錯的過程中，不會危及別人或造成重大損失。

5. 你必須心裡有數，儘管接受訓練、研究與練習都是必做的基本功，但總有一天你必須放下這一切，敞開心胸接收直覺的信息。

6. 分析你從直覺接收到的信息，評估如何善用這項信息。你應該針對身體上或情緒上的健康提供建議嗎？你應該和正式或非正式委託你治療的患者分享這項信息，還是緘口不言？

7. 最後，信任你的內在能力。即使是最好的對抗療法醫師，有時都會仰賴他們的直覺。我還沒聽人說過:「我不應該相信我的直覺！」直覺就在那裡，因為直覺將指引我們需要前進的方向。

7

能量界線

與其說療癒是讓身體好轉，
不如說是放下不屬於你的一切，
包括所有期待、所有信念，
然後成為真正的你。
——瑞秋・娜歐蜜・雷門（Rachel Naomi Remen）醫學博士

能量界線是本書最重要的主題之一，包括什麼是能量界線、有什麼作用、你會多常看到與能量界線有關的精微能量問題。你將發現，我們的能量界線是否清楚明確、力量強大、健全運作，都會直接影響肉體與精微體的每一個系統，以及每個意識層面。

對每一位精微能量療癒師、專家、非正式療癒者與自我療癒者來說，當務之急是設定能量界線。不論是專業還是非專業的療癒師，同樣都很容易撿別人的「廢物」，這是能量界線太弱的主要劣勢。事實上，我們都很容易吸收別人的能量，不論是在身體上、情緒上、心智上或靈性上。而且，這種情況隨時隨地都會發生，不只出現在運用能量療癒別人的時候，就連我們自己成爲患者的時候，也會吸收療癒師的能量。因爲世間萬物都是能量，重要的是，我們必須了解這些能量的影響範圍，學習如何設下界線，將有害的能量隔絕在外，只吸引我們需要的一切。

能量界線是什麼？如何發揮作用？

84

我們的能量界線就像一扇看不見的門，將有害的事隔絕在外，迎接有益的事進入我們的生命中。雖然肉眼無法察覺，但能量界線意味著兩種截然不同的經歷，一邊是愉悅、豐富、充滿愛的生活，一邊是飽受悲傷、受限、不快樂的生活所折磨。能量界線將我們需要的一切與不需要的分開來，讓我們可以好好選擇，哪些能量、人、指引、思緒、情況、機會與療癒能夠讓我們的靈性深深融入真實生活中。能量界線也會進一步把我們和那些接受我們精

當你成為患者：能量協議

有時候，就連最優秀的精微能量療癒師都會混淆。他們解讀出來的直覺信息或提供的精微能量療癒可能只適用在自己身上，不適合你。他們也許會透過自己的經驗或訓練來解讀信息或回答你的問題，或者至少會偏離目標。他們可能並未好好設定本身的能量界線，於是自己的能量問題從他們的能量場洩漏出來，他們也可能從別人的能量場吸取能量，卻毫無自覺。

一旦我們成為患者，就特別容易陷入一種互相依賴能量的模式中。為了接受我們渴望的鼓勵、幫助與能量，或為了釋放我們不再需要的能量，大多數人都會降低自己的界線。我們也可能會在不知不覺中開始承擔療癒師的問題，或為了幫助他們而拱手送上自己的能量。

我們有多依賴療癒師控管這些情況，我們最後就要為自己的界線負起多大的責任。因此，擬定健全的「身為患者」協議是很好的措施，而且，也可以應用在其他生活領域。

一開始，你必須真的很清楚自己的目標（請見第八章「AIM目標評估表」，進一步了解如何建立你的療癒目標）。然後先深呼吸幾次，做完下列幾件事，才進入療癒師的診間：

想像自己已經達成目標，不論是身體或情緒，都感覺截然不同。

然後，要求你的內在靈性在四大能量界線注入不同的色彩、聲明與振動，這麼做才能讓有助於達成目標的能量進入你體內，不會摻雜其他能量。你還得要求你的能量界線轉移，這樣一來，這些能量界線才能安全釋放堵塞的能量，不會對你或別人造成傷害。

微能量治療的病人隔離開來，讓信息與能量可以在雙方之間健康地流動，不會糾纏不清。如果我們進行的是自我療癒，能量界線可以在受創的自我與整體的、療癒的自我之間穿插一個空間，讓洞察力與客觀的心態得以進駐。

我常把我們的能量界線形容成邊境巡邏員刻意設下的路障，這些眼力好又和善的守衛就是我們的內在機制，它們本不應該把**所有東西**都擋在外頭，而是准許對我們和患者有益的一切進入。因此，這些多層次的界線可以提供下列三種基本功能：

85

此外，你得要求內在靈性對療癒師提供的任何信息或療癒能量明察洞見。

在進行的過程中，你必須注意自己的直覺感受，尤其是跟身體有關的感覺。如果你接觸到不適合的信息或能量，不論是感覺起來、聽起來、聞起來或看起來，都會有種封閉感。很簡單，這股能量或信息無法與你連結。你或許也會感到恐懼或驚嚇，這兩種反應都代表此刻正在進行的事不適合你。一旦發生這些情況，你可以採取下列措施（可以僅做一項或全部）：

- 要求療癒師提供更進一步的見解或說明。
- 告訴療癒師你必須多加考慮，看看哪些信息或療法適合你，或哪些不適合。
- 指出哪些信息或能量不適合你，詢問療癒師對當下情況的看法。（我們的系統偶爾會抗拒真相，因為很難面對。這個步驟不僅可以賦予療癒師空間，讓他們複查自己的界線或見解，也可以在必要時更深入探究你的問題。）
- 在心裡區分這項信息或能量，好讓你現在或之後重新檢視或去除它。想像自己把這股能量放進盒子裡，有位天使、守護靈、神或其他幫手替你攜帶這個盒子，讓你稍後評估，或要求這個靈性的幫手立刻把盒子丟掉。
- 如果你真的很不舒服，而且你很確定這些問題不是你為了逃避壓力或情緒而「引發」的，那麼，你隨時都可以離開診間，讓自己休息一下或終止療程。

- **保護**：能量界線可以把無益於我們情緒健康與靈性本質的能量阻擋在外。
- **過濾**：能量界線可以讓增強我們靈性本質的能量進來，留下所需的能量，並且只把提升我們生命的信息傳向外在世界。
- **吸引**：能量界線可以吸引所需的一切，包括療癒、信息、指引、人、事件、工作、金錢、健康的關係與生命課程。

86

能量界線與靈光場

在我們身體周遭有許多種能量界線，但最主要的類型是靈光場（請複習第二章關於靈光場的內容）。靈光場共有好幾層，每一層都對應到十二脈輪的其中之一。在我們成長與進化的過程中，我們的靈性會啓動合適的靈光層或能量界線，巧妙地將適合我們獨特自我的靈性眞相或指令，正確無誤地灌輸進去。然而，不只是我們的靈性會左右這些界線，我們的父母、親戚、祖先、學校、宗教組織、朋友、敵人、同事、老闆、新聞報導與文化對我們的好壞也有其影響力。從長期的意志消沉到一次性的創傷，這些充滿挑戰的生命事件也會阻礙我們的界線完整發展或運作，因而無法與我們眞正的靈性本質達成一致。

一旦精微能量療癒師明白，患者的能量界線是絕佳的信息發射器與療癒振動的接收器，能量界線會很有用處。換句話說，能量界線是相互作用的，既會吸收能量，也會傳送能量。因此，你才能感覺到有人闖進了你的空間，甚至在療程開始之前，你往往就已經讀取到別人的能量信息，並且能感受到他們的個性、恐懼或創傷，以及他們的需求、渴望與希冀所散發出的一股能量。

能量界線的四種類型

根據我的研究、專業行醫經驗與個人的生命體驗，我將十二層靈光場（亦即能量界線）按照每一層的任務或功能分成四種類型。每一種類型都對應到一種特定色彩：

- 肉體界線（紅色）。
- 情緒界線（橘色）。
- 關係界線（綠色）。

- 靈性界線（白色）。

每一種界線底下又涵蓋其他的色彩分組，比方說，金色和銀色屬於白色這一類，黃色則屬於情緒界線。你若想要進一步探索能量界線與其色彩分組，可以參考我的著作《精微圈：身心靈的全能量防護網》（*Energetic Boundaries: How to Stay Protected and Connected in Work, Love, and Life*，地平線文化）。

一旦你在接下來的內容中更了解能量界線後，就可以開始練習留意這四種色彩（與其振動）如何出現在特定患者身上。

一旦能量界線受到侵犯，會發生什麼事？

87

在治療患者的時候，你很可能會發現，他們的個人問題或健康難關跟能量界線受到侵犯有部分關係。當我們的界線受到侵犯，就會在能量上產生三種基本影響：

我們的界線會變得僵硬死板。

想像一面冰牆，只要靠近它，就會感到寒冷，整個人像電腦一樣關機。僵硬死板的能量界線對我們與其他人也會有同樣的影響。人們對我們保持距離，察覺到我們可能沒空或對他們沒興趣。我們的界線也會抗拒可能發生的正面事件或機會，例如：升遷或新工作、賺錢機會、轉介給正確的醫護專家、療癒能量或可能會溫暖我們內心的友誼。

我們的界線會變得容易滲透。

容易滲透的界線太過鬆散、不嚴密、十分脆弱，其實就跟沒有界線差不多。界線容易滲透的人很容易被扔在一邊，受到忽視，讓人白白利用、占便宜，半點好處都拿不到。這些人往往是出了名的受氣包，老想著取悅別人，卻受到踐踏。

我們的界線會變得漏洞百出。

我們的能量界線若出現縫隙，就會在我們的生命留下缺口，任何事或任何人都可以從缺口出入。從疾病到貧窮，種種問題都會散發能量，而我們很容易吸收別人的能量，這麼做會讓我們失去生命力。我們的生命愈是問題重重，混亂不安，我們的能量場就愈可能出現漏洞。在那些老愛扮演受害者的人身上，我們經常發現漏洞百出的能量界線。

你相不相信，當你的能量界線出了問題，你會把這些問題帶入患者或自己的療程中？如果你是療癒師，你已經意識到許多患者有界線不清的問題。本書收錄許多練習，將幫助你療癒並發展自己的能量界線。若想爲療癒自我或他人設下界線，你可以在第九章〈基本能量技巧〉找到最重要的技巧。不過，你現在就可以運用下一節的步驟，與患者建立正面的互動關係。

治療自己所愛的人

在精微能量療癒的領域，不論你是專業的療癒師、外行人或正在學習中，治療自己所愛的人，都是特別艱鉅的挑戰。我們總是希望讓別人好轉，萬一面對的是親近的人，我們的動機就更強了。有時候，即使明顯的跡象或直覺感應到的預兆都顯示有個關鍵的問題，但我們還是很容易視而不見，因為我們不想相信這些跡象是真的。相反地，我們也可能對某個洞見過於敏感，因為我們迫切地想要表現完美，以便能「拯救」自己所愛的人。

我經常建議所有精微能量療癒師，將親戚、朋友、孩子或其他親近的人轉介給別的療癒師。倘若你做不到，以下是我的建議：

說明你的精微能量療程能夠與不能達到什麼成效。

此時，我會使用我對新患者的聲明，包括：

- 「能量是移動的信息。我運用快速移動的能量來療癒，以致於大家都認為這是精微能量或靈性能量。」
- 「我的直覺與能量療程不應該取代任何專業醫療或具有執照的醫護人士所提供的照護，但在檢視你的問題與生命時，可以當作補充方法。」
- 「直覺是藝術，而非科學。充其量只有百分之八十的直覺是正確的。」
- 「你必須留意什麼適合你、什麼不適合，這一點很重要。只因為我提供建議，不代表就完全正確或你能夠採用。」
- 「我的療程最終應該會擴展你的視野，幫助你深入檢視當下的情況。」
- 「不論何時，只要你有需要，請隨時打斷我，提出問題。」

提升你的能量界線

我從療癒師與照護者那裡最常聽到的問題是：「我如何維持界線？」以下十項步驟是很實用的方法，可以讓你在療癒患者的時候設下能量界線。當你逐一練習這十項步驟時，務必留意在一天工作結束之後，你的能量強弱會受到什麼樣的影響。你或許會發現，你不只沒有耗盡心力，事實上，你儲存的能量還增加了。

88

步驟 1：準備。在開始工作之前，先動動身體（做些諸如散步、瑜伽等活動），然後爲當天設定明確的意圖。此外，在衣櫃挑選服裝時遵循直覺，特別注意你受到哪些色彩吸引。舉例來說，如果你發現自己的手伸向紅色衣

務必保持專業的模樣，可能的話，盡量在你的辦公空間工作。

我通常會告訴我所愛的人，我工作時可能看起來會很冷淡疏離，但這是因為我正在保持鎮靜沉著的專業態度，目的是盡量客觀。

你必須給自己情感上的支持。

你或許會很難接受自己所接收到的直覺信息。在治療所愛的人時，如果發現你很難面對眼前發生的事，你必須明白，你可以漸漸結束療程，或者把所愛的人轉診到其他地方接受進一步治療。

有一次，我幫了一個朋友。她患有嚴重的心臟無力問題，在急診室絕望地打電話給我。我立刻進入專業療癒師的模式，但內心十分掙扎，因為我不想「出錯」。我也非常關心我的朋友。我確實接收到來自直覺的洞見，但我必須確保自己説清楚：我提供的一切只是出於直覺，我的朋友應該遵照醫囑。在這種情況下，我就能夠建議她接受檢查，看看她的心臟有沒有細菌或病毒感染，並説明哪兩個部位可能因為病菌而衰弱。她的醫生發現，她的心臟確實遭到病毒感染，最初是受到鏈球菌感染，心臟的兩個瓣膜才因而漸漸衰弱。

我的評估固然正確，但另一個真相是：我很可能會輕易地錯誤解讀資訊，或者相反地，我可能不會把信息分享出來，只因為我的恐懼困住了自己。保持謙卑與助人之心，但對自己也要有合乎常理的判斷。

物，或許紅色將助你加強能量，以出色的天賦才華完成你的任務。如果你選的是黑色套裝，你正在治療的患者可能很匱乏或憤怒，而黑色調或灰色調的顏色或許可以幫助你隱藏自己的反應（或整個自我），讓你對患者提供更好的幫助。

步驟 2：布置。爲了布置你的診療室或辦公室，讓整個空間有助於你設立能量界線，最有效的方法就是放置一些對你有深刻意義的物品。你可以挑選照片、藝術品、聖物、大自然的禮物、療癒工具等物品，這些東西可以在高度的振動頻率下產生共鳴，而且這些振動的能量永遠可以回饋到你的最高理想、專業承諾與眞實的自我上。此外，你也會想要設置一個工作空間，在你和患者之間建立界線，這是最基本的程度（可參考「布置你的工作空間」收錄的點子，這些點子可以確保你設置的工作空間有助於你和患者獲得最好的體驗與成果）。

步驟 3：協議。如果你還沒這麼做，請考慮以一段簡短聲明展開你的療程，這麼做可以讓你透過口頭聲明建立界線。比方說，我告訴患者我的意圖，這麼做是爲了幫助他們療癒。我也告訴他們，我請求神設下界線，所以，我至少不會造成傷害，而最好的結果是我幫得上忙。然後，我得確保他們都明白，我無法保證我提供的療程或信息一定有用，因爲決定哪些信息有幫助或無用是他們的責任。如果他們對我們正在進行的療程有任何疑問，我也會一一回答。爲了建立並保持強大的能量界線，清楚的溝通是必要的。

步驟 4：身體的界線。正如步驟 2 提及的，你設置工作空間的目的是爲了在你和患者之間建立界線。舉例來說，你或許會在你和患者之間放一張桌子或書桌（取決於你們正在進行哪一種療程）。我在療程中爲了療癒患者，會從他們身上擷取許多信息，並讓這些信息穿透我的身體能量界線，因此我需要一道身體的屛障，才能達到過濾的目的。除非當天我覺得自己很安全、很有力量，否則我不會進行徒手療癒。有時候，我會建議徒手療癒的治療師利用衣服、手套或特別的首飾來轉化負面能量，加強療癒能量。你也可以在看完一個患者之後稍微休息一下，洗洗手，想像自己懷抱著愛洗去患者的能量，這樣一來，你就可以煥然一新，準備好迎接下一個患者或活動。

步驟 5：情緒的界線。你的想像力可以撐起強大的界線。現在，想像你和患者之間有一道清楚的能量屛障可以過濾掉他們的情緒，這樣一來，你永遠都可以把自己的情緒與他們的情緒區分開來。你也可以根據自己的特定需求改造這道屛障。舉例來說，因爲我的工作仰賴我覺察他人情感與思緒的能力，於是，我設定我的能量屏障，讓我可以細察別人的情緒，讓那些情緒向我流露出來，但我又可以避免吸收別人的情緒能量。

步驟 6：關係的界線。有時候，我們很難避免太過投入，深陷患者的問題中。比方說，當我們看到孩子受虐、配偶遭遺棄或努力工作的人丟了飯碗，我們都會忍不住深感同情。此時，我會確保自己在療程結束時，已經脫離關係的界線或心的能量場。至於做法，我會在患者離開之前感覺到這個能量場的外圍。你不妨自己嘗試看看。如果你感覺到你的關係場（或其他層的能量場）並未回到你身邊、只與你連結的話，你可以採取一些深呼吸的練習，直到關係場恢復完整。

步驟 7：靈性的界線。召喚更高的指導靈或神，請祂讓你的患者與任何所需的療癒能量連結，這種展開與結束療程的方法擁有強大的力量。你也可以為自己祈求同樣的事，這樣一來，你和患者都可以接受能量的支持，而這股能量就來自最澄淨且最高的頻率。你即將在第九章學到的兩項技巧，已經天衣無縫地融入我的專業協議「靈性對靈性」與「恩典的療癒能量流」中。利用這些簡單的練習，可以讓你的界線從優秀變成卓越。

91

步驟 8：處理自己的問題。一旦你在療癒患者的過程中引發出自己的問題，請求你的更高指導靈適時提出警告，並且為你把這些問題暫時保留在安全的地方。從能量來說，我所做的事相當於把這些問題放進白盒子，保留在內心深處。一日將盡時，我會花幾分鐘回顧盒子裡的東西。在承諾做好自己的工作之後，我會說，其中有一些問題會輪到我自己的療癒師去處理。

步驟 9：合作夥伴。如果你有合夥人或員工，請求你的更高指導靈為你們騰出空間來，好達到更大的成效。除了合夥人，有時我還會有一起教學的老師。在會議、工作坊或課堂上，我喜歡想像療癒的恩典形成一個白色泡泡，把有關的人包圍起來。這股能量保護我們所有人，包括老師與學生，把每個人隔離開來，免得大家的問題全都混在一起。這樣一來，我們之間的連結就會很安全，而且充滿愛。

步驟 10：圓滿結束。工作了一天之後，請求你的更高指導靈協助你讓那一天圓滿結束，亦即不論那天發生了什麼事，你都要認清、承認並放下。我喜歡召喚神，請求祂把我從每日的工作中解放出來。我很少執著於自己當天的工作，這讓我在面對生活其他面向時，得以自由活在當下。

布置你的工作空間：內在承諾對外的投射

不論你著重於自我療癒，還是療癒他人，你的基本要務就是創造有益於療程的環境。一旦你完成釐清自己的意圖、價值與承諾這些傑出的工作後，此時就是確保你的外在療癒空間是否符合這些工作的時機。你的辦公室或診療室是否反映出你的內在意圖與道德準則？當你在布置全新的療癒空間或重新翻修舊空間時，可以將以下問題當作指引。

92

這個空間夠私密嗎？

你的療癒空間是否位於房子角落、在後院茂密的樹下或設置在商業大樓內，這些都不重要，只要是密閉空間就好。這是將你的內在界線反映至外在環境的方法之一。一旦你在密閉空間進行療癒（這間診療室就是看得見的界線），就只有正面的精微能量會發揮作用。正如《星艦迷航記》（*Star Trek*）的寇克艦長所言，你絕不會想「惹上毛球族的麻煩」，亦即你不會想任由既惱人又有破壞性的微小能量滲透進來，讓你希望提供的高振動環境受損。在你明確的意圖與界線支持下，精微能量的強度能夠以倍數成長，而不會消散或瓦解。所謂同類相聚，所以，當你有意識地創造、吸引愈多向上提升的療癒能量，你就擁有愈多可用的能量。

這個空間乾淨整齊嗎？

環境與物品都蘊含精微能量，也都能散發精微能量。中國風水（請見第二十三章）等方法顯示，我們一直受到周遭環境所影響。氣或宇宙能量的消長取決於許多不同的因素，這是風水的基本理論之一。爲了創造有益於氣自由流動的療癒空間，讓你自己和患者迎接轉變，你得確定這個地方整齊不雜亂。

這個空間具有美感嗎？

如果你想要改變任何房間或空間的能量，最有效的方式之一是刻意注入美感。你可以透過挑選家具、地毯、窗簾與其他基本家居布置元素，巧妙營造出美感，除此之外，也可以在室內收納對你有意義的物品，例如藝術品、聖物或護身符等等，這些東西含有你希望維持的共鳴頻率。當然，你也可以挑選一些具有感知特性與大自然療癒特性的物品，例如植物、花朵、水晶、寶石、噴泉，甚至是你的生財工具。

你是否擁有生財工具？

說到工具，你一定要定期盤點，確保每一項工具都有足夠的庫存量，讓你可以輕鬆自信、簡潔俐落地做好自己的工作。至於要準備哪些工具，取決於你採用什麼療法，你可能會準備下列物品：面紙、基礎精油、花精、按摩油、爲診療床備妥乾淨的床單、針灸用的針與飲用水。如果療程進行到一半，你才發現少了某樣你需要的工具或用品，或者你知道某樣用品的庫存量正在減少，可能會引發一種莫名的焦慮，有損你想要提供的能量體驗。確保庫存量足夠，是照顧你自己與患者的重要方式。

93

這個空間本身是否乾淨，能量是否淨化？

除了讓你的空間保持整齊，一如問題二的提醒，還有一項基本要務，就是讓整個空間的實際環境保持乾淨，能量也要維持**淨化**。你不只要把一疊疊紙張或沾滿灰塵的書堆搬走，還要設定決心清理空間，而且堅持到底的意圖。打開窗戶，讓空氣流通。如果可以的話，就讓陽光灑進屋裡。因爲我的療癒空間沒有窗戶，於是整個漫長的冬季，我都使用全光譜燈泡。除了用吸

拒絕

有時候，精微能量療癒師能設定的最佳界線是很實際的：如果我們的處境並不安全（包括身體上、能量上、心理上與情緒上處於不安全的狀態），我們可以拒絕運用自己的技能。

醫師和護士出了醫院之後，常常會有人要求他們提供醫療建議，同樣地，也會有人要求精微能量療癒師私下提供直覺的見解或施展能量療癒。一旦有人得知你是直覺療癒師或精微能量療癒師，他們往往就會相信你說出來的信息真實可靠、正確無誤，即使你並未花時間好好集中精神、保護自己，也沒有警告他們不要太過相信直覺的信息，一如第六章的提醒。

我很少私下使用我的直覺天賦，原因之一正在於此。沒錯，有時候別人會發火。有一次，我和好友外出共進晚餐時，她要求我替她的朋友檢查。我拒絕了，結果我的朋友很不高興。但我知道，與其提供不完整的諮詢，甚至可能危及我的安全、犧牲我的道德標準與患者的福祉，不如讓對方惱火。

塵器、打掃、撣灰塵，你還可以練習持續釋放情緒與其他能量。我在心理上這麼做，透過我的意圖打造乾淨明亮的空間。你也可以透過其他方式來淨化環境，例如祈禱、靜心冥想的技巧、焚燒鼠尾草或檸檬草、點蠟燭，甚至是在門口放置一尊守護天使或其他指導靈。不論如何，所有淨化與清理的技巧都會回歸到意圖。所以，你必須選擇能讓你樂在其中且對你有用的方法。

94

你的療癒空間具有什麼樣的共鳴頻率？

一旦你顧及上述每一點，代表你正在你的療癒空間塑造合適的能量、共鳴與迴響。如果你想要改變或提升空間的共鳴頻率，最有效的方法是播放音樂，你可以愼選有助於左右情感與能量的音樂。除了我們已經涵蓋的具體物品與行動步驟，還有一些無法測量的情感狀態，你可以有意識地注入療癒空間裡，例如希望、平靜、樂觀與愛。還有什麼其他無法測量的情感對你很重要，而且符合你的意圖與承諾呢？

8

準備好療癒自己或他人

設定目標

95

如果我可以為一個生命撫平傷痛，
或減輕痛苦，
或幫助一隻昏厥的知更鳥
再度回到枝頭上的窩，
我將不枉此生。
——美國詩人艾蜜莉·狄金生（Emily Dickinson）

一旦你開始準備療癒自己或他人，所有關於療癒的哲學問題都會轉變成對療癒的追求探索。這種探索會啓動潛在的整體性，讓它浮出表面。所以，啓動的關鍵是什麼？

我經常發現，只要患者能夠承擔起某種程度的自我責任，就會發生眞正的改變，不論是身體上、情緒上、關係上或其他形式的改變。如果進行的是自我療癒，通常當我們承擔起某種程度的自我責任，改變就會發生。不論是哪種情況，我們都必須明白，自我責任不等於自責。「都是我害的」——這種念頭是陷阱，我們得避開。因爲問題的根本原因也許是來自基因，也許源自童年創傷，也許是受到意外刺激。即使傷是自己造成的，就我療癒數千患者的經驗來看，當時我們通常懵懂無知。

我們所抱持的最強大洞見之一，是設想整體性，而非罪惡感。如果我們是療癒師，這種態度可以設置具有療效的共振頻率。如果我們是患者，這就是一種先決條件，我們必須下定決心，不要坐等別人來療癒我們。一旦停止自責，我們的意識就會開始出現療癒的轉變。

96

推己及人：加深同理心

對療癒師來說，了解自我責任的重要性，代表開始具有眞正的同理心。在療癒他人的過程中，明瞭痛苦有時是通往改變的大門，這一點很重要。即使我們內心突然湧起想要「拯救」某人的衝動，我們必須承認，對方不會改變（不會按照他們靈魂的打算改變），除非他們（不是我們）願意承擔主導自己療程的責任，同時謹記在心：取得主導權，不等於反過來責備自己。如果我們本身就是患者，那麼必須同時爲自己的問題擔起責任，並善待自己。

我們無法解決別人的兩難處境，也無法爲他們的後果負責。我們只能爲**如何**療癒他們負起責任。我們可以爲自己的眞誠正直、態度、知識基礎與竭盡全力的承諾負責。

致力於療程：敞開心胸，迎接奇蹟

有個矛盾之處是，身爲療癒師，表現出堅定、明確、稱職的態度，才是讓我們完成任務的關鍵，也才能讓療癒的能量流動。事實上，眞正進行療癒的是比我們更強大的力量。不論那股和我們連結的力量是超越我們的力量，或只是我們內在更強大的自我，精微能量的影響絕不微小。在某種程度上，所有的療癒都是奇蹟，只不過或大或小而已。

當我們的角色是接受療癒師治療的患者時，或當我們療癒的是自己時，做好自己分內的事，迎接自我的責任，最終都會歸結到特定的具體行爲。比方說，如果我得減肥，我的神聖靈性（Spirit）將會幫助我，但我必須做好自己分內之事，不能坐享其成。如果我療癒的是自己，我必須分辨幻想與現實。或許奇蹟會發生，但如果我期待一夜成功，我只會害自己失望。

身爲精微能量療癒者，我們致力於療癒過程的關鍵方法之一是，爲我們自己與患者設定合理的目標。我們得先認清哪些事確實在我們的掌握中，設定目標永遠都要從這裡開始。我們的任務是負責以下事務：

- 訓練與練習
- 知識與理解
- 洞察力與態度
- 意圖與承諾
- 好好照顧自己，並鼓勵別人照顧自己

除了這些之外，能量自會盡其所能。在我行醫的經驗中，一再有人提醒我，精微能量的力量格外強大。我們必須基於自己能力所及以及想要前進的方向設定目標。一旦我們開啓通往精微能量潛力的大門，就會發生遠遠超過我們預期的事情。就這一點來說，只要在這個完全實際的世界腳踏實地，我們永遠都會擁有絕佳的機會迎接療癒的奇蹟。 97

管好你的期待

早年我剛開始療癒患者時，如果我的病人患有危及生命的疾病，卻沒有奇蹟般立刻恢復健康，我就會覺得自己失敗了。（沒什麼壓力，對吧？）我還記得，以前療癒過一位癌症末期的女病人。剛開始，我們一起進行的療程力量如此強大，於是離開診間時，我們都以爲癌症隔天就會消失了。結果沒有。當時，她的癌症立刻略有好轉，但我確實記得，我希望癌症在一夜之間就能徹底痊癒。到頭來，那一刻在我的職業生涯中成爲深具啓發的瞬間。雖然我樂於宣布那位患者最終還是完全康復了，在療癒的過程中，儘管無法預測何時痊癒，但她一路上漸漸好轉——這件事成了我最好的老師之一。

運用精微能量時，我們不知道未來即將有什麼樣的改善或何時會好轉。我曾治療一位患有肺癌的女士，雖然她的癌細胞也沒有一夜之間消失，但她發現，經過前幾次療程之後，她居然長高了！其實是她的脊椎伸展了。她也發現自己莫名的快樂，即使是在治療癌症的過程中也不例外。當她的癌症病情最終徹底緩解，這些截然不同且難以預料的療癒徵兆，或許指的是她的身體在不同的程度上重新達到平衡。

運用精微能量治療之所以如此不可思議，就在於你無法確知即將發生什麼樣的轉變，或造成轉變的原因是什麼。舉例來說，我發現，有時候更有效地運用對抗療法，反而能夠讓精微能量療法發揮療效。透過這個例子，我們可以得知爲什麼管好自己的期待對精微能量療癒師這麼重要了。能量療法或許不是讓患者痊癒的關鍵，卻能讓患者樂於接受傳統療法，而且在療程中明顯更加平靜。

身爲精微能量療癒師，我們專注於自己能做的事，亦即我們**能夠處理**的問題。但我們無法承諾。能量自有其生命。再次強調，運用精微體或許能讓手術進行得更順利，或許能促進患者敞開心胸，幫助他們接納自己的情緒。 98
透過精微體，患者也可以和他們的內在智慧連結，讓他們能夠更平靜、有自信或明智地處理自己的問題。

在診斷之外：療癒計畫的力量

身爲精微能量療癒師，我們不能合法地診斷疾病或病情；那些事必須留給具有執照的醫護專家做。即使有執照的療癒師在行醫時合併使用精微能量療法，一旦涉及精微體的領域，也不能做出明確的診斷。比方說，東方醫學的醫生經過評估，認爲你的肝經堵塞，但他們不能說：「你患有肝癌，這裡有一套療程，可以讓你擺脫癌細胞。」而且，他們也不能說自己可以治癒癌症。東方醫學的醫生必須接受精微能量治療的限制。

身爲精微能量療癒師，我們就是不能對患者打包票，但我們能許下承諾，這可比打包票好得多，力量也更強大。所以，與其打包票，我們不如從許下承諾開始，承諾管理好自己，包括管理好我們的心路歷程（包括一開始處理我們的信念、日常工作、投射與能量界線），以及管理好我們使用在患者身上的練習與協議。我們無法保證結果如何、以及自己的工具與技巧會對別人造成什麼影響。結果很可能不如我們或患者的期望，**也可能超過我們的期望**。在任何情況下，我們都可以透過了解與認清精微能量療法的本質，提升自己完成任務的能力，讓療癒自然發生，無論能量如何選擇。

儘管不能診斷病情，但精微能量療癒師可以運用自己的訓練與技能，達成下列目標：

- 準確分析精微能量場當下的情況。
- 對於如何運用精微能量（採用什麼工具與技巧）保持彈性。
- 和患者合作，一起設定合理的目標。

設定合理的目標與進展：使用AIM目標評估表

身爲精微能量療癒師，如果你做到以下事項，（1）重視自我責任，視爲療癒的基礎（包括你自己與患者都要對自己負責）。（2）把注意力放在已經出現的失衡或挑戰上。（3）清楚了解你打算使用的工具與技巧。那麼就是和你的患者一起設定目標的時候了。

99

不論你療癒的是自己或是患者，設定**合理的**目標都是很重要的事。與其設定華而不實的目標，害自己失望（進展不夠大或不夠好），不如爲自己設定必勝的目標。我建議你在決定目標時使用「AIM 目標評估表」，換句話說，以下列標準爲基礎來設定每項目標：

- 這個目標是否可達成（achievable）？
- 這個目標是否重要（important）？
- 這個目標是否可衡量（measurable）？

「AIM 目標評估表」是實用有效的方法，可以讓我們達到全面療癒的目標，包括身體、情緒、靈性、關係、心理或心智等各方面。比方說，在人際關係方面，你可以和患者一起針對他們與配偶的親密關係或他們如何交際往來設定目標。至於在心智方面，你們設定的目標重點或許會放在他們的信念體系、思考過程或如何表達他們所學。或者，在心理方面，設定的目標可以著重於內在小孩的療癒或深層的問題上，像是關於如何成爲更健康、更合一的人類，好比釐清什麼樣的解讀與見解會對他們的健康和生活造成最大影響。

我相信，一旦我們在這些核心領域看到一些可衡量的功效，就會有所進展。換句話說，如果你的患者在任何生活面向有所進展，就代表你達到預期效果了。

然而，你也不想看到患者在那些生活面向出現失誤，這正是設定目標如此重要的原因之一。經過證實，在你的精微能量療法醫藥包中，設定可達成且可衡量的重要目標，是最好的工具之一，關於這一點，我們會一章接一章持續補充說明。

當你開始療癒新患者，或是在療癒目前的患者時到達新的階段，你就可以使用第 108 頁與 109 頁的評估表。如果你進行的是自我療癒，可以把代名詞改掉，運用這個表單來替自己評估，並設定療癒目標。一旦獲得更客觀的觀點，對你只會有益無害。

第 110 頁還有另一份獨立的評估表，讓你可以用來提醒患者，他們已經同意在你的療程之外進行哪些關鍵步驟。

患者的AIM目標評估表

步驟1:釐清目前的問題

寫下你對患者目前的問題有哪些初步的了解。

步驟2:評估全局

訪談你的患者,了解他們在每個主要生活面向滿足、成就感或快樂的程度,然後記錄下來,0代表不滿足,5代表非常滿足。

身體/健康	0	1	2	3	4	5
事業/職業生涯	0	1	2	3	4	5
金錢/財務幸福	0	1	2	3	4	5
友誼/社群	0	1	2	3	4	5
家庭生活	0	1	2	3	4	5
居家/環境	0	1	2	3	4	5
愛/戀情/伴侶關係	0	1	2	3	4	5
樂趣/娛樂	0	1	2	3	4	5
靈性/個人成長	0	1	2	3	4	5
目的/意義/貢獻	0	1	2	3	4	5

步驟3:釐清優先要務與目標

根據步驟1與步驟2蒐集的資訊,你的患者在接受療癒時,前三大優先要務是什麼?對他們來說,現在和未來什麼事最重要?按照患者回答的重要順序,依序列出來:

1.

2.

3.

步驟4：使用AIM目標評估表，設定可達成與可衡量的重要目標 101

目標1

時限：

療程中的計畫（技巧、工具與過程）：

居家計畫（特定行動步驟、定期活動、過程）：

目標2

時限：

療程中的計畫（技巧、工具與過程）：

居家計畫（特定行動步驟、定期活動、過程）：

目標3

時限：

療程中的計畫（技巧、工具與過程）：

居家計畫（特定行動步驟、定期活動、過程）：

步驟5：記錄你的進展

根據患者同意接受的療程數量，評估追蹤他們在每一個療程中設下的目標有多大的進展。你可以透過下列這個基本範例，關注並記錄他們的進展。

目標1／療程2

可衡量的改變：

患者採取的行動：

從0到5評估患者滿足的程度：0 1 2 3 4 5

目標1／療程3

可衡量的改變:

患者採取的行動:

從0到5評估患者滿足的程度:0 1 2 3 4 5

目標1／療程4

可衡量的改變:

患者採取的行動:

從0到5評估患者滿足的程度:0 1 2 3 4 5

療癒師的筆記

患者為追求健康與幸福而進行的居家作業

進行作業的日期: 進行作業的日期: 進行作業的日期:

活動或行動步驟: 活動或行動步驟: 活動或行動步驟:

AIM 目標評估表（供患者自我提醒）

這是我（患者）同意做的事:

進行作業的日期:

活動或行動步驟:

下一次療程的日期與時間:

進行作業的日期:

活動或行動步驟:

下一次療程的日期與時間:

進行作業的日期:

活動或行動步驟:

下一次療程的日期與時間:

9

基本能量技巧

103

恩典之風隨時吹拂，

我們只須張起船帆。

——印度神祕學家羅摩克里希那（Ramakrishna）

關於精微能量療法與直覺療癒有一點讓我很喜歡，那就是我永遠不會孤軍奮戰。讓自己根基於大自然，根植大地，召喚看不見的力量（亦即來自洞見、同理心與神聖指引的力量），這些對我的療癒才眞正至關重要。現在對我來說，本章收錄的能量技巧就像呼吸空氣一樣重要。多年來我教導實習生這些技巧，親眼目睹許多療癒師藉由能量技巧達到與眾不同的療效，而且，他們整個人樂在工作中，獲得極大的滿足。

這些技巧雖然簡單，卻妙用無窮，而且可以廣泛應用在本書提及的眾多方法上。雖然我無法每次都準確告訴你這些最有用的技巧（從「靈光音叉」到「恩典的療癒能量流」到「接地氣的五步驟」），但我知道，你一旦想要在本書的練習中有所補充，隨時都可以從這個百寶箱中挖出寶物。

正如你即將見到的內容，這些能量技巧會幫助你保持能量的淨化與流動，協助你接收直覺的指引，加強你的能量界線，保護你免受那些會耗人心力的能量危害（不論那些能量是來自情緒、超自然或電磁力）。這些技巧也將成爲支持你的後盾，讓你體驗更多療癒的奇蹟，目睹與更高意識合作之美（不論是你自己的更高意識或指導靈的更高意識），在我們回歸合一的旅途上，體會和他人互動的喜悅。

104

靈性對靈性：透過三步驟的技巧，創造療癒的高振動頻率

我研發出來的這項練習雖然是用在療程上，但在每個生活領域中我也經常採用。在工作坊，我把這項技巧傳授給專業的療癒師、醫生、護理師、治療師和直覺療癒師，後來，大部分的人都說：「這是我眞正需要的唯一技巧——任何事都適用！」

「靈性對靈性」的過程中共有三個步驟，透過這些步驟，當我們和其他人或團體進行任何活動時，我們得以且必須設下靈性界線。這些步驟可以確保我們的界線乾淨純粹，讓我們能夠接收高度正確與清晰的信息、指引、命令或用在自己及他人身上的療癒力量。

如果當你和患者或團體交流時，能量陷入混亂，導致你失去自我或本身的專業素養時，我也會建議你運用這項練習，你的能量界線將因此立刻改變，擺脫不健康的連結，維持愛的關係，並能召喚更高存在的協助。

靈性對靈性的三步驟如下：

1. 申明你是完整無缺、力量強大、充滿愛的靈性存在。當你做此宣言時，深吸一口氣，讓氧氣進入你的心，感受一下你的能量場的轉變。

2. 申明另一個人也是完全成熟、充滿愛的靈性存在。意識到對方的靈性確實存在，與其靈性交流。感覺到不健康的連結都消逝無蹤，只剩下愛（這個步驟也可以應用在你和一群人之間，例如你的家人或工作圈，甚至是你和動物之間）。

3. 召喚神或聖靈前來，這麼做可以立刻改變情況，讓事情回歸原本的正軌，並提供必要的洞見、保護、療癒或恩典。

你是否可以在專業場合之外運用這三個步驟，例如獨處的時候？當然可以。當我獨自一人，我會進行步驟 2：申明指導靈、天使或愛我、幫助我的大師確實存在。我個人習慣用「基督」來稱呼祂，有些患者會召喚聖母瑪利亞，有人稱爲「神性」，有人聯想到「佛陀」、「觀音菩薩」或守護天使。如果你心中有困惑，不妨請求聖靈陪伴你進行步驟 2 與步驟 3。

105

恩典的療癒能量流：愛的力量永不止息

我把這項技巧稱爲「恩典的療癒能量流」，在我的諮商工作中，這是最珍貴的助力之一。事實上，對我來說，這不僅僅是一項技巧，反而更像是一種狀態，滲透進我的工作態度、我每天與患者的互動中，不論我是在進行一對一工作或透過電話諮商。

106

接地氣的五步驟

本章和全書收錄的練習與技巧，將幫助你從許多不同來源獲得信息與療癒的力量，例如直覺、能量、情緒、心智或其他看不見的頻率。這些頻率或是來自你的患者，或是來自你的更高指導靈，或是來自你內心深處的自我。對我們每個人來說，這項信息的精微本質有時難以看見、感覺和解讀。

以下有五個接地氣的步驟，你可以當作切入點，揭露那些看不見的能量。在展開任何過程、練習或療程時，還有結束的時候，你都可以運用這些步驟。只要把這些步驟和諧地融入你的工作中，就能幫助你維持能量界線，接收直覺，而且工作一整天，依然保有清楚的神智與良好的接受力。

步驟 1：接地氣。透過接地氣的過程，可以帶你完全進入自己體內，和大自然連結。在接地氣的時候，你能夠感覺到每一個身體部位，從頭到腳都不例外。你也能夠感覺到自己的能量系統充分向外延伸，包括你頭頂上方與腳底下方的能量場。

步驟 2：聚精會神。透過聚精會神的過程，可以帶你進入自己的核心。一旦你聚精會神，代表你和自己的身體部位完全連結，而身體部位正是所有能量匯聚之處。能量通常匯聚在腹部、太陽神經叢或心臟。

步驟 3：保護。透過淨化、修復與建立能量界線的保護過程，確保你安全無虞。當你對肉眼可見與不可見的元素或存在愈有安全感，你的直覺就會愈強。

步驟 4：開啟。所謂「開啓」，指的是打開你能量中心的過程。一旦你打開這些能量中心，就可以達到預定目標。在結束練習之後（如果你得到適當保護），你或許會繼續打開能量中心，或選擇關閉。

步驟 5：關閉。關閉是開啓的相反，包括適當關閉（或部分關閉）能量中心、恢復保護的狀態、聚精會神與接地氣。

對我來說，療癒的能量流非常實用，而深深感動人心與激勵人心也同樣實用。恩典做為神的力量，是帶來力量的愛。恩典是永不停止的愛，時時刻刻都持續供我們所用，永遠都準備好讓我們用來謀求自己最大的利益。我們可以說，這種賦予力量的愛滿溢出來，化為神聖的支流，不論在什麼情況下、出於什麼理由，我們都可以取用這種愛。而且，全宇宙最偉大的精微能量療法，就是讓這種愛完成自己的職責。

我在療程中把這種恩典的能量當成永無止盡的能量流或療癒波來使用。這種能量流不僅僅是「能量」，更是神的意識，充滿生命力。不論我療癒的是自己或他人，我的任務就是敞開心胸，迎接我們所需要的恩典能量流。這就是為什麼我不決定療程中需要哪一種能量流，以及這些能量流需要發揮什麼作用。我讓神靈決定。神靈可能會針對我的目標，指定一種能量流，而我內在的靈性則會指定許多能量流。當我請求能量流就定位，我就相信能量流會完成所有需要完成的任務。因為能量流來自無限，想必比我聰明得多。但這不代表我們運用能量流的時候不需要技巧。在運用本書提及的所有技巧時，人的因素是整個方程式的重要環節。

雖然，對於你和患者如何一起運用療癒能量流，並無限制，但我在運用這項技巧時，經常採取下列幾項方法。

- **疾病**：如果你處理的是疾病或疾病的表現，例如腫瘤，你可以請求用恩典的療癒能量流取代疾病的有機體。
- **藥物**：如果你的患者正接受藥物治療（不論是對抗療法，還是自然療法），你可以把恩典融入藥物中，讓藥物發揮最理想的效果。
- **情緒與心理障礙**：如果你的患者正受困於情緒或心理障礙中，你可以祈求用療癒的能量流（波）消除或取代障礙。
- **能量淨化**：如果你的療程包含能量淨化，例如解開糾結的生命鏈條（cord-release work），你就可以祈求神，用恩典的能量流取代受到干擾的能量。
- **心理靈性（psycho-spiritual）層次的上癮**：如果你的患者飽受上癮之苦，你可以祈求讓患者的情緒或靈性創傷沉浸在恩典的療癒能量流之下。
- **生理層次的上癮**：在處理上癮患者的時候，你可以把恩典的療癒能量流想像成解毒劑或藥物，當患者的大腦產生難以抗拒的生理衝動時，恩典能量流就能對症下藥，發揮療效。你可以祈求恩典能量流鎮定神經反應。

107

- **保護**：如果患者需要保護（或者，如果你在療癒別人時缺少一定程度的安全感），祈求恩典能量流化爲保護的力量，像泡泡或保護套、保護波一樣籠罩著患者或你——這是最強大的保護。

一旦你可以從這些例子中看出療癒所需的恩典能量流，就不需要特別標記出來。透過召喚恩典的療癒能量流這種方法，可以讓你邁向新的境界，即心懷同理心，抱持積極的意圖，爲每個患者祈求最好的結果，然後讓神靈做剩下的工作。

守門員：防止干擾，保障愛

神指派守門員來保護、引導我們。守門員可能是神本身，也可能是其他獲得神認可的存在，目的是保護你的界線與心靈，只讓對你有益的能量進入界線內。守門員負責許多任務，包括：

- 管控你內在與外在的超覺信息傳遞。
- 幫助你留意必要的信息或能量，不論其源頭是超覺能力或身體感官。
- 吸引並召喚有助益的幫手與能量。
- 保護你免於受有害的能量、信息與信息來源傷害；決定和哪個信息來源交流。
- 選擇個人的祈禱與問題應該針對哪些外在來源（可能是患者、摯愛的人、自己）。萬一你可能傷害自己或別人，就制止你。
- 讓你建立自尊，培養能力。
- 透過溫和的方式，幫助你學習自身課題。
- 鼓勵你療癒自己的病情。
- 加強你與神的連結。

爲了授權守門員或其他超覺感應守護你，有時候我們會尋求直覺的啓示，有時候，直覺就這麼出現。你如何分辨哪些值得關注、哪些不值得？甚至更重要的是，哪些超覺信息有危險？哪些有幫助？或者，就這一點來說，哪些能量會造成傷害？哪些會帶來療癒？關鍵在於要授予這些信息來源守護之權。將任何可能成爲守門員的超覺信息來源事先充分分析後，你可以決定哪些來源有效。這麼做將告訴我們哪些守門員適合你。

108

你可以運用以下步驟尋找守門員或其他超覺信息來源，並授予守護之權。

步驟1：請求。

找個安靜的地方獨處，確保在練習的過程中不會受到打擾。現在，深呼吸，接地氣，聚精會神。建立你的超覺界線，設定想要遇到守門員的意圖，並完全開啓你的脈輪。把注意力放在你的第五脈輪（喉輪），然後祈求神讓你和守門員或指導靈連結，讓守門員成爲你的神聖過濾器，並爲你解讀超覺信息。你可以透過你的思緒提出這項請求，也可以大聲說出來，或透過你所選擇的祈禱儀式。

步驟2：引見。

現在，請求神把你引見給這個受到指定的守門員，幫助你透過直覺觀看、聆聽與感覺。

步驟3：連結與同意。

這項存在的能力代表神，以及你自己的需求與興趣，如果你對這項能力有絕對的信心，就繼續溝通你自己的問題。然後，針對你是否想在日常生活中把這股存在的力量當成守門員使用，做出決定。如果你想的話，就接著探討在這個靈性關係中，你可以進一步採用哪些不同的方式。然後，當你感覺完整的時候，關閉通訊管道。不過，你若是有任何疑慮，請回到步驟 2，在確定同意之前，重新授予守門員資格。

設定新意圖的六步驟

對精微能量療癒師來說，爲了療癒自己或他人，而有意識地做出決定，這就是「意圖」。在你的醫藥包中，這是最重要的工具之一，幾乎每次設定療癒目標都派得上用場。不論是在療程進行前、進行中或結束後，你隨時可以採納以下六項步驟，和你的療癒對象建立連結。

1. 把注意力放在你感覺到的需求上。

2. 緩緩的深呼吸，凝神於心。

3. 現在，祈求你的更高指導靈徹底淨化你（與你的患者，前提是合適的話），一掃過去的意圖、議題、信念或能量，免得阻礙你設定當下更適合你的全新正面意圖。

109

4. 允許新的意圖在你內心浮現，看看你希望精微能量療法帶來什麼樣的影響。好好領會、感覺、擁抱、想像或充分體驗這個新意圖。

5. 在你的心靈之眼創造一顆光球，隨著你充分感知到它的存在，想像你的意圖就在其中。好好觀看你內心的光球，面對這股來自內心的全新意圖之流，讓自己去看、去感受，透過你的語言、行動與療癒共鳴，呈現你最高的價值與承諾。

6. 向你的更高指導靈申明這項意圖，並致力於關注任何信息、指引或徵兆，只要這些有助於你負責的正面活動。

特別步驟：準備一本意圖筆記本，主要用來記錄你的意圖，包括你針對工作、身體、健康、愛與關係、生命目標、金錢、有創意的表達或任何生活領域所設定的意圖。你的意圖筆記本可以幫助你擴展意識，讓你更明白如何專注於自己的想法，以及你此刻體驗到與意識的關係達到什麼樣的成果。

運用意圖賜福予物品

以下是你剛剛學的六項設定意圖步驟的改編版，但這次可以用來賜福予物品，在你淨化能量界線的同時，它可當作療癒工具箱的一部分。

1. 手上拿著或心裡想著你即將使用的物品（例如石頭、水晶、靈擺〔pendulum〕）。

2. 清空你腦海中所有的思緒。

3. 凝神於心。

4. 好好覺知可能危及能量界線的一切，包括任何情感、思緒、經驗、人、怨恨或阻礙，尤其是與你的療程有關的一切。

5. 釋放這些因素，允許你本身的靈性或神趕走這些因素，遠離你的系統與能量界線。

6. 現在，祈求神徹底淨化你與這項物品，把所有可能干擾療程的意圖、決定或能量清除乾淨。

110

7. 思考你想要設立的新意圖，好好領會、感覺、擁抱、想像或充分體驗這個新意圖。

8. 在你的心靈之眼創造一顆光球，想像這個意圖，充分感知到它的存在，然後把意圖灌輸到這項物品裡面。你可以感覺到這個新意圖從你的心往下流經手臂、手掌，最終進入物品。

9. 承認現在這項物品帶有你的意圖能量，而手持、攜帶或心裡想著這項物品，將會讓你的新意圖恢復力量。

10. 相信你可以透過這項物品接近神，神的能量流經這項物品，帶來對療癒有助益的一切。

靈光音叉（light wand）

從能量的角度來看，萬物都是由聲音（音波）或光（電磁輻射）構成。我最愛的遠距離療癒工具是靈光音叉，這種能量的音叉是以簡單卻強大的知識爲基礎。所有上過我的見習受訓課程的學生，都會學習如何在療程中運用靈光音叉來引入薩滿能量，這是一種引導宇宙療癒能量的現代薩滿工具。（療癒師也可以使用音叉來進行療癒。若想更加了解聲音與光的療效，請閱讀第二十章與二十一章。）

不論是一對一、還是遠距離療癒，靈光音叉可以聚焦與引導療癒能量和意圖，是絕佳又簡單的方式。你也可以選擇將靈光音叉及其他療癒工具合併使用，不但最符合目標、也最益於療程順暢進行。比方說，你使用靈光音叉的時機或許會選在療程一開始的時候、結束的時候或一對一療癒的時候。無論你選擇如何使用，以下是使用的基本步驟：

步驟1：接地氣與聚精會神。

運用呼吸的力量，花點時間讓自己接地氣，聚精會神。然後，將自己的頻率與你的患者調整成一致，不論他們是在你的辦公室，還是在另一個大陸。

步驟2：選擇傳遞能量及接收能量的手。

現在，想像你雙手各拿著一支音叉，其中一支傳遞療癒能量，另一支則接收或匯聚能量（你可以選擇哪一隻手負責傳遞、哪一隻手負責接收）。

111

步驟3：接收宇宙療癒能量。

想像手中負責傳遞能量的音叉是一支靈光音叉，也是宇宙能量流動的管道。你透過心輪接收這種純粹的能量，然後往下流經手臂，通過你的音叉進入患者體內。

步驟4：傳送光的能量。

想像一道光通過音叉，直接進入或朝患者痛苦或出問題的地方前進（雖然靈光音叉通常用在身體疾病或傷口的治療上，但也可以用來轉換情緒障礙、心理障礙或情境障礙）。

步驟5：匯聚舊能量。

不論患者需要釋放什麼能量，想像你那隻負責接收能量的手，透過音叉匯聚這股能量。看著這股舊能量匯聚成一個能量球，它在療程結束之後將被釋放。重要的是，你必須知道負責接收的音叉不會讓這股舊能量進入你的能量場或體內，反而會保留它，準備稍後釋放。

步驟6：釋放並淨化能量。

一旦你完成整個療程，就是將匯聚的能量球釋放到宇宙中的時機，在那裡，能量可以回收使用。說到釋放能量，每位療癒師都有自己偏好的方法。擅長觸覺的療癒師會選擇石頭、水晶或寶石來寄存能量。其他療癒師則偏好象徵性的方法，把他們用來接收能量的音叉放在一碗加了小蘇打粉的水裡，或放在陽光普照的戶外。這些方法都可以利用實際的物理區域融合精微能量。至於我，則偏愛透過「做決定」來釋放並淨化能量，這種方法比意圖更深刻，可以迅速轉化能量。

免受能量制約

正如我們探索本書時和你及患者的觀察可得知，能量的影響有許多形式，均會導致我們失去能量、身體與情緒失衡、接收別人有毒的能量、忍受各種有害的連結。以下列出一些最常見的能量制約，以及這些能量制約會出現什麼樣的心理表現。

鍊條（Cords）是能量的制約或連結，直覺上看起來就像花園澆水用的橡膠軟管。愈舊和受到愈多限制的鍊條，軟管就愈粗。能量就在這些鍊條的中間流動。如果你用超覺天賦解讀這股能量，你會讀出制約的本質。比方說，黃色能量代表信念的交換，橘色指的可能是情感互換。倘若不論你多努力，都無法從一個人、團體或系統抽離開來，那麼你應心知肚明，自己被能量鍊條束縛住了。特定的鍊條或相互依賴的制約多半已經就定位，或順著圓形振動。如果能量順時鐘旋轉，就會把能量帶進你體內（多半是不良的能量）。如果逆時鐘轉動，就會消耗你的能量。

生命能量鍊條（Life-energy cords）看起來就像固定的能量鍊條，但透過超覺才能來看，卻呈現紅色或橘色，因爲流經這裡的能量是基本的生命能量。這些鍊條可以存在於部分自我之間，例如今生的自我與前世的自我，或存在於兩個人之間、人與團體之間。生命能量鍊條的運作，就像從主機向外連接的電線，負責把電力傳送到不同的終端用戶，因此會把你的基本生命能量分享給幾個通往不同出口的能量流。能量枯竭、慢性病或重症、慢性疲勞與腎上腺問題的病因，通常源自生命能量鍊條。

相互依賴的制約或交易（Codependent contracts or bargains）是獨特的鍊條，通常出現在父母與孩子之間，這種鍊條會引發能量雙向交流。當我們還在子宮中或嬰幼兒時期，爲了確保生存而創造出這些鍊條。透過這些鍊條，我們可以吸收對方的能量，並奉上自己的能量做爲交換。

詛咒（Curses）看起來就像綁成一團的粗黑細絲，這種負能量場也可以在人與人之間或人與團體之間運作。詛咒並非空心的能量場，所有能量會在流動的管道中作繭自縛。詛咒會導致許多疾病、性障礙與金錢障礙。

糾結（Bindings）就像一條彈性帶，至少連接兩個存在。一旦能量糾結，就會導致兩個以上的存在一直纏在一起，往往生生世世不得解脫。與鍊條不同的是，糾結並不包含能量交換，只會讓兩個或更多靈魂糾纏不清。

能量印記（Energy markers）看起來就像逆時針旋轉的電荷聚集成塊，形成一種符號，大多是X。這種符號會指示別人如何處理這些印記。舉例來說，如果不論你的行爲舉止如何，你始終都遭到無禮對待，你很可能就會有能量印記。一旦一個能量場出現能量印記，其他能量場都會受到影響。請見第二十二章，深入了解在精微能量系統出現不同的符號，會造成什麼樣的助益與反效果。

病蔭（Miasms）是爲一群靈魂或家族成員設定的能量場；病蔭往往會在家族中形成疾病模式。只要察看紅色身體界線的棕色區域，就可以檢驗出病蔭。在這些區域，除了會出現十字繡的模式，還有能量鍊條，而且透過這個鍊條，可以回溯到某位祖先或很久以前發生的事件。

113

能量絲（Filaments）是糾結在一起的能量，可以連結通往現實之路或現實的次元。許多療癒師都會移動能量絲，透過這種做法，他們可以開啓能量或力量的入口，通往過去不曾顯現的道路。

植入物（Implants）是一種能量裝置，通常從前世開始就隨身攜帶了。能量印記看起來像X，而植入物看起來則像接近任何大小或形狀的機械裝置。這是因爲植入物最可能是在前世就開始以機械裝置的形式嵌入受害者的體內；爲了控制、利用受害者的天賦或防止他們發揮自己的力量，權威人物設定了這種植入物。即使到了今生，植入物不再實際存在，通常還是會按照原始設計繼續發揮作用，阻擋身體能量的流動，導致疼痛、腫瘤、焦慮，並抑制我們的靈性天賦；還會讓外人取得受害者的靈性能量與生命能量，把那些能量納爲己用。

釋放能量制約

這項練習可以用來釋放各種能量制約，從鍊條到能量絲都包含在內。整個練習集中在決定**成果**上，或決定我們爲什麼想要保留自己這一方的制約，以及療癒的恩典能量。

不論你是爲自己或別人進行這項練習，都要在冥想狀態下進行。首先，用心感知是否有侵入式的制約。現在，問自己或患者下列問題，必要時可以改掉稱呼：

- 我是這項制約的肇始者之一嗎？或者，肇始者另有其人或其事？
- 如果我沒有創造這項制約，我是如何接受它的限制？
- 如果我確實同意這項協議，我是何時同意的？爲什麼同意？
- 這種具有約束力的協議有什麼樣的本質？此刻我付出什麼？又收到了什麼？
- 這項制約對我有什麼影響？對受到同樣制約的人或我身邊的人，有什麼影響？
- 我需要知道什麼，才能擺脫這項制約，或改變它，甚至加善用它？我必須體會或表達什麼感受？我必須接受什麼信念？我必須釋放或接受什麼能量？我必須願意接納或運用什麼力量或天賦？

- 我必須讓自己或別人沐浴在什麼樣的寬恕或恩典中？
- 我現在是否準備好接受這個療癒過程了？如果還沒，我何時會準備好，為什麼？

114

- 我是否準備好接受完整的保護，好讓我可以在這世界安全地活出我的生命目標？

如果你問完這些問題，發現自己願意放下制約，我建議透過以下練習來接收恩典的療癒能量流：

1. 當你絕對願意放下制約時，請求神用恩典的療癒能量流取代制約。

2. 接受恩典能量流的禮物，承認這對你來說是最完美的。

3. 請求神淨化你，讓你擺脫剩下的制約，不再受制約影響。

4. 祈求神提供恩典的療癒能量流給其他和此制約有關的所有人。

5. 祈求神現在開始療癒你的內在，修復你的能量界線，好讓你活得自由自在，與神的意志和諧一致。

6. 好好感受伴隨這個生命變化而來的感激之情。

若想得知更多關於釋放鍊條枷鎖與轉變能量場的練習，請見第十二章〈現代祕教療癒〉，尤其是這兩段：「揭開你的故事情節」與「生命軸線：你的地球能量體」。

10

對療程有何期待

115

這本是業界機密，

不過我還是告訴你好了，

我們醫生其實什麼都沒做……

只要我們給予每位患者的「內在醫生」發揮的機會，

我們就會成為最好的醫生。

——諾貝爾和平獎得主史懷哲博士（Albert Schweitzer, MD）

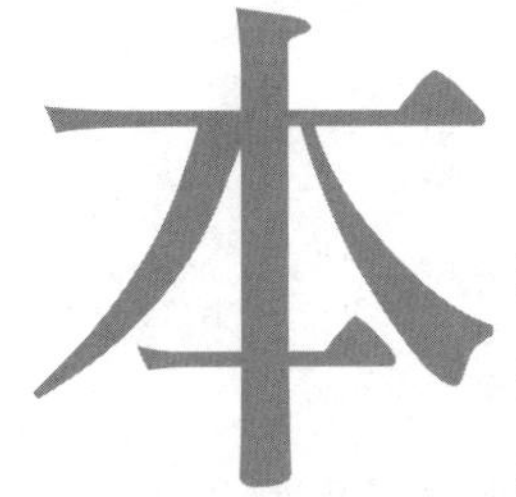

章是特別爲運用精微能量療癒別人的人，與所有接受精微能量療癒的人所寫，目的是提示你在進行精微能量療癒的過程中與療程結束後會經歷哪些體驗。

身爲療癒師，你的重要任務之一是，了解患者、自己與周遭環境在能量上發生了什麼事。這項三合一的任務很艱鉅，但只要你知道如何設計療程、在療程中與療程後應該期待什麼，任務就會變簡單。基本上，這一章會針對精微能量療程概述一套公式，你可以順應你的療程與個性來調整公式。這套公式將一步步引導你完成療程協議，從接受患者開始，最後以療程結束後詢問患者的方式結束。

如果你是患者，你或許會對能量療癒可能產生的反應感到著迷（同時受教）。接受能量療癒的時候，我常常喜歡提醒自己可能會發生什麼事，這樣一來，我就可以追蹤變化的軌跡，調整自己的期待。

116

接受患者

在療程開始前，先詢問患者一些問題，藉此釐清你是否是正確的療癒師人選，這麼做極有助益。一份給新患者填寫的問卷表，也可以決定你們互動的本質，以及你的能量療癒方向。最後，這份問卷表還可以指出哪些療程是讓你望而卻步，不敢對患者進行的艱鉅挑戰。

我建議接受患者時詢問以下問題：

- 你期望從這次療程得到什麼？
- 你想處理什麼問題？
- 整體來說，你渴望得到什麼結果？

阻礙與固執

「阻礙」指的是妨礙我們健康幸福的阻力點，害我們無法活出真正的自己。任何健康狀況、信念、情感或阻止我們活出生命目標的靈性誤解，都會構成阻礙。以下是構成阻礙的肇因：

- 身體出問題
- 錯誤的信念
- 未解決的感受
- 靈性的誤解

阻礙之所以會成為問題，是因為它抑制了我們自然能量的流動與靈性自我的發展。阻礙有許多種類型，大多數的阻礙是由固執或執著的信念、感受所形成。固執就像一種心理或情緒的程式，把我們困在一個有害的模式裡。固執有三種基本類型。

心理固執由兩種或更多信念匯聚而成，這股信念從未分裂瓦解。至於**情緒固執**，至少由一個念頭與一個感受形成。除此之外，還有**靈性固執**，由各種信念或感受結合而成，與靈性問題特別有關。比方說，與「值得享有神聖之愛」或「接受宇宙豐盛」此類有關的想法。

一旦固執成形，而我們又無法釋懷，固執就會變成阻礙。最終，這種固執的程式會編寫進我們的能量系統裡，主要是寫進相關脈輪的外輪。當我們療癒患者時，必須放大觀察與阻礙或固執有關的脈輪，集中療癒該處。

- 你以前曾做過這種療程嗎？如果做過，結果如何？
- 你此刻面對的病情，是否已有專業診斷？
- 你是否接受有執照的專業人士照護？
- 你是否正在服用任何處方藥？
- 你的專業醫師是否准許你進行這次療程？
- 你是否明白，在接受我提供的療程時，你必須繼續接受原先的專業醫師治療，好好服藥？
- （如果合適的話）你是否了解，我對你提供的療癒沒有專業執照，所以在遵循我的建議之前，你必須諮詢主治醫師的意見。

117

你一定要提醒患者，請他們針對精微能量療法、以及該療法對他們的影響，向自己的主要醫師或其他正在治療他們的有照醫護專家諮詢意見，這一點非常重要。如果你的患者正接受有執照的心理醫師診療，一定得要求他們徵求心理醫師同意之後，才能接受任何形式的精微能量療法。

在療程進行期間取得能量信息

精微體療癒師通常會在療程中使用直覺來取得洞見與療癒能量。如果你有一張詢問自己的內在或更高指導靈的問題清單，會很有幫助，除了可以讓你取得最初的信息，尋求額外的資訊，也能為患者擬定療癒計畫。

在運用「靈性對靈性」的方法展開療程之後，你必須和守門員建立連結，祈求恩典的療癒能量流（所有細節請詳見第九章）。現在利用以下問題召喚所需的信息與指引。

以獲得信息為目標的問題

- 我應該去看、感覺、聆聽或了解什麼？
- 如果接收到一個影像，詢問這是洞見，還是幻想（洞見無法改變，幻想變化無常）。
- 誰或什麼正在與我分享信息？
- 誰應該與我分享信息？
- 這項信息與當下有關嗎？還是與過去有關？與未來有關？
- 這是保證嗎？或只是一種可能性？還是可行性？或事在必行？
- 這是在提示應該採取的行動，還是不要採取的行動？或是指示得避免哪些事？

- 這是爲患者提供的信息嗎？還是爲其他人提供的？
- 我應不應該分享這項信息？如果應該，最好的溝通方式是什麼？
- 如果這項信息與未來有關，是指必定發生的事嗎？可以改變嗎？這是危險信號嗎？有轉圜的餘地嗎？應該改變嗎？倘若應該，那要如何改變、由誰改變？
- 我可以提供更多信息，幫助自己解讀或釐清現有的信息嗎？
- 爲了得到認可或釐清，可以用其他方式提供這項信息給我嗎？(例如影像、文字、感受、味道、印象)

118

- 我應該向直覺或患者提出哪些額外問題？
- 可以透露哪些我本來應該分享卻隱藏的信息？
- 對患者來說，回應這些洞見最好的方式是什麼？
- 患者的什麼行動將會帶來最健康的反應或是對整體有益的反應？

以療癒為目標的問題

- 需要療癒什麼問題？
- 在現存問題的背後隱藏了什麼問題？
- 什麼樣的能量、指引、活動或其他專家可以提供療癒？
- 達到更高境界或恢復健康的最佳方式是什麼？
- 別人的能量會對這個情況造成多大影響？
- 其他存在或負面影響會對這個情況造成多大作用？
- 我要怎麼做，才能清理別人的能量，或清除其他靈體或負面影響？
- 是否有鍊條、羈絆或其他形式的能量制約牽涉其中？
- 我應該擺脫任何外在影響嗎？
- 我應該如何引導恩典的療癒能量流？
- 我正錯過什麼？
- 如果有一千位天使降臨我的患者身邊，他或她現在會有什麼體驗？

療程中的能量體驗

在療程進行期間，你和患者都會經歷許多能量上、情緒上與身體上的反應，這種狀況很常見。事實上，你們每個人很可能會有截然不同的體驗。因此，你必須追蹤自己身體的變化，看看這種變化對你的患者是否有意義，並持續要求患者分享他們的體驗，這麼做很重要。以下詳細說明不同的體驗，包括你在能量療癒過程中可能經歷的，以及這些體驗意味著什麼。根據這些觀察，你將決定如何和患者互動或建議某些療癒步驟。

一般來說，在處理深植於內心的問題，以及源自久遠過去的問題時，你的患者會出現更多身體與情緒反應。通常，問題發生的時間點距離現在愈久，身體的反應就會愈大。

以下是患者在療程中常見的反應、轉變與改變。務必留意，你很可能會把這些經驗納進自己身體裡面。有時候，療癒師也會去體會患者可能（或應該）出現的感受，用這種方式來評估隱藏的問題。

119

體溫改變

在療程中，最常見的情況就是體溫改變。你的患者的體溫可能會出現極端的波動，從非常熱到非常冷，有時還會冷熱同時發生，比方說手腳冰冷，臉和胸部卻滾燙。

一般來說，發熱代表新的療癒能量正進入體內，或舊的能量正燃燒殆盡。如果患者受到感染，身體的熱度會立即啓動免疫系統。火的元素或許可以把羞愧感燒掉。寒冷通常和釋放能量有關。寒冷也意味著身體正在清除細菌、擺脫舊信念或有個靈體正離開身體。

身爲療癒師，你或許也會經歷各種與體溫有關的感官體驗。比方說，你可能會感覺到精微能量在你或患者的體內移動。你可能會覺得很冷，因爲你正請患者釋放能量。或者，你感覺到的體溫變化可能只是反映出患者的體驗。

你和患者可能會體驗到不同程度的體溫變化。舉例來說，有時候，當我把手放在患者身上時，我覺得自己的手很冷，患者卻覺得我的手在發熱。一旦出現這類情況，代表我可能正在幫助他們釋放能量。所以，當我感覺到釋放能量導致的體溫降低，這很可能是接收新療癒能量的前一步，等到開始接收能量，就會變暖和。

通常，我會比患者提早三十秒感覺到即將發生在他們身上的體驗。這種情況叫做「自動調節」（registering）。隨著強大的能量界線就定位，「自動調節」讓身爲療癒師的你察覺或接收關於患者的信息，但不必把它當成自己的責任。你或許可以說：「我覺得很熱，你感覺如何？」透過互動的方式來傳遞這些信息，會讓他們覺得你待人友善。在富有同理心的環境下，他們會有安全感。

其他身體感官

你和患者可能會經歷許多身體感官的體驗。比方說，你們兩人或其中之一可能會感覺到明顯的刺痛或輕微的體內顫抖。我發現當患者內心的觀念改變時，通常就會出現這種情況。神經系統對當下的領悟或覺知做出回應，於是，心靈的轉變化爲身體的改變。對患者來說，這往往就是直呼「啊哈」的頓悟瞬間。

120

如果患者出現麻木無感的情況，通常是因爲能量阻塞。若患者感覺遲鈍，通常代表他們正再度經歷過去的衝擊，這可能是病情的潛在原因，也是讓他們來到你門前求診的關鍵。如果患者過去的衝擊或創傷仍留在某個身體部位，他們也會覺得該處感覺麻木。

無論是哪一種情況，療癒衝擊的方法是好好感受痛苦。你可以問患者一些溫和的問題，也可以透過你的直覺指引來了解整件事，然後打造一個安全的空間，讓他們好好感受之前失去的感覺。如果你的專業領域並未涵蓋這種療程，你應該把患者轉介給受過訓練的人，以便幫助他們完成體驗痛苦的步驟，這一點很重要。如果在療程中，患者過去麻木無感的痛苦開始浮現，你可以向患者保證這是好現象。他們現在正處於原始事件的**餘波**中，而且，已經比以前更接近療癒的目標了。

情緒的波動

人們一旦開始接受療癒，情緒往往會出現很大的波動，這種現象很常見。這些情緒通常是過去受到壓抑的感受。雖然許多情緒與感受都有細微的差別，但核心感受有五種：憤怒、悲傷、恐懼、厭惡與快樂。身爲療癒者，你可以幫助患者釐清自己的感受，以及這些感受代表的意義，兩者同樣重要。他們可能也需要處理阻礙或固執的問題，正如前述補充說明「阻礙與固執」的段落。

我們可以透過「保留空間」（holding space）爲患者提供最好的助力，這在精微能量的圈子裡是常用詞彙。「保留空間」意味著創造一種可以激發療癒的神聖氛圍。這是充滿樂觀、關懷與同理的能量空間，我們在這裡與自己認知中的神建立連結。

如果你的患者反覆陷入同樣的情緒狀態，很難度過某種情緒的循環、甚至超越情緒，我們就必須問清楚，他們經歷的所有情緒是不是**自己的**情緒。一旦我的患者長期處於憂愁、焦慮、恐懼或憤怒的情緒中，我就會要求他們捫心自問，他們此時的感受有多少百分比是屬於自己的能量，又有多少屬於別人的能量。他們通常一下子就有答案了，不費吹灰之力：「其中有百分之三十是屬於我的能量！」

我們只能處理自己的情緒。如果百分之七十的憤怒是你父親的憤怒，你

回憶浮現

療癒工作通常會引發患者的回憶。我們都有故事，而且與許多時間、地點、人有關。患者的回憶可能是下列任何一項的產物：

- 前世
- 中陰身（In-between lives）
- 童年時期
- 成年時期
- 祖先的回憶
- 不屬於自己的回憶，或許承接自家人、文化或其他靈體

公開的回憶（Overt memories）指的是實際發生的事。比方說，我們的回憶可能包含五歲的自我用五感體驗到的一切，亦即視覺、聽覺、觸覺、嗅覺，可能還有味覺。**隱藏的回憶**（Covert memories）則來自別人的感受。怨恨通常和隱藏的回憶有關。或許母親撫養我們，但她對於自己必須這麼做還是有一點怨懟。或者，父親也許夜裡把我們裹進他的被子裡，但我們討厭他這麼做；如果沒有公然越過性界線，很可能已經用能量界線隔離某些東西。那種過去的不適感就是隱藏的回憶。

有時候，患者接收到的信息與過去的回憶相反，而是未來的可能性，例如警示、預兆、預言。

在處理任何回憶時，關鍵在於先釐清這些回憶是屬於公開的回憶、隱藏的回憶，還是未來的可能性；這些是不是患者本身的回憶；這些回憶是因什麼情況而起；如今這些回憶對患者造成什麼影響。你可以運用第十二章的練習，例如「揭開你的故事情節」，幫助患者在回憶中尋找一線光明。

可以交給**他的**更高自我處理。如果剩下的感受屬於你的患者，請幫助他們決定這些感受的意義。五種主要感受會帶出更深刻的觀點，如下所述：

121

- **悲傷**要求我們在失去的情況下感受到愛。
- **恐懼**要求我們向前走、向後退或換條路走。
- **憤怒**要求我們設定界線。
- **厭惡**告訴我們，某事或某人對我們無益。
- **快樂**讓我們知道，自己想要更多同樣的東西。

關鍵在於，在過程中持續前進，不要脫軌。我們必須知道何時該繼續探索情緒、或何時要往前邁進，得在這兩者之間取得重要的平衡。因為我是動覺發達的人，我常常會感受到患者的情緒。但我已經明白，提供療程架構並好好管理、確保療程持續進行下去，是非常重要的事。關鍵通常在於，承認他們此刻的經歷，並提供樂觀之光。「我知道你現在很痛苦，也明白這很難，但讓我們繼續往前邁進，看看我們可以怎麼處理這個問題。」

122

不尋常的情況與療癒師的挑戰

身為精微能量療癒師，有時會招來不尋常的情況。一旦過去的情緒或強烈情緒觸動了患者，他們有時會發怒或變得暴躁，搞不好還會噁心想吐、生病或精神恍惚。我曾目睹患者遭受恐慌襲擊，導致完全成熟的偏執症發作。身為療癒師，你的優先要務是保護自己與患者。平靜安撫的對話通常可以拉患者一把，讓他們順利轉換情緒。你可以要求患者把注意力放在呼吸上，並提醒他們，他們此刻正放下過去存放在心裡的問題，很快就會感覺好多了。一旦遇到極端的情況，你心裡有數，隨時可以終止療程或尋求協助。當情況急遽失控，千萬別試圖掌控。

有種相當常見的情況是，精微能量療癒師與其患者會提及他們遇到超自然存在。這些超自然存在大多很有幫助，其中可能還包括祖先、所愛的亡者、指導靈、天使，以及其他形式的助力。而靈體也常被稱為「干擾現象」（interference）、「黑暗勢力」、「邪靈」或「墮落天使」，不論是什麼稱呼，都會對療癒結果帶來負面影響（請見第十五章〈精微靈性〉，了解更多關於靈體的資訊）。在我的執業生涯中，我曾見過燈光忽明忽亮、電話線路中斷、門砰砰作響、從角落衝出來的暗影。我常會運用恩典的療癒能量流來清理整個空間，好讓我和患者可以繼續進行療程。倘若患者受到驚嚇，我通常會告訴他們，這種黑暗的存在是好現象，代表我們正接近眞正的問題所在。

一旦恐懼浮現，處理患者和我們自己的恐懼，就是最重要的挑戰之一。有時候，我們害怕未來不會康復或無法改變。但有時候，患者其實是害怕**即將到來**的改變。

比方說，我曾花六個月左右的時間，療癒一位患有多發性硬化症的女病人。當時我去她家出診，因爲她已經病重。透過我們的療程，她的病情逐漸好轉，開始過近乎正常的生活。我問她是否已經準備好進行完整的療程。她拒絕了！她想折磨自己的先生，因爲他不愛她。她說出這番聲明不到兩週，身體就回到之前的狀態，只能困在輪椅上。

有時候，在療程中似乎什麼事都沒發生。一旦出現這種情況，代表我們的患者很可能正受到阻礙或干擾。也許，療癒能量依然保留在他們的能量場裡面，但並未落實。也許，患者之後才會感覺到療程的效果，說不定得等他們到家，甚至過了幾週之後才有感覺。你必須明白，療癒的能量永遠不會消失。

你可以要求患者留意，看看過幾天有沒有改變，或者有無徵兆或夢境告訴他們還需要明白什麼或做什麼。

123

為療程下結論

我會在療程尾聲詢問患者，他們是否願意讓療癒能量繼續在內在發揮作用。爲了繼續療癒，我建議他們留意自己的夢、情緒和需求，甚至是自己想吃的食物。或許，你也可以分享他們回到家之後可能會有什麼期待，如下所述：

療癒危機

在療程結束後，許多人會生病或被情緒洪流淹沒。能量療癒通常一開始會發生在靈性或心理競技場，然後才落實在體內，開始解除身體或情緒的毒素，產生化學變化。比方說，有人可能會清除體內長期累積的病毒或受到壓抑的怒火。除了經歷哀悼的過程之外，我在患者身上最常看到的症狀是感冒或流感。

行為改變

患者通常會發現自己開始改變一些長期行爲或習慣。他們可能會突然停止吃糖，或想穿新衣服。這代表精微能量的轉變正在鎖定身體的神經軟體。

別人的反應

有時候，其他人或外在世界會出現不同的行爲舉止。原本凶惡的人現在卻很支持你。也會有人希望變回過去的自己。在遇到逆境的時候，患者需要療癒師或培訓導師的支持，才能穩住他們重新建立的平衡。

什麼都沒發生

有時候，你並非是這位患者最適合的療癒師人選，而且療程結束後什麼都沒改變。患者可能也抗拒改變或受到干擾，卻毫無所覺。在這些情況下，最好建議他們換個療癒師。

更多困難

有時候，一個療程會創造人生的轉捩點。在療程結束後，人生會變得更具挑戰，而非更輕鬆。當療癒師要求我們透過自己的崩潰來取得突破，往往就會發生上述情況。各方力量聚集起來，只爲了阻止我們取得進展；在這種情況下，對患者來說，繼續個人成長的旅程，才是更重要的事。

124

這項療程的祝福

有件事是肯定的：精微能量療癒師運用自己的能力來服務別人，這種行爲就相當於走在納瓦霍（Navajo）人口中的「美麗路徑」（Beauty Path）上，而這正是智慧與眞相之路。如果你現身提供療癒的服務，就須明白，唯有祝福會經你流向別人。

PART III
宇宙通道與療法

125

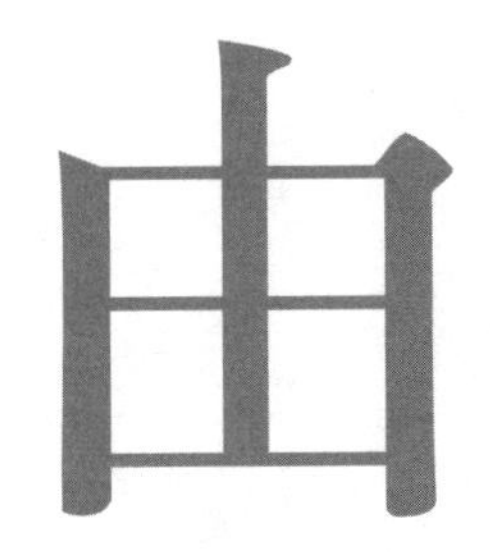

於精微能量療法的領域很廣，分成許多派別。因此光看部名，你多半就已經猜到，第三部彙整了各種工具與療法。我稱爲「宇宙通道」(universal pathways)，因爲這些方法是源自世界各地的許多文化的工具與療法。本章節的療法是神聖的技術——從意義上來看是神聖的，因爲這些充滿關懷與善意的療法解決了人類的需求，不但重視我們追求療癒的權利，讓我們擁有尊嚴與自由;同時這些是融合科技與靈魂的療程與方法。爲了發揮最佳效用，不只是第三部的療法，還有第九章呈現的基本能量技巧，許多方法都可以合併使用。

透過簡單清楚的介紹，你將學會如何在患者與所愛的人身上使用這些工具，甚至可以用來療癒自己（正如前面章節所言，當內文提及「患者」與「你的患者」，指的是任何可能採用療法的人，包括你在內）。你也會找到一些有助於運用這些工具的方法（通常引人入勝），從徒手療癒、薩滿之旅到運用色彩、聲音、自然元素，各種廣泛的療癒需求都涵蓋在內。第三部所收錄的應用方法，基本上都與本書前四章有關；每個方法都可以回溯到能量場、經絡與脈輪之間的互相連結，兩者息息相關，而精微體正是由能量場、經絡與脈輪所構成。

在前面章節，你探索了一些基本主題，包括意圖、道德準則、直覺、信任與能量界線，現在你已經準備好穿越宇宙通道，踏上一場壯麗之旅，這場探險將帶你進入新舊交融的領域。

11

徒手療癒

127

創傷正是光進入你生命的入口。

——波斯詩人魯米（Rumi）

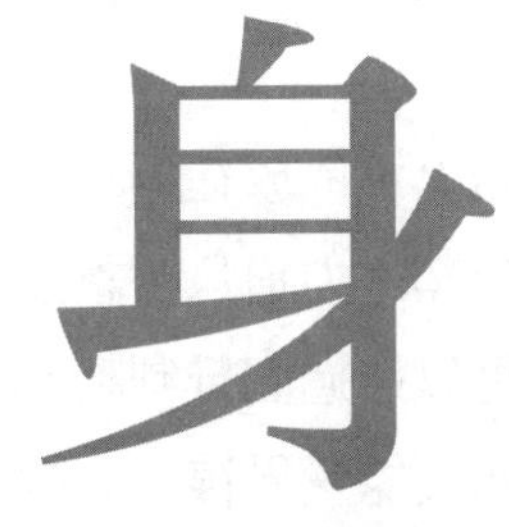

爲經常展現精微能量療法的療癒師，顧名思義，我們健康的關鍵就掌握在我們手中。只要摩擦雙手，我們就可以感受到雙手輕而易舉產生的熱與能量。一旦加上意圖的力量，亦即傳遞愛、關懷、希望與樂觀等能量，成效會更顯著。

在本章，我們將探索各式各樣的徒手療癒技巧，你可以運用這些技巧來幫助你的患者恢復健康、重拾幸福，也可以調整並加強你本身的療癒力量。其中一些技巧是運用我們的雙手來傳遞或移動精微體內的能量。其他則是運用雙手壓、輕敲、按摩等控制穴位與經絡的方法，促進能量流經這些管道，創造健康平衡的能量流。

具有療效的能量手療

我的同事桃樂西雅 · 胡佛—克拉摩（Dorothea Hover-Kramer）在她的巨作《能量手療：治療自己與他人的基本能量療法》中（*Healing Touch: Essential Energy Medicine for Yourself and Others*）清楚介紹了能量手療（Healing Touch），內容發人深省。在這種能量療法中，療癒師以心爲中心，有意識地使用自己的雙手幫助療癒。能量手療和前面章節介紹的療法類似，可以影響靈光場、脈輪與生物場。正如桃樂西雅在她的著作中所言：「顧名思義，能量手療最

128

貼近接受照護的人身體。」[1]

學習能量手療的學生所學習的第一個技巧，名叫「磁力的傳送」（Magnetic Passes）。身爲療癒師，你把自己的雙手想像成小磁鐵，用來疏通堵塞的能量，讓停滯不前的能量動起來，恢復患者能量場的平衡。磁力的傳送技巧特別有助於緩解頭痛與其他形式的身體疼痛。雖然能量手療可以用在許多用途上，但緩解疼痛多半是最受人們感謝的療效。

治癒頭痛的磁力傳送

磁力傳送分成兩部分，其名稱正好點出了你的雙手與患者能量場的關係：「移動的手」與「靜止的手」。當你移動雙手的時候，一定要以繞圈的方式移動，不論是順時針或逆時針都可以。順時針往往引進能量，逆時針則通常排除能量。當你的雙手靜止的時候，你只要保持不動，讓手去感覺與接收能量就好。

在徵得患者同意之後，你可以直接把手放在患者身體上，或放在遍布全身的靈光場中。如果你把手放在身體上，請輕壓患者的身體，力道只需讓患者感覺到你的存在即可。如果你把手放在靈光場中，你可以透過直覺判斷必須距離身體多遠才能掌握。你也可以感覺第七章提及的四大能量界線中，哪一個正在發揮作用。大多數療癒師都會透過直覺評估，然後，在療程中，他們的動作將從「雙手觸摸療癒」變成「雙手隔空療癒」。許多人也會運用十二脈輪系統，而其中五大脈輪（加上相對應的靈光層）位於身體外部（請見第四章）。不論把手放在哪裡，你都是把雙手當成輕柔卻力量強大的療癒磁鐵使用。

以下逐步療程雖是處理頭痛，也可以輕而易舉地消除其他身體部位的疼痛。

1. 透過聚精會神、接地氣與創造平靜安心的氛圍，做好內在準備（請見第九章，學習我建議的技巧）。

2. 向患者徵得同意，繼續進行療程。

3. 將你及患者的頻率調整至一致，運用直覺評估他們頭部不適的部位（請參考第六章〈直覺與信任〉的訣竅，了解如何運用直覺能力感知能量）。

4. 運用「移動的手」的技巧，把你的手輕輕放在疼痛部位上。如果疼痛的部位很大，先從其中一端開始，然後往另一頭移動，過程中持續用你的手畫圈圈。你可以把手放在患者的頭上或頭頂上方，除非你感覺到頭痛的部分原因在某個外部能量場，那麼你可以轉變這個靈光層，同時也在這裡多花點時間。

129

5. 接下來運用「靜止的手」技巧，進一步讓受到干擾的區域平靜下來。你將會知道何時應該停止，因爲你會感覺到患者身體的轉變。

6. 一旦你完成「磁力的傳送」，就運用你的雙手或意圖爲患者接地氣。
   - 如果你用的是雙手，把手放在患者雙腳的上方或下方，你的手可以碰觸到他們的腳，也可以距離幾公分遠。他們穿不穿鞋襪都沒關係，療癒能量會直接穿透過去。
   - 如果你用的是意圖，運用直覺，把患者的腳和大地深處或任何大地元素連結（請見第十九章，了解更多關於元素的資訊）。

7. 詢問患者的回饋意見，請他們分享當下的感受，以此結束療程。

如果是偏頭痛，你的手在移動時必須距離患者頭部幾十公分遠。你可以測試把手放在多遠的距離，才不會讓患者感到不舒服。運用「移動的手」來清除堵塞的能量，不要間斷，直到你的雙手可以靠近患者頭部爲止。然後換成「靜止的手」的姿勢，把你的手直接放在患者頭上，不要停止，直到建立對稱感與平衡感爲止。

靈氣療法

1922 年，日本佛教徒臼井甕男（Mikao Usui）創辦一套靈性的整體療法，名爲「靈氣療法」（Reiki），此後，這套療法經過不同的導師調整、修改。源自古代傳統的靈氣療法，同時採用「雙手觸摸」與「雙手隔空」兩種方式。

靈氣療法運用生命力來療癒精微體，讓精微體恢復平衡，而療癒師正是這種宇宙能量的通道。靈氣療法也可以運用神祕的符號，引導能量流向你設定的位置。數十年來，這些符號一直被保密，正是因爲如此，不同的文化才會對這些符號產生不同的解釋，不過，如今你在許多出版品和網路上都找得到這些符號。許多人相信，這些符號只是療癒師治療的著力點，本身沒有任何力量。

當你在自己或別人身上進行靈氣療法時，「Cho Ku Rei」是你可以使用的靈氣符號之一，其運作方式就像燈光開關，可以引起顯化，加強能量，促進療癒。符號當中的水平線代表靈氣來源，垂直線代表能量流，與中線交集七次的螺旋形則代表七大脈輪（請見圖11.1）。「Cho Ku Rei」的功能很多，你可以用手指、手或在腦海中描繪它；也可以在進行徒手療癒之前，分別於兩隻手掌上描繪；你還可以畫在脈輪、靈光層或經絡穴位上。你可以直接把這個符號畫在受傷的部位上，也可勾勒在一個物品、一幅影像或照片上，甚至在食物或水當中描繪這個符號。這個符號通常用在療程剛開始與結束的時候。

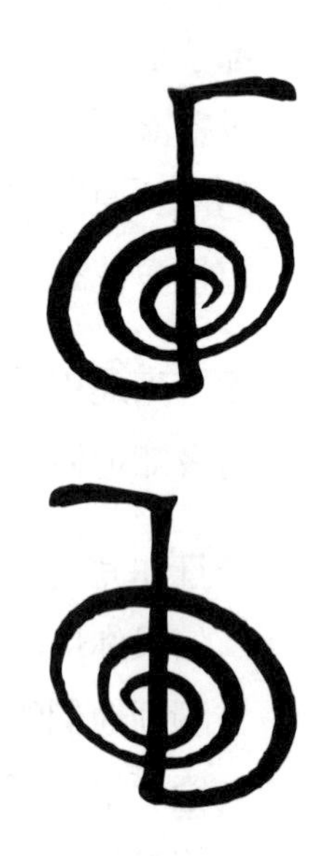

圖11.1　靈氣符號「Cho Ku Rei」

「Cho Ku Rei」（發音為 choh-koo-ray），以順時針描繪（請見上圖）可引入或產生能量；若以逆時針描繪（請見下圖），則可淨化與釋放能量。

你可以透過下列簡單的練習，運用這個充滿力量的符號來促進療癒，顯化新現實。

步驟1：決定這次要使用哪一個符號。以順時針描繪，「Cho Ku Rei」的符號可以讓能量從靈性往物質移動，加強顯化實現的力量，促進療癒。而逆時針或反向描繪時，這個符號就會讓能量從物質轉向靈性，釋放並清除負面能量，加以淨化。

步驟2：設定你的意圖。選擇你將啓動什麼能量，原因爲何。最重要的任務是設想一個意圖（亦即要把符號畫在哪裡，以及爲什麼），然後決定你應該順時針或逆時針描繪符號。

步驟3：運用意圖啟動符號。勾勒符號的時候，把注意力放在你的意圖上。想像符號就像燈光開關一樣運作，可以啓動生命力的流動。

以下列出一些簡單的點子，教你如何運用「Cho Ku Rei」符號：

- 和其他符號或療癒技巧一起使用。「Cho Ku Rei」符號可以用來加強任何療癒意圖或療程。比方說，爲了讓療程充滿能量，你可以在任何療程中加入順時針的符號，例如前述的「磁力傳送」練習；或者，你可以在釋放雜亂的能量時，運用逆時針的符號。

- 用來展開或終止療程。你可以運用這個符號爲自己或別人展開療程。如果你或患者需要在療程剛開始或結束的時候加強能量，你可以使用順時針版本;如果你需要釋放負面能量或雜亂的能量，你可以使用逆時針版本。

131

- 直接把符號畫在受傷的部位，促進疼痛緩解。
- 把符號畫在一幅影像上，畫面中呈現出你想要顯化的問題。
- 在你的前方（空中）描繪符號。
- 在你家中的窗戶或門口描繪符號，加入保護的意圖。
- 在其中一個脈輪上或靈光場中描繪符號，爲那個精微能量結構的區域促進療癒。
- 在你或患者的手上描繪符號，加入你心中的願望，例如讓你的文筆更有力量或啓動療癒能量。
- 在食物與水的上方描繪符號，藉此祝福你的食物和水。你可以運用順時針的動作來增加生命力，或者，如果你正使用食物或水來淨化身體，你可以採取逆時針的動作。
- 爲了療癒或實現願望，你可以在水晶或珠寶上描繪符號，同時聚精會神，將自己的意圖灌注在水晶或珠寶裡面。

你也可以合併使用「Cho Ku Rei」符號和第九章提及的基本能量技巧。

舉例來說，當你運用「靈性對靈性」技巧時，在申明自己的靈性與他人的靈性之間的界線之後，就可以祈求神靈透過「Cho Ku Rei」符號進行療癒或促進顯化。

你也可以運用恩典的療癒能量流加強符號的力量。正如第九章所言，恩典的療癒能量流是一種強大的改變能量。當你召喚恩典的療癒能量流，取代患者能量場中堵塞或雜亂的能量，你的直覺會感知到無益的能量一掃而空，此時恩典的能量流進入能量場中，塡補了剩餘的空缺。然後，你就會感覺到連接點被「Cho Ku Rei」符號封閉起來了。

你手中的五行元素

根據中醫的五行理論，人體是宇宙與五行元素的鏡射，五行分別爲土、金、水、木與火。同樣的五行元素也反映到、並分別直通我們的五根手指。

在道家大師謝明德（Mantak Chia）承襲上千年的傳統發展出來的療癒系統中，每根手指都對應到下列元素：

132

- 大拇指：土
- 食指：金
- 中指：火
- 無名指：木
- 小指：水

在西藏傳統療法中，將這五種元素視爲空、風、火、水與土。每種元素同樣反映在每根手指上，以下列出與每種元素相關的顏色：

- 大拇指：空／白色
- 食指：風（氣）／綠色
- 中指：火／紅色
- 無名指：水／藍色
- 小指：土／黃色

不論你的主要療法是指壓、按摩、能量手療，還是另一種徒手療癒的方法，只要了解這兩種系統與五種元素引發的療癒能量，就可以加強你的療程效果。

將手指當成診斷的療癒工具

當你選擇要在精微能量療程中使用哪根手指，或合併使用哪些手指時，你可以思考以下與患者有關的問題（如果你進行的是自我療癒，就是跟你有關的問題）：

中醫理論（道家）：

- 這個病症跟憂慮或胃有關嗎？若是如此，使用你的大拇指，引入土元素。
- 這個病症跟悲傷、哀痛或憂鬱有關嗎？還是跟肺與（或）大腸有關？若是如此，使用你的食指，引入金元素。
- 這個病症跟不耐煩、性急有關嗎？還是跟心臟、小腸、循環系統與（或）呼吸系統有關？若是如此，使用你的中指，引入火元素。

- 這個病症跟憤怒或肝、膽囊、神經系統有關嗎？若是如此，使用你的無名指，引入木元素。
- 這個病症跟恐懼或腎臟有關嗎？若是如此，使用你的小指，引入水元素。

西藏傳統療法：

- 這個病症跟更高的理想或原則有關嗎？若是如此，使用你的大拇指，引入空元素。
- 這個病症跟見解、想法或信念有關嗎？若是如此，使用你的食指，引入風（氣）元素。
- 這個病症跟炎症、熱情或顯化的需求有關嗎？若是如此，使用你的中指，引入火元素。
- 這個病症跟情緒、創意或直覺的流動有關嗎？若是如此，使用你的無名指，引入水元素。
- 這個病症跟實際問題、身體療癒、祖先或接地氣有關嗎？若是如此，使用你的小指，引入土元素。

133

你也可以把自己的手指當成診斷工具，一一使用每根手指，探索以下問題：

- 你開始療癒患者的時候，是否受到吸引，想要使用哪一根手指？
- 是否有哪一根手指引起強烈的感覺？
- 是否有哪些特定的手指讓你的腦海中浮現一些影像、字句或其他直覺信息？
- 你是否感到被迫使用哪些特定手指，而且不只一次，或者按照特定順序連續使用兩根或更多手指？

「聲浪」最大的手指或許可以爲你或患者帶來最有療效的可能性。

用手指進行簡單的療癒

不論你是透過中醫（道家）來了解自己的手指，還是透過西藏療法來了解（或你能接受的任何系統），只要用你的右手包住與目前病情相關的左手手指，然後擠壓三到六次，就可以立刻緩解病情。接著，你可以換手再做一次同樣的動作。

如果你採用的是中醫療法，假設你正在處理憤怒的情緒，你可以用右手包住左手的無名指，然後擠壓。若你用的是西藏療法，就要用右手包住左手的食指。如果你不知所措，無法釐清問題所在，你可以一一擠壓每根手指，三到六次，然後換手。你想要加強療效嗎？你可以同時做深深的腹式呼吸。

每個人都適用的指壓按摩

指壓是古老的療癒技藝，透過手指施壓，掌握關鍵穴位，藉此來刺激身體天生的自我療癒力。有時人們亦把指壓稱爲「穴位按摩」，我們在本章探討的指壓源自中醫。正如我們在第三章探討的內容，氣透過名爲「經絡」的能量通道循環全身。每一條經絡對應不同的體內器官。指壓點沿著經絡分布，這些都是針灸與指壓的重點。只不過，針灸使用的是針，指壓用的是手指施壓，力道從輕柔到用力都有。一旦刺激這些穴位，就會讓緊張的肌肉鬆弛下來，促進氣、血與淋巴液的循環，加強身體的生命力整體的平衡，幫助療癒。

透過指壓，可以達到兩大主要目標。

- 當你用小小的畫圈動作來按摩穴位點時，就可以釋放堵塞在經絡中的氣，並釋放相關器官內的壓力。
- 當你在固定的穴位施壓，就會將大量的氣引入經絡中，讓器官系統充滿活力。

十大黃金穴位

人體內有將近五百個穴位，其中十個穴位被視爲黃金穴位，亦即最重要的穴位，可以用來預防、治療疾病及各種失衡狀態。在針灸、指壓按摩、日式指壓（shiatsu）與其他以經絡爲基礎的療法中，以下是關鍵穴位：

胃經的足三里穴（ST 36）：

足三里穴可以修復並建立脾胃中的消化能量，古代中醫師非常尊崇足三里穴治療所有疾病的能力。這個穴道最有名的功能是緩解消化問題，包括便秘、脹氣、腫脹、噁心、腹瀉、腹痛和腹脹，也可以用來治療關節炎與老化衰弱造成的問題。

大腸經的曲池穴（LI 11）：

這個穴道可以提高免疫力，是治療持續感染最有效的穴道之一。曲池穴可以解熱，例如高燒、潮熱、有灼熱感的腹瀉引起的發熱；還可以緩解溼熱皮疹，例如粉刺、蕁痲疹和帶狀皰疹；對血液循環問題也很有用，例如貧血。最後，曲池穴可以用來治療顫抖症和網球肘。

大腸經的合谷穴（LI 4）：

這是最好的止痛穴道之一，可以緩解任何類型的疼痛，包括頭痛和肩膀與手臂的疼痛。合谷穴是最有名的穴道之一，對於消除體內多餘熱氣很有幫助，否則體內熱氣一旦過多，就會導致流鼻血、發燒。合谷穴還可以加強身體的防衛之氣，用來緩解過敏、鼻竇充血、感冒、打噴嚏、流鼻水、喉嚨痛、眼睛痛和牙痛。懷孕期間禁用此穴。

135

膀胱經的委中穴（BL 40）：

這個穴道對於緩解背部疼痛（包括急性腰痛）、肌肉痙攣、扭傷、膝蓋僵硬和腿痛很有效，也可以用來治療關節炎、皮膚病（發癢、炎症），以及發熱症狀，例如熱衰竭和中暑。

肝經的太衝穴（LR 3）：

這個穴道主掌氣的疏泄，釋放受到抑制的能量。否則，一旦能量受到抑制，就會讓人易怒、挑釁、焦慮、憂鬱，引發緊張型頭痛和經前症候群（包括乳房脹痛）。太衝穴可以緩解整體緊繃與緊張，藉此滋養肌腱和韌帶。這個穴道對緩解高血壓、治療失眠、甚至糖尿病的療效也十分出名。

膽經的陽陵泉穴（GB 34）：

這個穴道可以降氣逆，否則，一旦氣往上逆流到頭部，就會引發失眠、偏頭痛和焦慮發作。陽陵泉穴可以用來治療消化不良、噁心、嘔吐、口苦，預防膽結石。在治療抽筋、痙攣與腰、臀部、膝蓋、大腿肌肉等其他病症，緩解疼痛與坐骨神經痛時，陽陵泉穴也很有療效。

肺經的列缺穴（LU 7）：

列缺穴是很好的穴道，可以緩解氣喘與呼吸急促。在治療任何跟頭部與後頸有關的病症時，例如偏頭痛，這也是關鍵的穴道。列缺穴主掌疏風，可避免痙攣、抽搐和貝爾氏麻痹症（Bell's palsy）。此外，在治療忽冷忽熱、流鼻水、喉嚨癢與喉嚨痛、打噴嚏和身體疼痛等風邪入侵的疾病時，這個穴道也很有療效。

心經的神門穴（HE 7，也以HT 7聞名）：

這個穴道可以在過度思考引發焦慮時寧心安神，讓人放鬆，還可以緩解因爲過度興奮導致的失眠。神門穴也可以調和身體機能，平衡情緒，強化靈性（或稱「安神」），藉此減少心悸，調節心律。

脾經的三陰交穴（SP 6）：

這個穴道可以補脾土，促進脾造血。在治療婦科疾病、性失衡、泌尿系統失衡、消化系統失衡和情緒失衡時，這是關鍵穴道。三陰交通常用來治療焦慮、失眠、頭痛和經痛，也是緩解沉重感與倦怠感的重要穴道。懷孕期間禁用此穴。

136

腎經的湧泉穴（KI 1）：

這個穴道對於接地氣和連結大地能量有很大的幫助。透過這種方式，湧泉穴可以讓人寧心，撫慰受到驚嚇或高度焦慮的人。這個穴道可以用來治療頭痛、高血壓、腹瀉和失眠，也是滋生內在陽氣的關鍵穴道，對老年人尤其重要。

感謝健康生活資訊網（NaturalNews Network）團隊的啓發，才有這組經過調整的穴道。從身體眾多穴道中找出這十大穴道，對精微能量治療師來說，是非常寶貴的精華。[2]

找出十大黃金穴道的位置

以下簡單描述黃金穴道的位置，詳細圖示請見圖 11.2。這裡的「一寸」，指的是你大拇指的指關節寬度。穴道通常位於稍微凹陷的地方，往往靠近骨頭。如果穴道堵塞，通常一壓就會痛。（注意：有些穴道在懷孕期間或精力不足時禁用。如果你擔心的話，請先和專業的經絡專家討論。）

- 胃經的足三里穴（ST 36）：位於膝蓋骨下方三寸，脛骨前緣一指寬之處。

- 大腸經的曲池穴（LI 11）：彎曲手肘，此穴位於手肘外側的肘窩橫紋盡頭。

- 大腸經的合谷穴（LI 4）：用大拇指按著食指，手上的肌肉就會形成隆起，此穴位於隆起處最高點。

- 膀胱經的委中穴（BL 40）：位於膝蓋後方橫紋的中心點。

- 肝經的太衝穴（LR 3）：位於腳背的第一（最大）、第二蹠骨之間，距離大腳趾大約三寸。

- 膽經的陽陵泉穴（GB 34）：位於大腿外側、膝蓋下方，腓骨頭前側下方約一寸的凹陷處。

- 肺經的列缺穴（LU 7）：翹起大拇指，盡量伸長，遠離掌心。在大拇指底端、靠近手腕處，會出現凹陷處。從這裡往手臂下大約一根大拇指長（不是一寸，大拇指寬度才是指寸），你會發現另一支凸出的骨頭，列缺穴就在那兩條肌腱之間。

- 心經的神門穴（HE 7，也稱做 HT 7）：掌心向上，位於腕關節內側、豌豆骨上緣（距離小指那一側的手腕約一寸）。

- 脾經的三陰交穴（SP 6）：位於小腿內側、腓骨後側，踝骨頂端往上約一個手掌寬之處。 138

- 腎經的湧泉穴（KI 1）：位於腳底的第二與第三腳趾之間，在第二腳趾底部與腳後跟的中間約三分之一處——當你的腳趾往下彎曲時，腳底的凹陷處就是湧泉穴。

應用指壓的簡單指南

以下關於指壓的運用指南是受到麥可・瑞德・加赫（Michael Reed Gach）博士的啓發，他在加州柏克萊創辦了指壓學院（Acupressure Institute），著有好幾本書，包括《指壓的有效穴道》（*Acupressure's Potent Points*）。[3]

圖 11.2　十大黃金穴位

這是最重要的十個穴道，可以治療許多疾病。

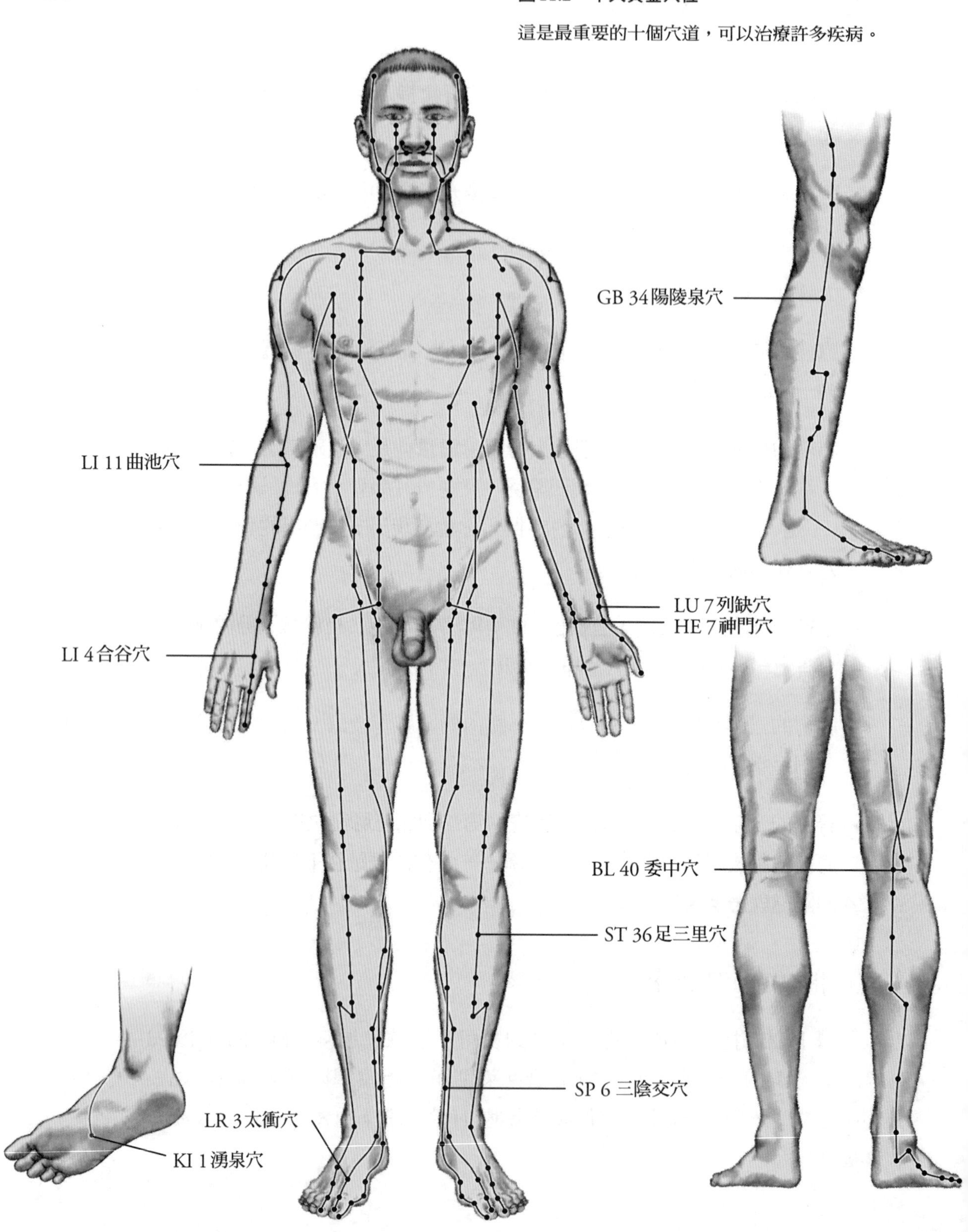

生財工具

中指通常是最長、也是最有力的手指，很適合用來替自己或患者指壓。你也可以用指關節、拳頭或其他工具，例如網球或鉛筆上的橡皮擦。此外，爲了盡可能加強指壓的療效，請參考關於五行元素和手指的資訊（本章稍早曾提及）。

用手指在固定的穴道施壓

用穩定而有穿透力的力道，漸漸在穴道上直接施壓，大約持續兩到三分鐘（你也可以加長時間，但在每個穴道不要停留超過十分鐘）。儘管你可能會想在直接施壓前先輕輕按摩穴道，但務必要避免按摩穴道的整個周邊區域。一旦你用一根或更多手指找好穴道位置，你不須使勁出力，只要利用身體的重量漸漸往穴道壓下去就好。

感覺和疼痛

當你按壓穴道時，每個穴道感覺起來多少都會有點差異。有些穴道可能很敏感，或者一碰就痛。如果你覺得非常敏感（或敏感程度漸漸增加），你可以慢慢減少施壓的力道，直到你在疼痛與舒服之間找到平衡點爲止。

在施加和釋放壓力時保持正念

漸漸施加和釋放壓力，可以讓人體組織有時間回應，促進療癒。只要你有意識地用手指按壓穴道，然後鬆手，就可以增加指壓的療效。

氣的跡象

在一個穴道上停留幾分鐘，直至你感覺到規律的脈動（這就是能量的脈動）或穴道上的疼痛減輕爲止。然後漸漸釋放壓力，最後以輕輕的觸摸結束。

時機

139

避免一次在單一身體部位指壓超過十五分鐘，例如臉、頭或腹部。指壓的效果相當強大，倘若在一個部位釋放太多能量，就會引起併發症，例如頭痛。如果你是替自己指壓，最多只能進行一個小時。

頻率

每天練習指壓，當成例行公事，就可以達到最好的效果。不過，每週指壓兩或三次也會很有益處。

環境

找一個舒服、私密的地方，有利於深度放鬆。

身體姿勢

選擇讓你最舒服方便的姿勢，不論是坐著或躺下都可以。

服裝

最理想的穿著是寬鬆舒服的服裝。

食物與飲料

避免剛吃完大餐或飽腹時練習指壓。避免喝冷飲，因為太冰的溫度會抵銷指壓的效果。結束療程之後，最好來杯熱熱的花草茶，而且要深度放鬆一段時間。

利用指壓迅速緩解病情：獲得快速療效的七項指壓練習

以下七項指壓練習的目標是療癒自己，從舒緩焦慮、消除頭痛到擺脫頸部疼痛，這些練習都對你大有助益。既然每項練習都如此容易達到效果又簡單，因此你也可以用在患者身上，包括教導患者如何在合適的時間進行這些練習。在練習過程中，除了上述提及的十大穴道，還會用到其他穴道。因此，你將讀到清楚的位置說明與每個穴道的益處。

提高新陳代謝

良好的消化作用不僅僅牽涉到胃。若想要提高新陳代謝，最有力的方法是疏泄肝氣（亦即消除所謂的「肝氣鬱結」）。在這裡，你要找的兩個穴道分別是肝經的太衝穴（LR 3）和行間穴（LR 2，行間穴的位置請參見《精微體》第 192 頁圖 4.15）。在腳背的大腳趾與第二腳趾之間的凹陷處，就可以找到穴道，然後按壓穴道，力道雖輕但堅定，你可以停留在原處按壓，也可以按摩穴道幾分鐘。務必使用三根手指，確保你同時按壓兩個穴道。

140

注意：太衝穴和行間穴也有助於緩解暴躁的情緒、頭痛，以及手腳氣血循環不良（這些全都是肝氣鬱結的症狀）。

釋放憤怒與緊張的情緒

一旦氣惱、緊張與憤怒日漸累積，身體通常就會出現疼痛與僵硬的症狀，情緒也會變得心煩意亂。若想要釋放與化解這種焦慮不安，最好的穴道之一是任脈的膻中穴（CV 17），此穴正巧爲氣之海。你可以在胸口正中央、胸骨上方的位置找到膻中穴（大多數人的膻中穴位於兩個乳頭連線的中點，請見《精微體》第 193 頁圖 4.16）。有個特別平靜的方式可以掌握這個穴道，首先雙手合十，做出禱告姿勢，然後用大拇指的指關節按壓在穴道上。別忘了用呼吸輔助，深深吸氣，充分呼氣。持續按壓穴道，直到不再有觸痛感或你感覺稍微放鬆爲止。

緩解頸部疼痛（附加效果）

事實上，這項簡單的指壓練習不只有助於緩解頸部疼痛，還可以治療脖子僵硬、頭痛、心理壓力、神經緊張、惱怒、眼睛疲勞、高血壓、耳鳴和失眠。只要掌握膽經這一對風池穴（GB 20），就有助於調節大腦內氣的循環，釋放腦內啡，讓人放鬆下來。這兩個穴道很容易尋找，我們大多數人不時都會出於直覺去揉風池穴。在頭蓋骨底部，介於兩條垂直的頸部肌肉之間，你會摸到兩個凹陷處。然後，用你的手指或指關節（隨你選擇，只要舒服就好）按壓頭蓋骨下方那兩個凹陷處，力道雖輕但堅定。按壓的時候，你的手指大約會相隔四根手指寬（或七、八公分左右）。請你閉上雙眼，頭往後慢慢傾斜，然後緩緩深呼吸，持續兩分鐘左右。如果需要的話，請重複幾次相同動作。

緩解壓力

可想而知，緩解壓力最有效的穴道之一就位於心經。神門穴（HE 7 或 HT 7）有助於緩解情緒上的壓力與焦慮。不論你是感到輕微的憂慮或恐懼，還是整個人驚慌失措，你都可以輕易在手腕內側找到這個穴道，按著不放。

請將掌心翻轉向上，現在從你的小指往下沿伸，一直到手掌底端，在掌心與手臂交會的橫紋上，神門穴就在你的腕骨內側。你可以用一到三根手指輕輕按住這個穴道幾分鐘，記得深深吸氣與充分呼氣。等你準備好之後，改

141

按另一隻手腕上的神門穴，靜心深呼吸幾分鐘。

緩解焦慮

雖然好幾個穴道都可以有效緩解焦慮，但腎經的湧泉穴（KI 1）效果特別好，能夠讓人達到整體平衡，提振精神。湧泉穴可以滋養整體，固本培元，清神志，寧心安神。此穴就位於腳底，很容易尋找。你可以把手指放在第二腳趾與第三腳趾之間，沿著大腳趾球來到腳底的前三分之一位置，找到天然的凹陷處，那就是湧泉穴。你可以用一到三根手指按壓這個穴道，深呼吸幾分鐘，然後換腳重複一次。

簡易指壓

指壓（shiatsu）這個詞來自日本，意思是「用手指按壓」。然而，除了用手指按壓之外，指壓療法通常包含大拇指、手掌、膝蓋、前臂、手肘與雙腳的使用。目標是對身體的經絡與穴道施壓，透過刺激氣（亦即日式療癒中的能量流），促進健康。

指壓療程通常在地墊上進行，方便療癒師自由行動。做為自我療癒與自我發展的工具，隨時隨地都可以進行指壓。療癒師和患者可以運用下列的簡單練習，在需要時提升自己的能量。

從頭到腳的能量流

用一隻手分開你的腳趾，然後用大拇指與食指夾住每根腳趾，這麼做可以疏泄你的能量，讓能量從你的腳一路流向胸部。

緩解頸部與背部的僵硬

擺脫在桌前久坐所導致的身體僵硬吧！首先，站起來，雙手叉腰，大拇指往上按著背部，穩定地上下按壓脊椎兩側。等能量再度流動，好好感覺你的背與生俱來的力量。

擺脫焦慮，恢復勇氣

為了減少焦慮，重拾勇氣的力量，你可以用指關節適度按壓頭頂。這麼做可以喚醒幾個穴道的力量。在保持穩定節奏的同時，別忘了動作放輕。

緩解頭痛

有個巧妙卻簡單的方法可以緩解頭痛，只要利用這個特殊的穴道，就可以輕鬆達到目的。這個穴道位於額頭中央、眉毛之間，與第三眼有關——第三眼就是人類內在視覺（靈視力）位於外在的來源點。中醫將這個穴道稱爲「印堂」。有趣的是，雖然這個穴道位於督脈行經的路線上，卻不屬於督脈，反而屬於經外奇穴。只要輕壓這個穴道，有意識地呼吸，就可以消除頭痛，而可能造成緊張的焦慮與擔心也會一掃而空。

緩解背痛

若想要緩解腰痛，不論是慢性腰痛或急性腰痛，指壓膀胱經委中穴是最簡單有效的方法。正如其名，委中穴位於膝蓋後方中心點，當膝蓋彎曲的時候，委中穴就在凹陷處的正中央。

找個舒服的地方，你可以仰躺，膝蓋彎曲，也可以坐在椅子上，這兩種方式都可以讓你容易觸摸到膝蓋後方的委中穴，同時讓自己盡量放鬆。按壓穴道兩到五分鐘，運用呼吸將象徵輕鬆與開放的色彩或影像吸進來。不論你是背部、大腿或任何身體部位疼痛，運用你的呼氣緩解那些部位的緊張狀況。

142

「堅強活下去」（Livestrong.com）網站由藍斯・阿姆斯壯（Lance Armstrong）與其他人共同創辦，致力於幫助人們打造健康幸福的成功人生。上述的指壓練習就是受到他們提供的資料來源所啓發，而且經過調整後，成爲精微體最大的支持。[4]

情緒釋放技巧：為了達到整體健康的心理指壓

雖然有許多方法可以處理過去的創傷與當下的症狀，但情緒釋放技巧（EFT， Emotional Freedom Techniques）能提供最簡潔巧妙的方法，而且往往永久有效。情緒釋放技巧包含一系列的敲打技巧，有助於釋放壓力。史丹佛大學的工程師蓋瑞・克瑞格（Gary Craig）創造的情緒釋放技巧，可以消除因哀痛、悲傷、憤怒或恐懼帶來的疼痛。情緒釋放技巧以針灸與指壓原則爲基礎，一邊想著特定的問題，口中說著關鍵句（通常是用來提醒你引發負面反應的原因），一邊敲打頭部、胸部與腋下的經絡穴道，疏通經絡系統堵塞的能量。這種用來提醒的關鍵句主要強調改變的欲望，有些療癒師會用積

143

極肯定的態度遵循這種關鍵句。透過這種方法，可以清除精微場中堵塞的情緒，恢復健康所需的能量平衡。

爲了這套療程，我造訪同事維莉・李斯（Valerie Lis），她是擁有情緒釋放技巧宇宙協會（EFT Universe）認證的專家與訓練師。[5]維莉和其他情緒釋放技巧的療癒師發現，不論遇到多大的問題，這套方法的療效都很出色，而且往往幾分鐘內見效。除了釋放壓力，情緒釋放技巧還有其他眾所皆知的功用，例如消除情緒上的痛苦（包括恐懼症和情感創傷），清除欲望，緩解身體的慢性疼痛，治療頭痛和胃酸過多、消化不良，擺脫食物過敏和化學過敏，改善體能（例如運動的體力）等等。

只要遵循這些步驟，就可以立刻嘗試情緒釋放技巧。

1. 把注意力放在你感到特別麻煩的記憶上。留意你感受到的壓力大小，以及是身體哪個部位感覺到壓力。當你進行到第三步驟的敲打時，你會體驗到情緒的壓力;你的反應愈強烈，情緒釋放技巧的效果就會更好、更快見效。你甚至可以創造一個詞彙來概括整個問題，例如「生我媽媽的氣」或「因爲被忽視而受傷」。

2. 準備好開始敲打。你可以同時敲打臉頰兩側，但這沒有必要，而且，根據維莉所言，大多數人都不會這麼做。你可以選擇臉頰的其中一側進行敲打即可，也可以交叉敲打，還可以換手敲打。

3. 一邊繼續專心想著回憶，一邊用手指輕輕敲打下列每個位置，持續四到七次。以下建議照順序排列，雖然維莉說你的意圖比順序重要:
   - 頭頂
   - 眉毛內側
   - 眼睛外圍
   - 眼睛下方
   - 鼻子底下
   - 下巴
   - 鎖骨——你的胸骨、鎖骨和第一肋骨最初交會的位置
   - 在手臂下方、身體的一側，若是男性，就位於兩個乳頭連線的延伸，女性的話，則位於胸罩帶子的中央，大約在腋下十公分左右

   請見圖 11.3 前七個穴位的圖示。

144

4. 繼續專心想著回憶，重複敲打的程序，陸續敲打每個穴位。

5. 一旦發覺有所轉變，就調整你專注的焦點，重新開始。比方說，如果你依然感覺到壓力，但壓力減輕了，你可以把注意力放在此時仍留在你意識中的感受與思緒（亦即剩下的問題是什麼）。如果你的情緒從壓力轉變成恐懼，就把注意力放在恐懼，重新開始。如果能量從你的胃轉移到脖子，就調整你專注的焦點，再度開始敲打。

這個經過簡化的過程或許完全符合你的需要，可以永久消除你對這段回憶的反應。雖然還有其他情緒釋放技巧的延伸版本，對根深柢固的回憶或許更有效，但這套迅速緩解的療程讓每個人都有機會受益，可以釋放壓力。

在以下練習中，我們將探索如果在敲打過程中加入特定的詞彙，會發生什麼事。

重拾快樂：療癒情緒創傷與清除憂鬱的情緒釋放技巧練習

只要運用情緒釋放技巧，在敲打過程中加入敘述句，我們就可以迎頭面對困難的回憶，以及因此受限的信念。這個敘述句應該是正面的句子，例如「我如此快樂」，只是這種句子往往會帶來負面反應，例如讓你不快樂。所以，你可以用敲打的動作來清除防止你接受正面信念或陳述的負面能量。

爲了消除你對快樂的抗拒，你可以利用上述基本的敲打點與技巧，同時大聲重複這個敘述句：「我如此快樂！」請你懷抱極大的熱情，大聲說出敘述句，每敲打一個穴位就重複一次；經過幾輪之後，把句子改成：「我就是如此快樂的人。」當你一邊敲打一邊說出這些敘述句，不論是只說一句或全部兩句，通常就可以展開恢復的過程，治療潛在的創傷、悲傷與其他阻礙我們平靜快樂的情緒。

146

對某些人來說，使用這類敘述句只是起點，接下來還要清除更強烈的憂鬱，及進行更多敲打的療程，持續的時間也需要增加到十分鐘以上。

145

圖 11.3　情緒釋放技巧的敲打點

此圖呈現出前七大敲打點，第八個敲打點在手臂下方、身體的一側，若是男性，就位於兩個乳頭連線的延伸，女性的話，則位於胸罩帶子的中央，大約在腋下十公分左右。

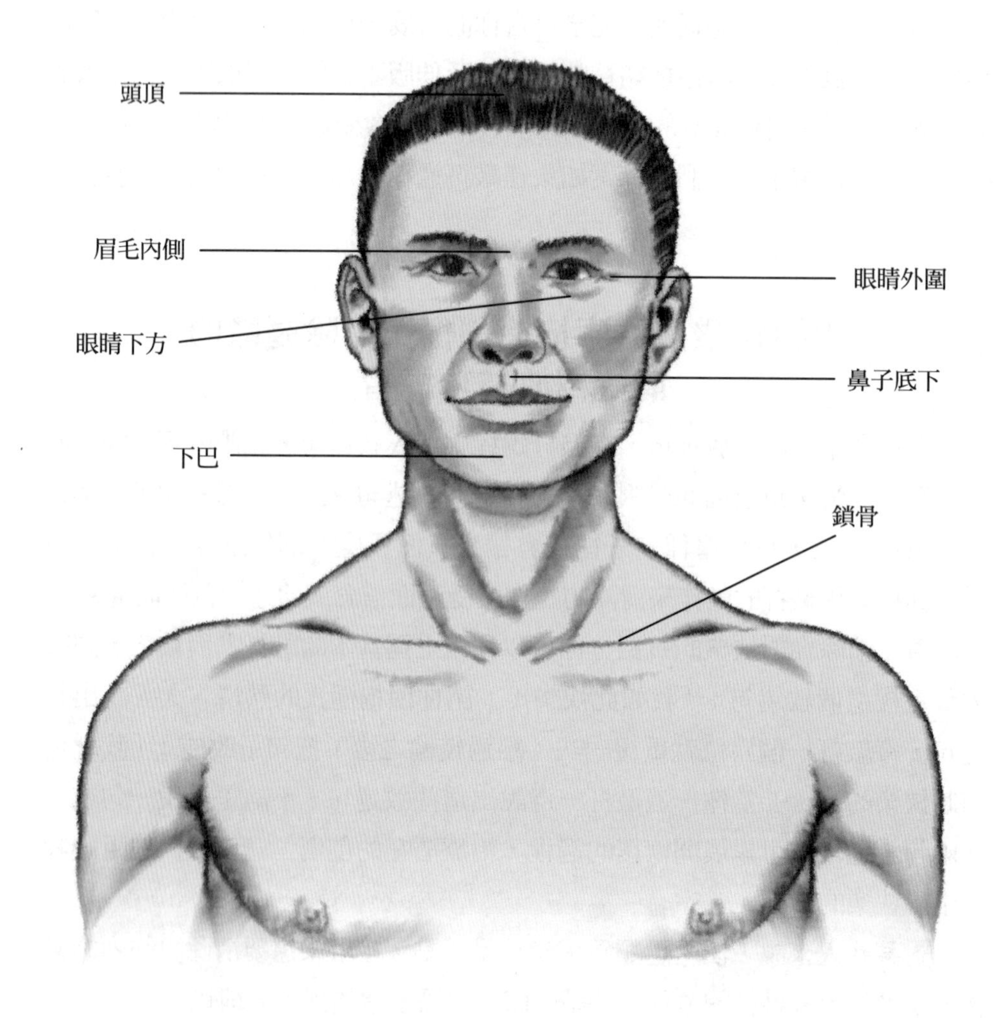

泰式按摩：結合瑜伽與按摩

這是一種動態的身體按摩，涵蓋許多元素，包括瑜伽、伸展與按壓，這種結合推拿與按摩的治療形式，可以伸展肌肉，增加全身的血液流動，讓氣暢通無阻。

泰式按摩源自印度阿優吠陀的療癒技巧，據信，由醫師研發出來的泰式按摩是在超過兩千五百年前的佛陀時期傳到泰國。幾世紀以來，由僧侶進行的泰式按摩一直是泰國醫學的重點。如今，泰式按摩通常由專業的按摩療癒師進行，他們經過特殊訓練，具有執照。即使沒有接受泰式按摩的特殊訓練，你依然可以找個夥伴，在家嘗試下列簡單的泰式按摩技巧。

在你開始之前，確保自己穿著舒服。既然泰式按摩是活動力十足的練習，你和你的夥伴應該穿不會限制行動的寬鬆衣物。你也可以選擇在地板進行，讓你們有足夠的空間移動，不論是在非常柔軟的地毯上，或在舒適的運動墊上都可以，只要大到足以支撐你們兩人就好。如果使用運動墊，你必須在不離開墊子的前提下，能夠在夥伴身邊自由行動。你得要求夥伴在整個練習過程中保持身體放鬆和動作流暢；你應該一直提醒他們保持這種狀態，讓你好好按摩。

步驟1：起始姿勢和推拿。

一開始讓你的夥伴俯臥，臉朝下。先進行推拿，這是泰式按摩的關鍵手法。用掌根按壓夥伴的背、手臂和大腿。和你的夥伴商量，一起決定什麼樣的按壓力道最舒服。根據「身體工作者與按摩師」(Associated Bodywork and Massage Professionals)，這種按摩可以增加循環，促進淋巴液引流，讓過度使用或緊繃的肌肉放鬆下來。

步驟2：動作的範圍——手臂與手。

不論你的夥伴俯臥或仰躺，都可以進行這項練習。你可以積極地動一動夥伴的手腳，一開始先盡量伸展他們的每隻手臂，將手高舉過頭，然後輕輕往外伸展，也可以盡量轉動他們的手腳。

步驟3：彎曲膝蓋，做簡單的伸展動作。

147

讓你的夥伴仰躺在墊子上，你坐在他的腳掌旁邊，你的腳環繞著他的腳。然後，抬起他的一隻腳，讓膝蓋朝向天花板，把另一隻腳塞到臀部附近的腿後腱下面。合掌，放在離你較遠的那一側膝蓋，用手包覆膝蓋，好讓你的夥伴看見你的手。現在，輕輕往後傾，然後往上拉，這麼做的目的是伸展夥伴膝蓋附近的肌肉。接著，你可以把手往上移幾公分，放在大腿上，往後靠，輕輕拉大腿，快速伸展一下。做完之後，手再往上移幾公分，重複同樣動作。每一次伸展持續的時間不要超過幾秒鐘。等你的手移到大腿中間，就開始往回移動幾公分，重複同樣的伸展動作，直到你的手回到膝蓋的位置上。換腳，重複同樣的伸展動作。和你的夥伴合作、討論，一起決定還可以舒服地伸展哪些身體部位。切記，動作放輕，慢慢來。

步驟4：身體軀幹活力的伸展動作。

在泰式按摩中，有一種常見的動作，名爲「身體軀幹活力」(torso life)。首先，讓你的夥伴臉朝下俯臥，你跪在他兩腿之間的地板上，拉著他的雙手，輕輕往後上方拉，他的身體軀幹、頭和脖子會因此抬起，離開地面，你繼續往後拉，讓他背部、肩膀和腹部的肌肉好好伸展。

務必和你的夥伴充分溝通，務必弄清楚正確的力道與伸展動作的感覺如何。泰式按摩絕不會讓人疼痛。如果伸展過頭，就會受傷。所以，你必須鼓勵你的夥伴開口說出自己是否舒服，而且要持續提醒他們放鬆身體。在整個按摩過程中，你們兩人也要記得善用呼吸的淨化與療癒力量。

12

現代祕教療癒

149

人人確實都有機會進入更高境界，
無須推力、努力或犧牲，
只要改變我們對正常的看法就好。
——另類療法專家狄帕克・喬布拉（Deepak Chopra）博士

精微能量療癒的本質相當隱祕深奧，不僅神祕，令人費解，難以捉摸，甚至還帶有一些玄妙的祕教色彩——通常包含造訪其他地方、時間、次元和空間。本章提供通往這些玄妙境地的入口，以及一些可以帶你安全抵達的技巧。等我一一介紹你可以造訪的境地之後，就會分享一套療程，能夠幫助你釐清並解決問題。本章還會介紹如何施展遠距療癒，包括如何留在你抵達的境界、將療癒能量傳送到其他地方。

療癒病根：白色區域

出生之前，我們的靈魂會進入「白色區域」（white zone），在這裡，我們精心籌畫一份「靈魂契約」，這是我們與自己的指導靈或神之間簽訂的協議，內容涵蓋我們想要在接下來的一生中學習的課程與成就。靈魂的主契約包含我們與其他靈魂的契約，例如我們未來的母親、父親、兄弟姊妹、朋友和重要的戀愛對象。這些靈魂對靈魂的個別契約，勾勒出所有人際關係的本質，包括我們何時相遇、我們將建立什麼樣的關係。這些靈魂的連結往往形成業力能量糾結或業力能量鏈（energetic bindings or cords）的基礎；靈魂許下的承諾會變成具體的能量交易，不幸的是，這種交易會產生糾纏不清的問題，而非自由的關係。

150

同樣也是在白色區域，我們建立自己的命運轉捩點，亦即「注定發生的事」將在我們生而為人時發生。我們或許會選好自己的學校與職業發展。我們可能也會選好未來即將經歷的挑戰，甚至是威脅生命的事件，因為我們相信這些挑戰與事件對我們靈魂的學習是有必要的。

在身為精微能量療癒師的工作中，那些渴望改變或療癒的患者之所以來找你，其實與他們的靈魂契約有關，不論他們對自己的契約是否有所意識。你可能會想要改變自己的靈魂契約。在這些案例中，適合重新造訪白色區域，揭開靈魂最初的計畫，並在適當的情況下加以改變。以下是造訪這個空間的基本方法：

1. 永遠從頭上方的第八脈輪開始，當作探索的入口；也可以從第四脈輪開始，亦即你的心，透過這個脈輪通往其他時間。第八脈輪也透過胸腺連結整個身體，胸腺就位於胸膛中央上面，這代表你也可以透過這個「高聳的心臟」地區通往探索之旅。

2. 想像許多細絲從第八脈輪或第四脈輪的中心點向外輻射，圍繞著這兩個脈輪。祈求你的更高指導靈告訴你哪一條線會通往白色區域。

3. 沿著這條指定的線，抵達白色區域。

4. 一旦抵達那裡，祈求讓你看看或重新體驗那份引起問題或對你造成負面影響的協議。

5. 如果看起來是你最好重新擬定協議的話，祈求神或靈性協助你進行。

如果你是擔任療癒師的角色，你可以口頭指引患者進行這些步驟，要求他們實況轉播自己的發現，好讓你可以跟上他們的進展。

如果患者無法取得這份資訊，你可以代表他們著手這些步驟，正如薩滿多年來在許多文化的所作所為一樣。為了達到能量安全的目的，你必須在自己的內在與能量結構中探索，祈求讓你在自己的內在取得患者的資訊。這樣一來，即使你留在自己的能量界線內，依然可以讀取患者的能量信息。

能量紀錄：你的靈魂圖書館

你可以讀取或造訪三個主要能量紀錄：「阿卡夏檔案庫」、「陰影紀錄」和「生命之書」。

151

「阿卡夏檔案庫」保存了所有人類體驗的知識。這個超自然圖書館或知識百科位於非物理存在的境地。這裡記錄了我們個人生命和宇宙本身曾經發生過的事實。阿卡夏檔案庫有個令人驚奇的特點，這裡保存了我們過去、現在、未來所有的行爲、言語和思想。

若你想要通往阿卡夏檔案庫，最巧妙的方式是透過第八脈輪，你可以運用靜心冥想調整自己，開啓第八脈輪的入口，接收你想得到的信息。通常在處理前世與內在小孩的問題或進行重要決策的時候，才會用到阿卡夏檔案庫。

「陰影紀錄」保存了我們「未完成的事」，包括所有遺憾、失望、心痛，甚至是羞愧，這些都會帶來數不清的情感痛苦、心理創傷與身體疼痛。這種未完成的事往往包含未做的事、未說的話、未想的事和未曾體驗的感覺。這種人類現象跨越時空，我們將其簡單描述爲「尚未發生，但依然存在」之事。另一個理解陰影紀錄的方式是，我們相信本來會發生或應該發生的事，最後卻沒有發生。

「生命之書」記錄了你曾經走過的路徑所帶來的禮物。當我們前往「阿卡夏檔案庫」與「陰影紀錄」，爲不可思議的生命謎題蒐集線索之後，接下來我們就可以進入「生命之書」，尋找讓我們轉變的觀點，透過這種全新的洞見，我們將深入了解所有已發生的事件，洞察哪些事件現在很重要、哪些不重要、以及哪些本來很重要，還有（或者）哪些事件未來即將變得很重要。這樣一來，我們或許就可以更深刻地領悟，能夠眞誠地說：「好，我現在明白我曾經走過的路徑帶給我什麼禮物了。」

你可以運用以下練習，「揭開你的故事情節」，取得這些紀錄。

揭開你的故事情節

這裡所謂的「故事情節」，指的是帶來生命挑戰的一連串事件。其中，有些事件非常具體，但大多數事件——往往也是最重要的事件——卻是無形的，包含我們的內在反應與無意識的決定。

這項練習特別針對你的自我療癒與進化過程而設計，同樣可以用來協助你的患者。這項練習將協助你找到目前困境的起因，也可以用來取得前世的回憶，想起童年發生過的事或更接近此刻的體驗。此外，你還可以利用這項過程，透過你的「阿卡夏檔案庫」慢慢取得過去的信息，透過「陰影紀錄」揭露遺憾，經由「生命之書」找到隱藏的禮物。

152

在揭開你的故事情節或導致你目前問題的一連串事件中，包含下列五大要素：

受到禁錮的自我

如果我們曾經受過的創傷眞的很大或很痛，創傷的能量就會把我們困在受創當時的年紀。那個部分的我們從未長大成熟、一展長才、振翅高飛。傷害我們的人或情境形成能量纖維（energetic fibers），將過去的我們禁錮其中。爲了釋放拘禁過去的自己的負面能量，我們必須拯救這個隱藏受困的自己。

違害安全

這指的是威脅我們生存的事件、態度、人或慢性病等的本質。

你的自保決定

爲了能在受威脅的情況中生存下來，你必須迅速思考，或許快到你甚至無法想，就在無意識中決定啓動保護自己的能量。爲了生存，你決定自己必須做些什麼？

症狀

不可避免地，你爲了求生存而做的決定會抑制你的成長，並對其他方面的生活造成影響。從短期與長期來看，會對你造成什麼影響？如今依然影響你嗎？

需求

本來應該發生什麼事？如果你被愛、被保護、被重視，那麼，你應該受到什麼樣的對待？這便是你的任務；當你思考如何從過去療癒你自己，答案就在此。

你是否準備好發掘相關的故事情節？當你獨自進行這項練習時，最簡單的方法是拿出紙筆，在開放的意識狀態下，引領自己探索問題與答案。如果你正透過這個內在過程引導患者，記得準備好紙筆，記錄他們開口分享的信息，據此調整後續的腳本。

我所設計的「動態靜心」（active meditation）包含詢問你的靈性關於故事情節的問題。我們每個人都是靈性，而這靈性也是明智的自我。在這個過程中，我們將要求你跳脫出來，去看、去體驗、去聽或去感受你的明智自我。如此一來，你就可以得到必要的答案，療癒埋藏在潛意識裡的創傷。在療程尾聲，你將恢復明智的自我，讓你的療癒得以持續下去。

1. 找個安靜的地方，保護自己，確保有段時間你不會受到打擾。盡量保持平靜，找個讓自己舒服的姿勢安頓下來，深呼吸，引導自己進入心中。

2. 祈求你的內在靈性或明智自我出現在你腦海中的內在螢幕上。花點時間，與明智的自我交流。他或她看起來是什麼模樣？你的明智自我如何穿著打扮？他或她是否持有任何帶有力量的物品或護身符？

153

3. 詢問這個明智的自我，當你在諮詢他或她的意見時，你是否應該使用什麼名字，若有的話，這個名字代表什麼意義。此外，也問問你的明智自我是否願意幫助你追溯問題的根本。如果他或她願意，準備好踏上旅程。

4. 讓你的明智自我擔任嚮導，帶你回到過去，你很快就會在往日時空找到自己。

5. 你能在這段過往的時空中觀察當時發生的事。只要留意和傷害你的事件有關的人，你就能夠徹底重新體驗已發生的事，包括你的情緒反應。你也可以感知到你的能量場因應創傷而產生的改變。

6. 如果你遇到困難，無法觀察、明辨或感受到當時的情況——比方說，如果你覺得自己某些方面卡住了，印象模糊不清或只有片段印象——請求你的明智自我讀取「阿卡夏檔案庫」，檢閱當時的情況;然後讀取「陰影紀錄」，明白你當時「需要」發生、結果卻未發生的事。

7. 拿起紙筆，你現在轉向自己明智的那一面，詢問他或她對下列事情的意見。你能夠寫下自己聽到或看到的重點，即使你正在聆聽:

- 這個經歷讓我受到精神創傷，因爲：
- 由於這個經歷，我決定相信：
- 因爲這股信念，我有這種感覺：
- 我下定決心，爲了保護自己，我需要：
- 爲了進一步保護自己，我發展出這套應對機制：
- 不論何時，只要我遇到讓我有同樣感覺的經歷，我就會出現這種反應：
- 這些反應爲我帶來以下問題：
- 在受創之際與受創之後，我眞正需要什麼事發生：
- 爲了療癒，我眞正需要的是什麼：
- 爲了確實保護我此刻的生命，我應該形成這樣的的能量界線：
- 這麼做可以讓我保持安全與被愛。

154

8. 在你提出自己額外問的問題之後，你和你的明智自我看著被過去經歷傷害的你，一起伸出手臂，打開心房，擁抱這個比較年輕的你。好好安撫年輕的你，說一切都會恢復正常。

9. 然後，請求你的明智自我從「生命之書」收錄的知識中，找出與此事件或經歷有關的資訊。你的明智自我希望你和更年輕的你，透過這次事件或經歷，收到什麼樣的禮物？只要好好感受這份禮物的認可，你就踏上通往寬恕與療癒之路了。

10. 彼此的心會互相吸引，你此刻的自我、明智的自我與更年輕的自我全都融合爲一。明智的自我將所有創傷都轉變成喜悅的翅膀，將所有傷害都轉變成恩典的禮物。

11. 深呼吸幾次，記錄你想寫下的任何事。然後，回到全意識（full consciousness）狀態。你明白自己可以透過明智自我取得更進一步的信息，而且，只要你想要，隨時都可以進行療程。

遠距離察看：穿越時空的觀察

當我們想要蒐集資訊時，遠距離察看（remote viewing）的過程雖然簡單，效力卻很強大，可以讓我們接觸到遠方或久遠以前的時空。雖然大家常常把「遠距離察看」形容成嚴謹的科學規則（通常是軍方用來蒐集遠距離或隱藏的資訊），我發現它對門外漢也有很用。想像你必須針對其他地方發生的事件做出決定，何不透過「遠距離察看」到該地遊歷一番？同樣地，針對某個病情的療法，也許藏在半個世界以外的實驗室或療癒師的診間中，或者，這種療法只存在於久遠以前的時光或遙遠的未來。那麼，你就可以採取「遠距離察看」的方法，通往任何時間或地方。

觀察者（或稱爲旅人）運用他們的精微能量感知去蒐集資訊。至於脈輪，在進行「遠距離察看」的過程中，會同時用到位於頭部上方的第八脈輪（亦有「薩滿的脈輪」之稱），以及胸腺與心輪，還有第六脈輪的視覺型直覺天賦，這讓我們身歷其境，在心裡想像過去、現在或未來的某人、某事或情況。

旅人在整個療程中意識完全清醒，不會進入催眠或靜心冥想的狀態。這與薩滿的時空遊歷療程不同，「遠距離察看」是一種**觀察**的過程，而薩滿療程則是內在發生**互動**（請見第十六章，閱讀關於薩滿時空遊歷的相關資訊）。「遠距離察看」也不是指靈魂出竅的經驗或星體旅行（astral travel）。旅人的意識留在體內，他們的靈魂則在安全的情況下向外擴展，藉此加強並運用自己觀看、感知與領悟的能力。即使實際上旅人的靈魂並未遊歷他方，不過，既然這種經驗包含感知間接的直覺信息（意指這種信息並非直接出自旅人本身的直覺），以「旅行」的概念來描述「遠距離察看」的療程還是有助於了解。

155

旅人與嚮導

在進行「遠距離察看」的療程時，最好由旅人和嚮導兩個人一起進行。旅人負責遠距離察看，嚮導則提供支援，這裡的嚮導指的是眞實存在的人。嚮導幫助旅人放鬆與接地氣，在他們旅行時提供援手，負責觀察整個療程，詳細記錄。你或許會選擇在不同的時間同時擔任嚮導與旅人，下面所寫的基本重點是用來明確描述兩種角色。

重點與目標

在療程剛開始的時候，嚮導或許也要協助旅人決定旅行的目的地——看是要前往過去、現在，還是未來——以及這趟療程的目標。對於自己的「遠距離察看」療程，旅人必須有明確的重點與目標。他們想去哪裡？達到什麼目的？只要釐清這一點，他們就會盡可能地具體描繪出自己的願景。精確與詳細是「遠距離察看」的關鍵。

接地氣與聚精會神

嚮導可以幫助旅人接地氣，聚精會神。首先，嚮導指引旅人慢慢的深呼吸，讓自己的氣息一路往下進入他們的雙腳。嚮導可以要求旅人感覺身體、身下的椅子與地球本身之間的連結。

選擇出發點

當我指引患者進行「遠距離察看」的療程時，我會請他們透過自己的第八脈輪連接擴大的感官。把這趟旅程控制在第八脈輪內，可以幫助患者保持專注，一心一意投入手邊的任務，並讓他們的能量維持在一個界線內；這樣一來，身爲療癒師的我就不需要把太多心力放在我自己的界線上，因爲我的患者已經受到控制。同樣地，我們可以透過第八脈輪取得所有跨越時間的信息，這讓我的患者得以取得所需的資訊。這個能量中心與身體的胸腺區連結，胸腺位於凸起的心臟部位（就在胸膛正中央的上面）；這個能量中心可以進一步確保旅人不會受到不屬於自己的能量誤導。

在時間與空間中移動

嚮導可以把旅人的重點與目標當成促進改變的催化劑，要求旅人透過呼吸，將自己的靈魂帶到想要前往的時間與空間，這樣一來，旅人就可以看到該時間與空間，彷彿身歷其境。事實上，當旅人觀察另一個時間與空間時，他的靈魂依然留在體內，正如前述，這種與身體之間的連結可以確保能量的安全。

156

進行直覺觀察

現在，嚮導開始提問，這些問題可以幫助旅人開啓自己的能力，能夠看到、聽見感知與了解其他時空。透過下列問題，嚮導可以邀請旅人運用自己觀看與感知的能力，描述他們觀察到的一切。

- 你看到什麼？
- 誰在那裡？

- 你在哪裡？現在發生什麼事？
- 你聽見什麼？
- 誰正在說話？

當旅人大聲說出自己當下見到與感知的一切，嚮導就把這些資訊寫下來。此外，還可以依察看的目的而定，增加額外的問題。

訣竅

嚮導不應該要求旅人和他們當下看到的環境或情況交流互動。我自己在進行「遠距離察看」的療程時，從來不會告訴患者該做什麼或該與什麼交流互動。

回歸

在旅人蒐集他們得以檢視的信息後，會透過第八脈輪，回到與一開始旅行時所採取的相同方式。嚮導指引旅人運用呼吸，讓意識回到自己坐的椅子上，重新意識到周遭環境。「遠距離察看」的療程至此劃下尾聲。

生命軸線：你的地球能量體

在第二章〈療癒之場〉中，你了解了什麼是生命軸線，那是在我們體內發展的能量空間，就像孕育胎兒一樣，讓我們永遠與自己的誕生地連結。「生命軸線」這個詞是由茱蒂．傑卡（以及她的老師法蘭西斯．尼克森〔Frances Nixon〕）所創，在傑卡的著作《生命軸線連結》中可讀到詳細介紹。[1]

生命軸線的中心思想是，終其一生，能量都會在我們和生命起源之地（亦即我們的誕生地）之間不停流動，就像雙向的磁波臍帶。一旦該地發生重大變動，不論是自然變化或人為改變，我們的身體都很可能會經歷同樣的作用。因此，如果你或患者出現疲勞、慢性發炎、突發性自體免疫疾病或嚴重的環境過敏等症狀，生命軸線是評估的理想能量體。

下列方法可以用來療癒身體疾病與情緒問題，有些抗拒其他療法的疾病，或許在這些方法療癒下會產生轉變。

157

用法1：療癒疾病

不論我的病人罹患的是慢性病，還是急症，只要對抗療法或整體療法看起來對他們無效，我就會運用生命軸線來療癒他們。你可以用兩種方式判斷出哪種生命軸線的連結可能導致目前的病情。

研究誕生地

要求你的患者研究他或她的誕生地，尤其是自從他們出生之後，當地的環境發生了什麼改變，例如新建設、被夷爲平地的建築，或是增加了有毒廢氣物、電力線路或其他電氣結構，還是出現其他反常現象。然後，要求你的患者好好感知，當你複述這些情況時，他們的身體出現什麼反應。他們的症狀加強了嗎？他們是否鬆了一口氣，彷彿已經找到病因？

對誕生地的直覺想像

引導你的患者想像，幫助他們感知誕生地此刻的狀況，透過直覺探索環境轉變與他們的疾病之間有什麼連結（如果你想了解如何引導患者想像，請見第十四章）。讓你的患者想像自己沿著生命軸線的臍帶前往誕生地。請注意，這條臍帶從「hara」（腹部）開始，「hara」是日文，指的是位於肚臍的入口，被視爲氣的能量中心（中醫則稱爲「下丹田」與氣的中心）。有件事對這個療程很重要，就是你必須曉得，「hara」也是可以通往環繞地球的乙太外層的入口。

如果誕生地是造成患者身體不適的起因，不妨鼓勵他們在能量上拾起自己的生命軸線，換個地方扎根。至於新的地點，他們可以選擇目前居住的地方、最愛的自然景點、或是符合他們個性的元素（請參閱第十九章〈大自然的療癒〉），甚至是「這個世界以外」的地方，例如天堂的靈性地點。

然後，淨化新地點的能量並清理患者的身體，直到目前的病情療癒爲止。你必須知道，爲了持續清理身體，你的患者很可能需要每天重複這個步驟，一連好幾週。

用法2：邁向美好的生活

158

有些人覺得生活環境如此艱難，以致於他們很難在生活中全神貫注、集中注意力、做決定和保持穩定。他們或許會覺得自己格格不入，或很難過正常生活。

同樣地，身爲療癒者的你，或許也會常常覺得自己被患者的問題干擾，或太過敏感，以致於很難在療癒工作上保持專注。只要將生命軸線從誕生地轉移到更能加強生命力的地方，往往就能造成巨大改變。

你可以遵循上述用法的步驟，考慮和新的精微能量定居地建立連結——該地可以創造患者想要感受（或你想要感受）的情緒與心理健康。再重複一次，這個地方可以是自然景點、度假地點，甚至是對你的健康與眞實個性最有益的元素（水、木、風、火、石、土、金、光、乙太或星辰）。

遠距療癒

在某些環境和情況下，就是不可能對患者進行徒手療癒。此時，我們就可以採用遠距療癒，包括在遙遠的距離下傳送療癒能量或證實療癒能量的存在。遠距療癒是在精微能量的層次上進行的，透過這種基本方法，你可以運用自己的療癒天賦接觸人。本章節的練習是以我同事傑克・安吉洛（Jack Angelo）的工作爲基礎，他寫的《遠距療癒》（*Distant Healing: A Complete Guide*）是一本經過周詳思考、清楚易懂與非常有用的指南書，透過這本書，你可以開啓並傳送精微療癒能量給其他人、動物、環境問題和困境。[2] 這裡描述的過程可以用來傳遞療癒能量，不只傳遞給人，也可以傳遞給一個團體或情境，例如剛受到天災襲擊的地方。

進行遠距療程

不論你打算傳遞能量給誰，只要知道對方的名字，就可以展開療程。如果他們透過中間人來找你，例如由他們所愛的人代表他們，你就必須知道對方是否同意或接受遠距療法。若少了對方的同意，療癒能量或許就會成爲多餘的能量，或是不必要的能量，甚至是毫無療效的能量。如果你強烈感覺到可能接受療癒的人不想要這股療癒能量，就別進行遠距療癒。然而，有時候我們並不知道。因此，在這種情況下，不妨傳遞能量給對方的高我或靈性，然後才能決定如何好好善用這股能量。

當人們尋求你的協助，不論是爲了自己或第三方，你都應該要求他們提供進度報告，這麼做可以讓他們參與整個過程，鼓勵他們爲自己的請求負起責任。要求患者參與，可以進一步賦予他們力量，同時也能夠幫助你，透過

159

意圖與注意力增強療癒能量。

在傳遞療癒能量的同時，接受能量的人也參與療程，這雖然不重要，卻是最理想的狀況。切記，能量可以傳送到時空連續體（space-time continuum）之外。當你傳遞療癒能量給別人的時候，請對方安靜坐著或躺下。然後，要求他們放鬆，正常呼吸，想像有道保護的光環繞身邊。他們應該盡可能維持這樣的狀態十五分鐘。一旦人們能夠如此參與自己的療癒過程，他們通常就會以各種方式感受到能量，並且能夠分享他們的經驗，提供回饋意見給你，而他們的經驗或許會和你療癒他們的經驗不謀而合，也或許會不一致。不管怎樣，他們的回饋意見將會很有趣，不僅提供豐富的資訊，還會證實療癒能量以許多美好的方式顯化出來。

1. 當你開始的時候，你或許會想要點燃一盞蠟燭，當作本源（神聖）之光的象徵。如果你這麼做，就將本源之光獻給療癒工作，以及任何在靈界可能協助你的幫手。此外，你必須感謝上天賜予你機會傳送療癒之光（能量）。

2. 把你的注意力放在心臟（第四脈輪）。當你吸氣的時候，想像心臟充滿本源之光。然後，讓這道光隨著下一口吸氣充滿你的胸膛。

3. 將接受療癒者的姓名寫下來，放在你面前，祈求這道光向外傳送給對方，呼叫他們的名字。你可以大聲喊出來，也可以在心裡默唸：「我祈求傳送療癒能量給（姓名）。」然後暫停，弄清楚能量上發生了什麼事。

4. 一旦你感覺到已經完成能量的傳遞，務必表達感謝。你儘管放心，你關注的人已經接收了他們所需的療癒能量。靜靜安坐一會兒，好好體會你的經歷。

5. 等你結束的時候，你可以熄滅燭火，同時將蠟燭的光傳送出去。在吹滅蠟燭之前，先暫停一會兒，感受一下你的直覺，看看你覺得應該把這道光傳送到哪裡——通常是第一個浮現在你腦海中的地方，也可以是某個特定的人所在的位置、衝突不斷的地方、受到威脅的環境，或是其他地方。當你吹滅燭火的時候，請說：「我將這道光傳送到（地名）。」

一旦你結束療程，代表你已經將接收者的姓名交給更高的能量。現在是時候停止思考跟療程有關的事了。

13

療癒動作

161

願我所做的一切都來自本性的自然流露
就像河流，既無強迫，亦無退縮
恰如孩子一樣。
——德語詩人里爾克（Rainer Maria Rilke）

還記得童年時光嗎？對我們大多數人來說，那是一段恣意玩耍的時光，我們如風般奔跑，爬樹，騎腳踏車，在溼潤草地上打滾，在水窪裡跳來跳去，一逮到機會就下水游泳，從兒童充氣泳池到大湖都不放過。現在，我們多半不會眞的想爬樹，但不曉得什麼緣故，我們直覺感到透過更多活動，尤其是像童年那樣活動的話，可以讓我們獲得滋養，恢復青春活力。

本章致力於介紹療癒動作的形式與種類，當我們在療癒動作中加入精微能量，療效會特別顯著。簡單扼要地說，我們將探索瑜伽、指壓瑜伽、氣功、太極拳、手印練習（mudra，透過增加內在的能量來發揮療效），以及無與倫比的奇蹟和走路的快樂。不論是緩慢、細微或快速、激烈，這裡概略介紹的每一種動作形式之所以入選，是因爲這些動作各自具有獨特的功能，可以開啓脈輪與經絡，淨化電磁場，激發並加強療癒的生命力（如果你在進行這些練習或其他任何練習之前，有任何疑慮，請諮詢專業醫師的意見）。

162

指壓瑜伽

指壓瑜伽是指壓和瑜伽的絕妙搭配。人們運用經過調整的體位法（asanas，即瑜伽姿勢），輕輕刺激特定的指壓／針灸穴道、經絡，以及許多容易緊繃的身體部位。這些姿勢結合呼吸和放鬆的練習，成爲身體自我療癒的方式，以及促進健康的實用工具。指壓瑜伽是維持精微能量的練習，主要著重於預防疾病和失衡。

指壓瑜伽是輔助其他整體療癒工具的方法，下列只是指壓瑜伽可以協助緩解的部分病情：

- 慢性疲勞與緊張疲憊
- 感冒和流感
- 背痛
- 胃酸過多和胃酸逆流
- 高血壓
- 心臟病
- 糖尿病
- 肥胖
- 憂鬱症
- 失眠
- 陽痿

指壓瑜伽的基本動作：橋式和展翅式

在指壓瑜伽中，有兩種姿勢以整體回春效果聞名：橋式（Bridge Pose）和展翅式（Wing Lifting Pose），簡介如下所述。爲了達到最大的效果，每天練習這兩種姿勢兩或三次，持續一週，最後將指壓瑜伽當成每日的例行公事，可以漸漸增加每種姿勢的時間長度。最重要的是，在練習結束後，要閉上雙眼，躺下來，讓自己深度放鬆十分鐘。

橋式

這種指壓瑜伽版的橋式做法是雙手高舉過頭。完整姿勢請見圖 13.1，做法如下所列：

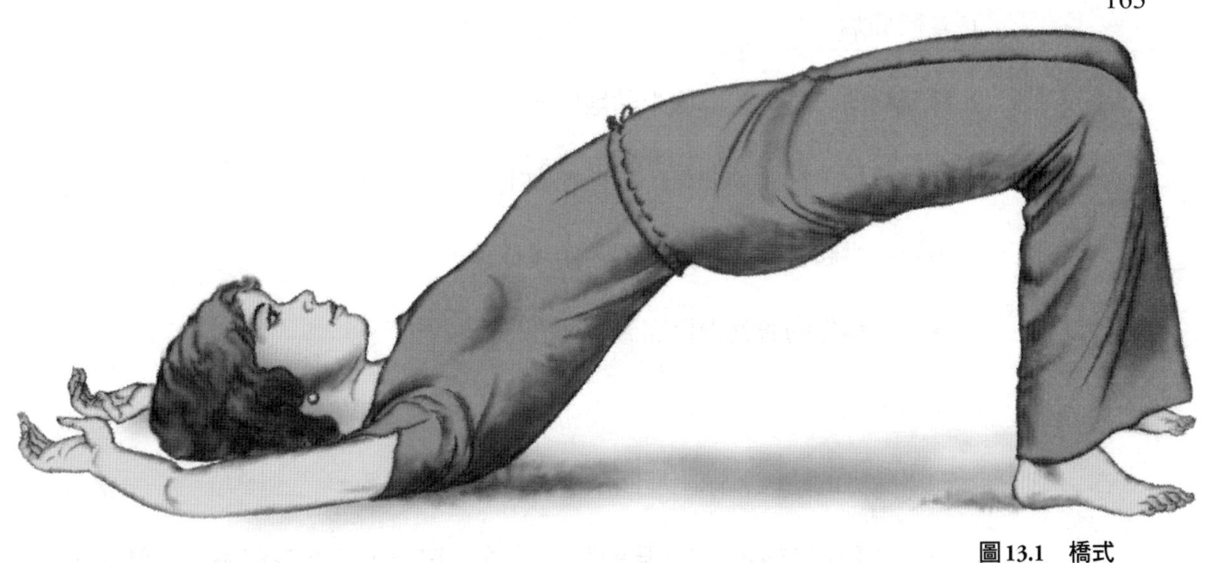

圖 13.1　橋式

身體仰躺，膝蓋彎曲，雙手高舉過頭，吸氣，抬高骨盆。維持這個動作幾秒鐘，然後呼氣，放低骨盆。

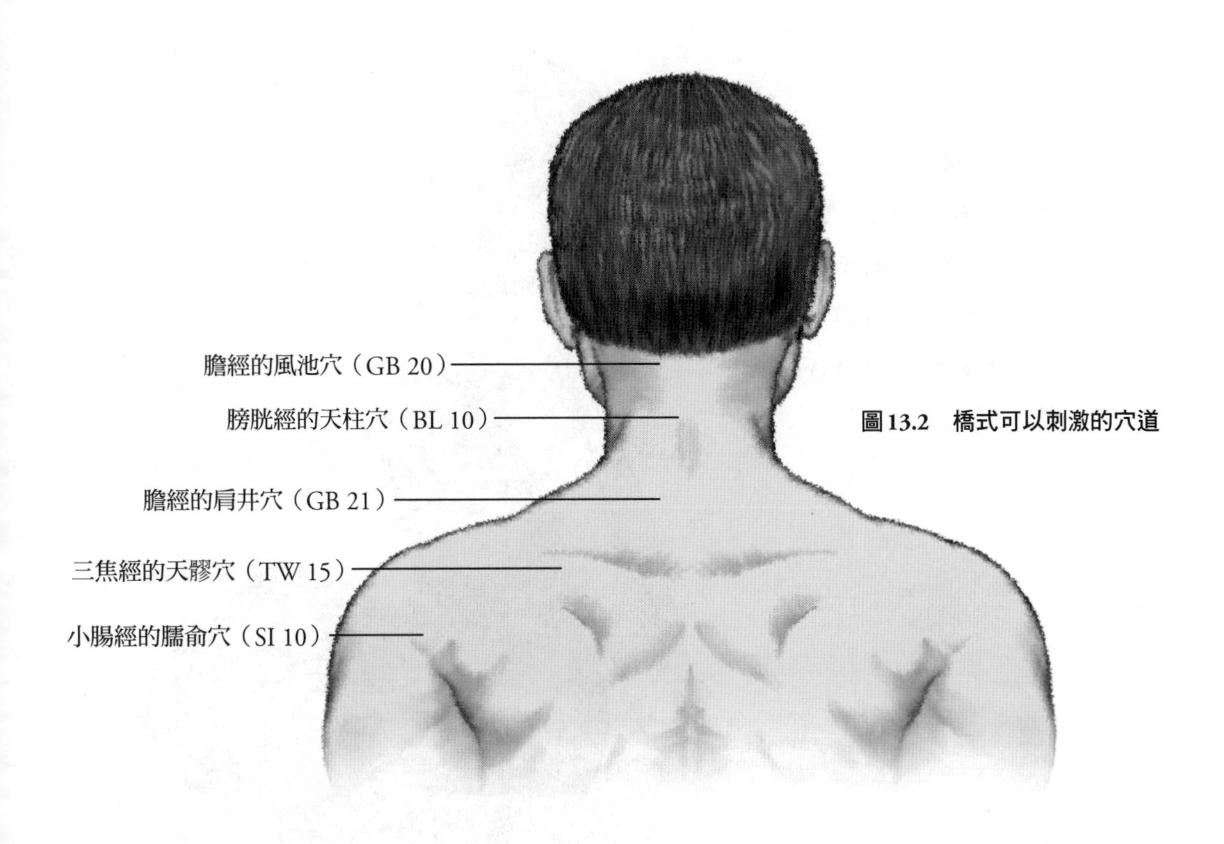

圖 13.2　橋式可以刺激的穴道

1. 身體仰躺。

2. 膝蓋彎曲，讓你的腳底平貼地面。

3. 雙手放鬆，往頭頂伸長，放在地面上。

4. 吸氣，拱起骨盆，維持這個動作幾秒鐘。

5. 呼氣，讓你的骨盆慢慢回到地面。

6. 持續吸氣、呼氣一分鐘。

7. 記得做完的時候，閉上雙眼躺下來，放鬆幾分鐘。

這個姿勢還有另一個常見的版本，首先把雙手放在身體兩側，躺在地上，抬高臀部和上半身，同時吸氣幾秒鐘，然後，一邊呼氣，一邊慢慢讓骨盆降回原位。

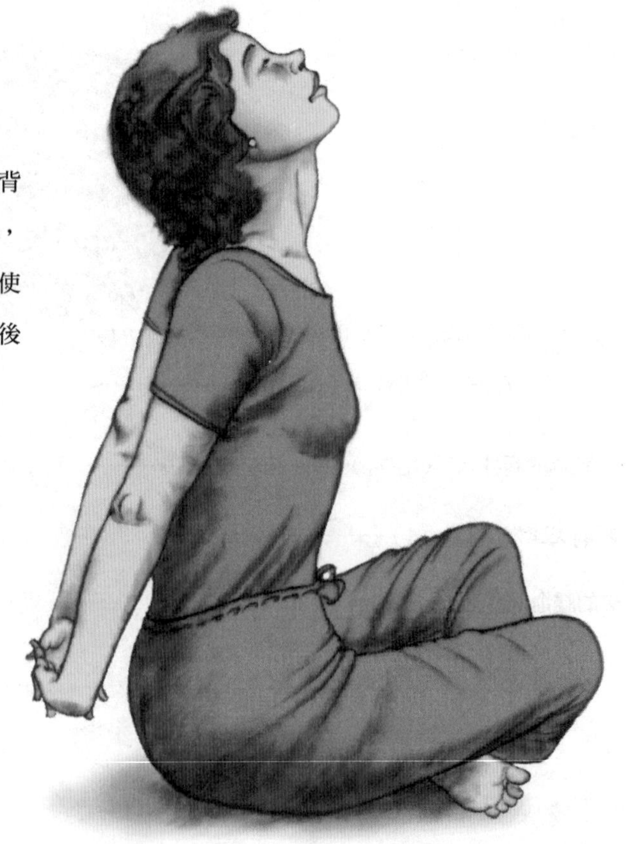

圖13.3 展翅式

讓自己舒服地坐下，雙手放在背後交握，夾你的肩胛骨。吸氣，抬起肩膀，頭往後仰。手臂使力。呼氣，把手臂和肩膀向後拉。重複五次。

做橋式有益於刺激下列穴道（請見圖 13.2），產生療效：

三焦經的天髎穴（TW 15）：緩解頸部、肩膀僵硬和頸部、手肘疼痛。

膽經的風池穴（GB 20）：緩解焦慮、肩膀和頸部疼痛、風溼病、緊繃性高眼壓、上半身的實熱（excess heat）與沉重。

膽經的肩井穴（GB 21）：緩解肩膀和頸部疼痛、甲狀腺機能亢進和風溼病。

膀胱經的天柱穴（BL 10）：緩解喉嚨痛、頸部肌肉抽筋和頭脹。

165

小腸經的臑俞穴（SI 10）：緩解肌肉疼痛、失去知覺、腫脹和肩胛骨的關節炎。

展翅式

請見圖 13.3 的姿勢示範。以下是展翅式的做法：

1. 讓自己舒服地坐下，雙手放在背後交握（掌心相對）。你可以盤腿坐在地上，也可以張開雙腳坐下，也可以坐在椅子上。

氣功的腹式呼吸法

「腹式呼吸法」亦稱為「瑜伽呼吸法」（Yogic breathing），是氣功中最重要的一環，可以透過下列功用，將動作的療癒效果與平衡作用放到最大：

- 刺激血液循環
- 增加大腦和全身的含氧量
- 透過產生真氣來建立內在力量
- 促進放鬆，加強感受力

只用鼻子呼吸，讓舌頭自然放鬆，頂著上牙和上顎，嘴唇輕輕閉著。當你的舌頭頂著上顎，此時的舌頭就像一座橋，讓真氣從頭頂往下灌注到體內。
在練習腹式呼吸法的時候，你在吸氣與呼氣之間要暫停一下，讓真氣有時間匯聚充沛（請至第十七章閱讀更多呼吸技巧的資訊）。

2. 把你的肩膀往後壓，這樣一來，你的肩胛骨就會夾在一起。

3. 吸氣，肩膀朝耳朵往上抬，讓你的頭輕輕後仰。

4. 手臂使力向後拉，遠離你的背部和臀部。

5. 呼氣，回到休息姿勢，雙手依然交握，放在背後。

6. 重複步驟2到步驟5五次，持續練習一分鐘。

166

7. 雙手不再交握，讓手臂放鬆，輕輕搖晃肩膀。

8. 記得做完之後，要閉上雙眼，躺下放鬆幾分鐘。

展翅式是進行指壓瑜伽的預備動作，可以預防或減輕高血壓。身體和情緒的壓力會導致高血壓，而透過肩膀的伸展和放鬆，可以化解這些壓力。你只要提醒自己呼吸、放鬆和敞開，就可以整天都享有這種姿勢的正面效益。

氣功

超過六百萬的中國人與全球無以計數的世人所知與所行的精微能量「奧祕」是什麼？答案是氣功，這是一種古代的修練，搭配身體動作和深呼吸練習、集中心神的訓練。換句話說，氣功是一種運用心念產生眞氣的練習形式，可以透過動作引導氣的流動。氣功的功法往往仿效動物的自然動作，例如鶴、鹿或猴子，同時搭配簡單的呼吸技巧。

氣功的功能如下：

- 加強身體與心智之間的連結
- 加強神經系統
- 減少壓力荷爾蒙
- 緩解憂鬱和焦慮
- 強化免疫系統
- 緩解頭痛和過敏
- 促進深層睡眠

氣功的基本功：針對每個身體的兩種練習

從氣功的寶庫中，我們擷取出逐步的動作指引，如下所述。這兩種練習對個人的照護與專業的醫護最有用，效果也最好——其中一種練習是啓動整體能量的準備動作，另一種則專門用來緩解背痛。

練習1：敲響寺鑼

這是簡單的氣功預備動作，你隨時隨地都可以做，除了有放鬆的作用，還能增強能量。對療癒師來說，「敲響寺鑼」是很有用的練習。你不只可以用來加強自己的能量，促進安康，還可以用來準備療程，在適當的時候推薦給患者。

167

1. 雙手垂放身體兩側，雙腳張開，與肩同寬，膝蓋微彎。

2. 身體盡量往右轉，只要沒造成不適就好，讓手臂跟著輕輕晃動。然後，身體和手臂轉向左邊。

3. 找到你自己的節奏，繼續往右轉，再往左轉。慢慢增加力道，直到你的手輕輕打到腹部，再回到每次轉圈的終點。如果你覺得舒服，轉身的同時也轉頭看向兩邊肩膀。

4. 在整個動作中保持正常呼吸，且不時深呼吸，讓自己更深度放鬆。

至於練習時間，你想做多久就做多久。過了幾秒或幾分鐘之後，動作漸漸慢下來，最終緩緩停止。讓自己靜靜站著一會兒，有意識地拉長你的脊椎，並好好體會精微能量慢慢增加、灌注全身的感受。

練習2：蹲馬步

「蹲馬步」（Qigong Horse）是目標明確的療癒練習，主要用來緩解背痛。爲了加強你背後的力量，請先從坐著的版本開始。

1. 坐在椅子邊緣，只有屁股坐在椅面上，大腿不能碰到椅子。雙腳打開，與肩同寬，平放地上，腳趾朝向前方，兩腳平行。膝蓋彎曲九十度。背挺直，但不要僵硬，肩膀放鬆。

2. 留意大腿後側，讓那裡不要緊繃。

3. 想像你的頭頂有一條金線輕輕往上拉，藉此拉長脊椎。慢慢起身，動作輕柔，直到你站起來爲止。

每一次當你站起來的時候，把注意力放在大腿後側與臀部上。如果這些部位依然緊繃，就重複這項坐在椅子邊緣的練習。只要感覺舒服，就盡量多重複幾次。

168

一旦你的背和大腿開始有力，「蹲馬步」的站姿版本將會加強這項練習的效益，讓背部組織進一步放鬆。

1. 先站好，雙腳打開，與肩同寬。腳趾稍微往內。膝蓋略彎。臀部和大腿交會的腹股溝皺摺處，中文名爲「跨下」(kua)，這裡應該稍微縮成倒 V 字形。

2. 想像你的頭頂有一條金線輕輕往上拉，藉此拉長脊椎。然後收緊尾椎骨，想像你的身體和下半身往下沉，彷彿你正朝一張想像的椅子坐下。如果站姿正確，你的大腿後側和臀部都會徹底放鬆。

3. 你想多重複幾次均可。

只要經常練習蹲馬步，不論是站姿或坐姿，抑或兩者同時練習，都有助於調整脊椎骨的位置，修正姿勢。倘若定時練習，也有助於緩解脊椎側彎和背傷。

太極拳：靜心的動作

太極拳（通常簡稱爲「太極」）被視爲一種內斂的武術，這套拳可以獨自練習，目的是改善內在自我。太極拳發源於中國，可以讓人充滿活力，促進健康，透過養氣讓修練的人長壽。事實上，太極意味著「終極」，包含追求終極存在的過程，在一定程度上，透過一系列的動作，導引氣流注全身。

太極拳有好幾種派別，例如楊式、吳式和陳式。傳統的套路共有 108 式（稱爲「太極長拳」），一般來說，研習這套拳的學生需要學習一到三年。隨著時間演變，漸漸發展出太極短拳，從 37 式到 8 式都有。

療癒師會從所有太極拳的拳路中，擇用各種刺激氣的站姿與動作。這些姿勢以經絡爲基礎，既可以當成練習，也可以做爲療程的一部分。不論是從短暫效益或長期功效來看，太極拳是活動力受限的人最理想的運動，因爲這些動作適合任何人。這項練習衝擊力低，動作緩慢輕柔，通常都在畫圈。而且，肌肉放鬆，關節並未完全伸展或彎曲，結締組織也沒有拉長。當你打拳時，注意力要專注在深呼吸上，才能自然察覺體內的所有感知。

169

太極拳的好處包括：

- 減少疼痛，緩解身體僵硬
- 提高靈活度和力量
- 改善動作的協調與平衡能力（對老人來說，意味著降低跌倒的風險）
- 改善睡眠
- 讓人更加平靜、幸福
- 加強洞察力與靈性洞見

太極拳的練習:雲手

這項練習的目標是，結合手和腳的動作，讓整個身體動起來，完成單調卻流暢的動作。修習這個動作需要讓身體轉動 180 度，當你面向左邊時抬起左手，面向右邊就抬起右手。想像自己看著一朵雲從身體的一側飄向另一側，同時用你的手臂輕輕追隨那朵雲，在身體的每一側從雲裡舀水。

1. 一開始先站好，雙手垂放在身體兩側。你的重心應該放在左腳，頭稍微朝向左邊，抬起右腳跟。

2. 兩手掌心朝上放在丹田處，彷彿抱一顆大球。左掌上抬經過胸前至與肩膀同高，翻掌，左臂往左側伸出畫一個圓，慢慢下降。你的右手此時以同樣速度從左手肘下方揮過，掌心向上。兩隻手肘都稍微彎曲。

3. 雙手輕輕運轉，頭緩緩轉向右邊，此刻的動作就像起始姿勢的鏡中倒影:右掌抬起經過胸前，與肩膀同高，掌心翻轉向右側伸出，畫圓，同時左手從右手肘下方揮過，掌心向上。當你面向右邊的時候，你的重心移到右腳，頭稍微朝向右邊，抬起左腳跟。

4. 動作流暢，來回運轉，從左到右，再從右到左。最後，以雙手安放身體兩側、深呼吸收尾。重複整套動作三次。

170

脈輪手印：精微內在運動的藝術

在瑜伽與其他靜心形式的運動中，有一種運用手勢的輔助療法，名爲「手印」（mudras，這是梵語，意指「手勢」或「封印」）。手印讓我們得以培育控制能量流或生命力（即般納或氣），並用特殊的手勢召喚更高的意識狀態封印那股能量。

我們結手印時會專注心力，以特定的方式連結指尖、掌心和雙手，讓我們整體存在的精微能量活躍起來，重新充電與調配。手上的每一部位都對應到心智或身體的某個部位，只要照著特定布局安排手指和雙手的位置，就能運用手印，讓我們在兩者之間進行能量交流。

就某種意義而言，從我們的手指與雙手，可以看出我們和整個宇宙的關係。每根手指都代表一個元素、一種脈輪、一顆星球、一個身體器官、一種情緒和一個經絡終點的穴道。

大拇指代表意志力和邏輯，與火元素、肺經和火星連結，其中火星正是以古戰神爲名。使用大拇指可以恢復平靜，建立秩序。

食指代表心智、思考的力量與靈感，與風元素、胃經和木星連結，其中木星代表無常的永恆本質。

中指代表我們的靈性通道，往往被稱爲「天堂之指」，其力量朝無限延伸出去。中指與空元素、心包經和膽經、土星密切相關，在形而上學中，將土星比擬爲通往天堂之門。

無名指反映出活力與健康，與土元素、肝經、三焦經、太陽與掌管療癒及預言之神阿波羅有關。

小指意味著溝通、性欲和人際關係，與水元素、心經、小腸經及水星有關。[1]

在傳統的哈達瑜伽中，共有二十五種手印需要教導修習。在這裡，我們將著重於七大脈輪的手印，做爲開啓脈與脈輪能量，並一一封印的方法。

171

脈輪手印的基本練習

1. 開始進行每個脈輪手印的療程之前，先以能量淨化你的雙手。雙手互相摩擦大約十次，然後雙手交握，放在第二脈輪（薦骨輪／生殖輪）前面一會兒。

2. 背脊挺直坐好，不論是坐在椅子上，或舒服地盤腿坐在地上都可以。慢慢深呼吸幾次。

3. 讓「脈輪手印」下方的圖示和說明來引導你，按照每個指印的說明，把你的手指放在正確位置。施加足夠的壓力，感覺能量的流動（不需要按太用力）。

4. 按照建議，每個脈輪手印都有相對應的單字梵語可以搭配吟誦。當你結每個手印時，重複吟誦七次，或者你想要吟誦更多次也無妨（這些用來吟唱的詞彙都收錄在以下說明中）。

你可以讓自己置身於具有療效的音樂、色彩、基礎精油或蠟燭的環境中，進一步加強手印練習的成效。

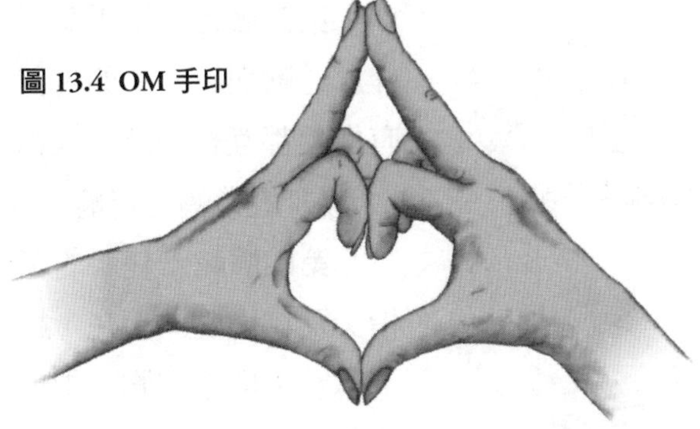

圖 13.4 OM 手印

OM手印

在這世上，最有名且經常使用的手印便屬OM手印了（圖13.4），我們透過直覺使用這個手印，和更高的意識重新連結。OM手印的手勢象徵和脈輪手印中的第一脈輪相同。然而，由於OM手印具有共通性，因此我們可以巧妙地運用，讓我們有效地身心靈合一。

一般認為大拇指是通往神聖意志的大門（代表第七脈輪），而食指則與自我有關（代表第二脈輪）。只要大拇指和食指的指尖互相碰觸，就可以讓天堂與地球的能量在我們的身體系統中循環不已。

你一邊結此手印，一邊吟誦OM之音（就像我們結第六脈輪手印時的做法一樣），藉此進一步重新連結。或者，重複以下聲明：當你吸氣時，說：「我和宇宙同在。」然後當你呼氣時，說：「宇宙與我合一。」

圖 13.5　脈輪手印

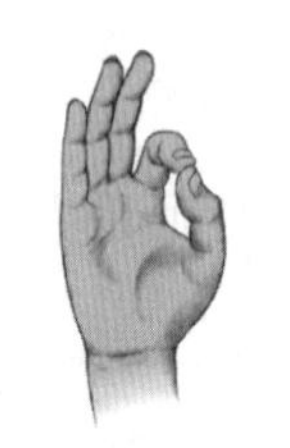

第一脈輪手印

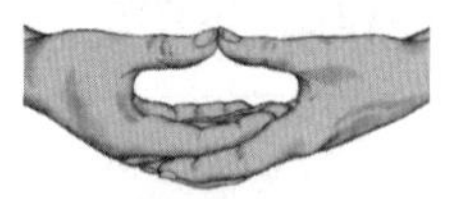

第二脈輪手印

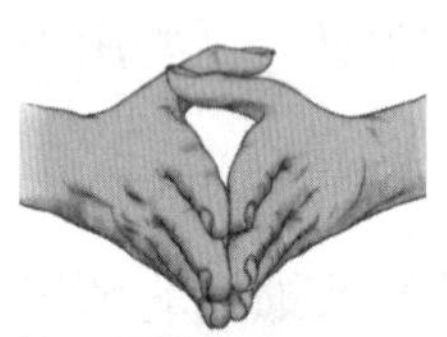

第三脈輪手印

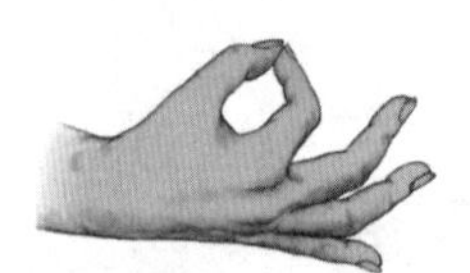

第四脈輪手印

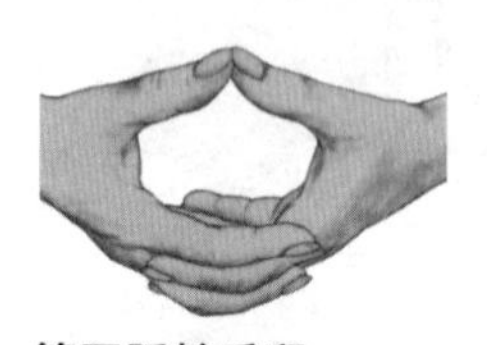

第五脈輪手印

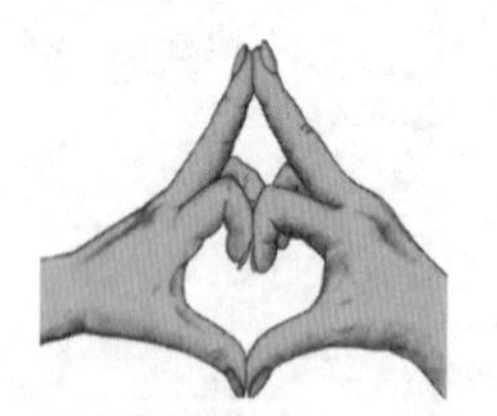

第六脈輪手印

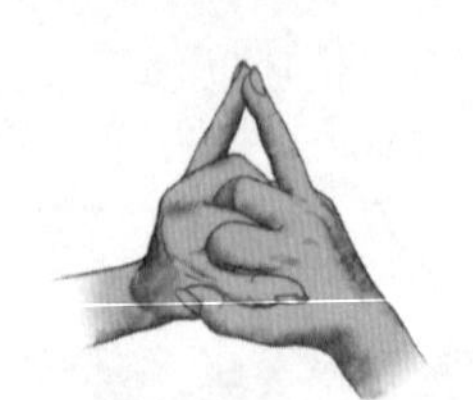

第七脈輪手印

訣竅：當你專注於啓動與平衡脈輪時，最好從第一脈輪往上進行（從腳到頭），除非你一次只使用一、兩個脈輪。

脈輪手印

請見圖 13.5，參考所有脈輪手印的圖示。

第一脈輪：用食指的指尖碰觸大拇指的指尖，全神貫注於脊柱根部的第一脈輪（根脈輪／海底輪）。按照你自己的步調與音量，吟誦 Lam 的音，同時想像紅色。

第二脈輪：把手放在大腿上，掌心向上，雙手做出杯狀；左手在下，掌心碰觸右手的指背。兩隻大拇指的指尖輕輕互相碰觸。全神貫注於肚臍下方三指寬的第二脈輪（薦骨輪／生殖輪）。吟誦 Vam 的音，想像橘色。

第三脈輪：雙手交握，放在你的太陽神經叢前方，介於心臟與胃之間的位置。手指伸直，指向遠方，讓所有指尖都互相碰觸，大拇指交叉。全神貫注於第三脈輪（太陽神經叢輪／臍輪）。吟唱 Ram 的音，想像黃色。

第四脈輪：雙手的指尖維持原位，食指和大拇指的指尖互相碰觸。現在，把你的左手放在左膝上，掌心向下，右手則放在胸骨中位置較低的前方（位於太陽神經叢上方一點點）。全神貫注於第四脈輪（心輪）。吟唱 Yam 的音，想像綠色。

第五脈輪：掌心向上，兩手的手指在掌心內側交疊，空出大拇指來，讓兩隻大拇指的指尖互相碰觸，輕輕往上拉，形成一個圓圈。全神貫注於第五脈輪（喉輪）。吟唱 Ham 的音，想像藍色。

第六脈輪：雙手放在胸前靠下方的位置，兩隻中指往前伸直，指尖互相碰觸。其他手指彎曲，指節互相碰觸。大拇指的指尖互相碰觸，朝向你自己。全神貫注於雙眉之間稍微往上的位置，那裡是第六脈輪（三眼輪／眉心輪）。吟唱 Ohm 的音，想像紫色（或靛藍色）。

第七脈輪：雙手放在胃的前方，讓你的無名指朝上，指尖互相碰觸。其他手指交叉，左手大拇指放在右手大拇指下方。全神貫注於頭頂的第七脈輪（頂輪）。此時有兩個熱門的音可選：人們往往以呼吸聲發出「止韻」（Visarga），例如「啊」的音；其他派別則使用「NG」這個音，聽起來像「音」這個字的尾音。吟誦的同時，想像紫羅蘭色（或金色、白色）。

這樣散步

若想恢復活力，淨化自己的能量，散步是最重要的方式之一，前提是你必須透過意念將散步轉變成精微能量練習。以下四大步驟教你如何聰明、健康地散步，同時可以加強你的能量系統。

第一步：深呼吸。在散步前，靜靜站好，深呼吸。讓這股氣息帶著生命力充滿你體內的每個細胞。

第二步：讓你的脊椎回正。先讓你的身體緊繃，然後放鬆，讓你的肩膀和手臂自然下垂。雙腳張開，與肩同寬，然後轉動臀部，直到姿勢穩定。拉長你的脊椎，肩膀往後拉，膝蓋放鬆，腳尖輕輕上下彈跳。一旦你的身體找到舒服的姿勢，你的脊椎就回到正位了，此時你已經準備好出發散步。

第三步：從你的肚臍開始散步。你的第二脈輪位於三焦經的下半部，是情緒的中心，同時也包含「原脈」（hara line），這在日文中意指靈性本質的中心。往前散步的同時，將注意力放在你的肚臍上，雙腳彷彿與第二脈輪一起走動。當你前進時，你的情緒將在體內流動。你靈魂的夢想從肚臍升起，一路流經你的脊椎，進入心臟，然後繼續往肩膀而去，順著自然下垂的手臂往下。同樣是這股能量，會繼續從你的脖子往上，進入頭部，讓你敞開自己，迎接從上方灌注下來的領悟之光。

第四步：開啟你身體的智慧。在散步的時候，讓你的意念流向體內任何感到不適的地方。透過呼吸將一股氣息注入緊繃的部位，同時要求身體從能量堵塞的地方發掘隱藏在其中的更大智慧。把注意力放在每個能量堵塞的地方，直到所有緊繃的部位都放鬆下來，而且在散步時只感到快樂或平靜爲止。

14

精微的心智

從靜心到潛意識重設

175

你可以透過轉念的形式改變你的振動頻率，

讓你的頻率和你心中渴望的一切協調一致，

然後你就可以根據你感知到的啟發，

開始踏出必要的一小步，逐步往前邁進。

——美國自我潛能發展專家偉恩・戴爾（Wayne W. Dyer）

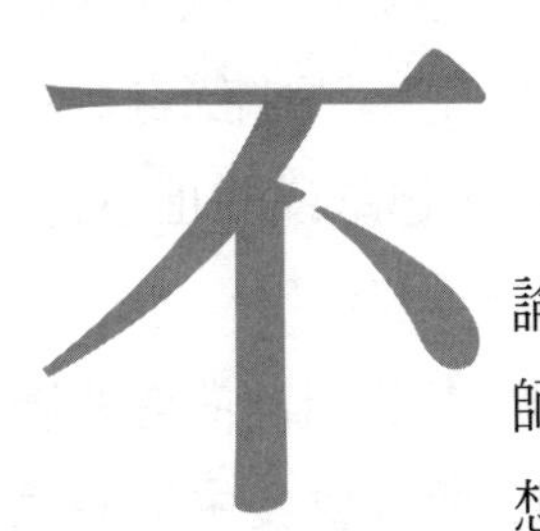

論你是剛接觸這個領域，還是已長期投入其中的療癒師，你肯定已經體驗過心智對精微體的影響力。我們在想什麼、如何思考，都會對我們的情緒造成深刻的影響，進而產生漣漪效應，反映在我們的身體上，我們的能量場也會受到波及。本章收錄許多工具，可用來療癒，也可幫助你在各方面掌握宏偉的心智。在了解心智的各種面向之後，你將學習如何透過靜心等技巧敞開心扉，以及如何運用靜心冥想導引等技巧讓心智投入療癒。你將發現，本章介紹的許多技巧與療程，都可以和全書收錄的其他工具搭配使用，效果卓著。而發現心智與大腦的連結，正是我們的起點。

了解心智的層次

心智是由思緒、信念與信息匯聚而成的。當我們講到「智力」（intelligence），我們指的其實是如何處理與運用這三種具有影響力的元素。

176

當你療癒患者，以及追求自己的學習與個人成長之路時，若能辨明心智各層次之間的差異，知道每一種心智層次如何與大腦相互作用，會大有用處。你的心智比大腦更宏偉。大腦位於你的頭蓋骨裡面，透過生物化學作用與神經系統和你的身體交流；但心智與大腦不同，你的心智既有地域上的局限（亦即和大腦及中樞神經系統連結），也可跨越地域，亦即心智的連結網絡可以超越你的「身體自我」（physical self）。當大腦只關注你自己的生存與需求，心智卻可連結到不同時間的所有心智，連結網絡相當錯綜複雜。因此，心智吸取的能量遠比大腦取得的能量大許多。

許多科學家表示，大腦其實分爲三部分，名爲「高階大腦」（higher brain）、「哺乳類腦」（mammalian brain）和「爬蟲類腦」（reptilian brain），各自掌管不同的生命面向。每一部分的大腦對我們的存活與求生能力都非常重要。而每一部分也都對應到我們三種心智層次的其中之一。我們的高階大腦掌管智力學習與意識，和我們的高層心智連結。這個大腦功能讓我們得以和其他動物有所區別，能夠透過經驗累積智慧，讓我們不得不追求社會和諧與利他主義。我們的哺乳類腦就相當於中層心智。我們和其他同類動物共有這個大腦能力，那些動物像我們一樣，爲了確保族群安全，會記住經驗。我們的爬蟲類腦和低層心智有關，掌控個人生存的基本動機。它負責調節身體各部位，讓我們在感到危險時能夠直接反應，例如「對抗、逃跑或靜止不動」的衝動反應。

只要了解這三種心智與大腦的基本資訊，就能幫助你找出目前問題背後的心理因素，清除生活中不同層次的障礙與煩惱——之所以會發生這些問題，和你的心智與大腦都有關係。

高層心智

高層心智包含我們實現靈性天命所需的所有概念。高層心智主要透過松果體控制我們高階大腦的運作。高階大腦是大腦中最有覺察力的部分，負責學習與教導；它包含所有學習能力更高的器官和腺體，包括顳葉和松果體。高階大腦具備各種形式的溝通能力，包括感知能力、超覺才能、直覺與靈性能力，其功用是實現全意識（full consciousness）。

在神經學上，高層心智和我們的擴大系統（amplification system）有關，這個系統透過能量和宇宙萬物互相連結。在人體內很難找到這個系統的痕跡，通常只能透過從右顳葉和松果體發出的化學物質，例如名爲「二甲基色胺」（DMT）的分子，才能追蹤到這個系統的存在。DMT是自然產生的神經傳導物質，可在人體、植物與動物中發現，亦有「心靈分子」（spirit molecule）之名。其功用似乎能夠擴展我們的意識，甚至超越我們普通的日常意識。

中層心智

中層心智掌管人際關係、情緒和推理能力，是一般心智與大腦之間的主要連結。中層心智連結的是哺乳類腦，亦即大腦中掌管關係的部分；此外，中層心智也和中樞神經系統連結，包括邊緣系統和胰腺內分泌系統。在哺乳類腦中，各種腺體掌管記憶與信念的儲存，以及念頭與感覺之間的連結。此外，它也負責掌管我們的無意識，亦即主導關係（relationship）的那一部分自我。在神經學上，中層心智支配數位系統，該系統負責協調許多脊椎與大腦之間的功能，包括將信息以電脈衝的形式從某一點轉移到另一點。

低層心智

低層心智透過爬蟲類腦，掌管我們身體的存活。這是大腦的一部分，包含腦幹、部分下視丘、杏仁核與腎上腺功能，「對抗或逃跑」的反應就出於此。爬蟲類腦與我們的潛意識連結，而潛意識則負責掌管我們承繼的最深渴望與行爲。潛意識負責操控類比系統，亦即以波的形式運作的神經系統。相較於數位系統，類比系統更加古老，會對地磁場產生反應，掌控我們的成長與回春，可以幫助我們進入催眠狀態。

敞開心智：靜心冥想

有時候，我們需要一點幫助，才能在肉眼可見的世界與無形的世界之間建立連結。靜心技巧與覺察的練習之所以對療癒師如此重要，原因之一便在於此。

簡單來說，靜心指的是一種方法、路徑或過程，靜心從內在引導我們回歸寧靜覺知的中心。我們也可以運用靜心來喚醒直覺，接收精微能量。

從超覺靜坐（transcendental meditation）到禪修靜心（Zen meditation），從世俗到靈性，靜心的種類多到數不清。其中最方便的一種就是「正念靜心」（mindfulness meditation），許多具有哲學與靈性背景的人都會修習這種靜心。

正念靜心：針對情緒界線與鎮定

身爲麻薩諸塞大學醫學院（University of Massachusetts Medical School）榮譽退休的教授，喬．卡巴金（Jon Kabat-Zinn）博士在該校創辦「醫學健康與社會的正念中心」（Center for Mindfulness in Medicine, Health Care, and Society），並身兼執行董事，他是將正念靜心帶進主流的先驅。他既是科學家，同時也是好幾本書的作者，包括《正念療癒力》（*Full Catastrophe Living: Using the Wisdom of Your Body and Mind to Face Stress*），他的研究已經發現「正念減壓課程」（mindfulness-based stress reduction, MBSR）對大腦產生的效果，以及大腦如何處理情緒，尤其是在承受壓力的情況下。[1]研究發現，正念減壓課程對於罹患乳癌的女性、患有前列腺癌的男性，以及免疫系統長期失調或突然出問題的人，都會產生強大的效果；研究也顯示，這種課程對其他病情也有正面影響。

178

正念靜心提供了一種方式，讓人們迅速進入平靜的狀態，將情緒鎮定下來。我參考幾種不同的正念靜心練習，針對建立正面的情緒界線，歸納出以下簡單的正念靜心法門。

1. 待在安靜的地方，挺直坐好，但保持舒服的姿勢（不要身體僵硬）。
2. 把關於昨天或明天的雜念放在一邊，讓你的意識回到當下。
3. 把注意力放在你的呼吸上，感覺你的肚子、肺與嘴巴各個部位如何回應你的吸氣與呼氣。
4. 想像每個念頭或憂慮都隨著呼氣消散。你看著自己的情緒一掃而空之際，也要留意你或許也背負了其他人的情緒，必須將這些情緒從你的能量場中驅離。然後，隨著每次呼吸，你感覺到自己的情緒界線變得愈來愈活躍，也更加界線分明。
5. 不停地回到釋放的意識，接納你自然的感覺與眞實的念頭，讓你的注意力轉向愛與價值。隨著每次吸氣，將這些健康的感受與念頭導入你的體內與生命中。
6. 在這個階段停留一會兒——透過呼氣釋放與接受，透過吸氣接收。
7. 此時，對自己與內心之神抱持感激之情，以此劃下句點。

積極參與心智的運作：駕馭腦波

179

大腦透過高度專業分工的細胞接收電子化學信號，這種遍布全身的細胞名爲「神經元」。大腦從全身所有部位接收各種感知信息，例如聲音、觸覺、嗅覺和溫度，然後以驚人的效率處理這些資訊，透過複雜的電路、數十億神經細胞組成的網絡，將信息傳遞到全身的腺體與肌肉，同時儲存信息。這些電子化學信號產生的腦波，可以由腦電波圖（electroencephalograph, EEG）檢測儀測量。腦電波圖檢測儀測量出來的讀數可以顯示我們的健康、意識與大腦活動處於什麼狀態。有些腦波最有益於我們的日常生活、靜心冥想、睡眠與健康狀態。

腦波的計算單位是赫茲，也就是每秒的週期次數。赫茲的數據愈低，代表腦波頻率愈慢。下表列出五種腦波的特性與潛在療效。

運用腦波進行療癒

腦波（頻率）	特性	潛在療效[2]
γ波（Gamma waves，亦即伽瑪波，40赫茲以上）	包含更高層次的心智活動與信息結構。先進的西藏禪修者在靜心冥想之前與過程中，都會產生更高層級的 γ 波。與高度專注的狀態有關。	加強顯化的能力，開啓更高層級的洞察力。
β 波（Beta waves，13到39赫茲）	一種活潑清醒的意識狀態，發生在眼睛睜開時。當我們運用智力、工作、注意力集中、解決問題，還有和人互動時，就會出現這種快速的腦波。	加強專注力、聚焦能力，喚醒意識與分析思考；有助於治療「注意力不足過動症」（ADHD）與過度刺激等疾病。
α 波（Alpha waves，8到13赫茲）	一種放鬆、平靜的狀態；發生在眼睛閉著的時候，也和眼睛睜開時的白日夢有關。	加強放鬆、創意、解決問題與直覺思考等能力。
θ 波（Theta waves，4到8赫茲）	出現在深層放鬆、昏昏欲睡和淺眠的階段。特性是身心靜定，情緒平和，也與催眠狀態有關。	促進快速學習、行爲改變、放下創傷、戒除癮頭與擺脫恐懼。一種「清明夢」（lucid dreaming）的狀態。
δ 波（Delta waves，4赫茲以下）	無意識及深層睡眠狀態，也和夢遊與說夢話有關。	加深睡眠、身體療癒、手術復原與深層放鬆。

180　**注意**：在不同的研究中，腦波赫茲的測量會有一些出入。表中列出的頻率是科學研究中最常提到的數據。

當最理想的腦波模式受到干擾，常見的罪魁禍首可能包括：

- 壓力與憂慮
- 疲憊與倦怠
- 缺少運動
- 內心出現負面的對話
- 情緒困擾
- 身體疼痛
- 酒精與毒品
- 某些處方藥

θ波的力量

對精微能量療癒師來說，讀取潛意識是通往轉變與療癒的最佳路徑之一。在我們清醒時所見的現實背後，隱藏了一些信念；而透過讀取潛意識，我們就能夠運用這些信念及信念引發的感受來進行療癒。一旦將頻率更高的腦波（β 波與 α 波）轉變成 θ 波，我們就能進入深度接受的境界，得以認清自己受到局限的信念，而且，只要我們選擇改變，就可以修改這些信念。

維安娜・史黛博（Vianna Stibal）在一九九〇年代中期創立希塔能量療法（ThetaHealing）之後，已經教導許多人如何利用 θ 波的腦波狀態，將負面的情緒與念頭轉變成正面及有益的。[3]自從有過身體自發療癒癌症的體驗後，她因此受到啓發，開始研發一些療癒技巧，把注意力放在思緒與祈禱上，藉此達到思緒清晰、全神貫注的狀態，並與「所有的能量」連結。

希塔通道：精微能量的想像過程

爲了在自己的療程中使用，我創造了下列想像技巧，透過 θ 波達到意識的療癒狀態。這項療程是以「舒曼共振」（Schumann Resonance）爲基礎，它的頻率是 7.83 赫茲，介於 α 波與 θ 波之間的廣大區塊間。我們遇到打雷閃電的暴風雨之後，會在大氣中體驗到淨化與清理的頻率，「舒曼共振」正與這種頻率相同。事實上，當我們使用「上下一致」（as above, so below）

這個詞的時候，我們指的正是這種共鳴的能量場。[4]

181

在這個過程中，「舒曼共振」提供通往 θ 波狀態的通道，在那裡，你可以調整自己的頻率，連接到自己的更高意識。在幾個以地球爲基準的磁場中，舒曼共振是其中之一。這種共振是設計來讓我們名副其實地漫步其中，進而恢復健康，而不是用來干擾現代生活的頻率。透過下列旅程的巧妙方式，我們得以啓動這種頻率，加速回春與恢復健康，促進各方面的療癒。

1. 找一個舒適的地方，讓你可以放鬆十到十五分鐘，不受打擾。
2. 輕輕閉上雙眼，先從「靈性對靈性」的技巧開始進行（請見第九章）。深吸一口氣進入心中，申明你是完整而充滿力量的靈性存在（如果你正指引患者進行這個過程，就申明他們也是完全成熟的靈性存在。感知他們的靈性存在，吸引他們被喚醒的這部分）。然後召喚你的更高指導靈或神——不論是哪一部分的更高意識爲你產生共鳴。
3. 再次吸一口氣進入心中，認可這是從你身體散發出來的最大磁場。
4. 運用你的意識，把自己提升到松果體，即將你的注意力帶到這個位於大腦中央、松果形狀的小小腺體上（這裡亦被視爲第七脈輪的發源地）。
5. 想像或感知有一通道，提供通往松果體的入口。當你準備好進入這個通道時，把這裡當成進入名爲「舒曼共振」的療癒振動能量場入口。
6. 一旦通道開啓，光的能量就會從你的松果體流入整個大腦裡，然後傳遍全身與心智。讓那股能量流動，讓你的腦波與這股共振頻率同步。
7. 再一次緩慢的深呼吸，認知到你已經讓自己進入 θ 波狀態，擁有內在的洞察力，並開啓接納的能力。
8. 從這裡開始，認清你希望生命中的什麼情況或狀態產生正面的改變。或許是你的身體，或許是物質層面、情緒上、心理上或靈性層面，也可能以上皆是。此刻，你在生活中正經歷什麼樣的束縛與阻力？

182

9. 察看此刻的你對這個問題或挑戰抱持什麼樣的**信念**。對於這個情況、你自己和可能牽涉其中的他人，你相信些什麼？
10. 信念一旦受限，必定伴隨著各種感受，情緒也會卡住。允許自己**認清最**

重要的信念，好好體會哪些感受正在你心中造成情緒鬱結。運用你的直覺天賦去看、去聽、去感受，或去感知下列五大負面信念中，哪一項看起來最正確：

- 我很糟糕。
- 我一無是處。
- 我一文不值。
- 我軟弱無力。
- 我不配。

11. 要求你的身體幫助你感知哪種感受可能卡住了。把注意力集中在最不舒服的身體部位，然後感知下列六種基本感受中，哪一種堵塞了：
    - 快樂（通常是因爲你並未表現出來）
    - 悲傷（失去的感受）
    - 憤怒（界線受到侵犯）

183

肌肉測試：心智與身體的溝通工具

整脊治療師（chiropractors）、自然醫學治療師（Naturopaths）、希塔療法療癒師和許多其他精微能量療癒師，都把肌肉測試（亦稱為「應用肌肉動力學」）當成讀取潛意識的方法。肌肉測試之所以有效，原因就在於潛意識與身體互相連接，甚至可以說身體是潛意識的投射。透過一系列的是非題與觀察特定肌群的微小變化，我們得以避開心智的過濾，發掘身體可以提供的答案。

你可以在患者身上使用肌肉測試，請他們保持站姿，一隻手臂往外伸展，與地平行。然後詢問患者一個切中要害的問題，接著把患者的手腕往下壓，力道雖輕卻堅定。當患者的手臂肌肉堅定有力，手臂紋風不動，代表潛意識給予正面的回覆。若他們的肌肉鬆弛無力，潛意識給予的就是負面的回應。

舉例來說，你或許會問：「你是否相信自己有價值？」或：「這個信念能否加強你的健康狀態？」如果手臂肌肉強壯有力，這代表潛意識的答案是肯定的；患者確實相信自己是有價值的，或問題中提及的信念確實有益於他們的健康狀態。

肌肉測試不僅可以用來發掘潛意識的信念，許多療癒師也用來判斷各種療法（例如藥草、順勢療法、花精和運動類型）是否有效，以及需要多少劑量。

- 恐懼（缺乏安全感）
- 厭惡（某件事或某人對你來說並不正常）
- 痛苦

你或許也會感到內疚，覺得自己做錯了什麼事，或是感到羞愧，覺得自己哪裡不對勁。

12. 一旦你釐清主要的信念與相關感受，就允許自己改變它們。你希望換上哪些令生命有希望的新信念與感受？如果你不知道，你永遠可以專注於「我與萬物連結」（I am connected）的信念與感恩之情，還有各式各樣的快樂，永遠都具有直接療癒的力量，你可以把注意力放在任何一種快樂上。
13. 透過呼吸，將全新的信念與感受納入心中，好好感受你的情緒細微而自在地流淌。
14. 等你準備好之後，就迅速溜回松果體的能量入口，進入你正常清醒的意識中。此時，你必須明白自己已經煥然一新，而你整個能量場也重新校正了。

訣竅：身為療癒師，這個過程是絕妙的路徑，可以讓你調整自己，準備好替患者進行療程，並幫助你清理療癒能量流動的通道。

自我暗示：重設潛意識的肯定句

法蘭茲・巴頓（Franz Bardon）是在二十世紀教導赫密士（Hermeticism）靈性傳統的導師，辯才無礙的他曾寫過關於身心靈連結的內容。他在1956年出版的著作《赫密士入門》（*Initiation into Hermetics*）中，描述如何讀取潛意識，並透過自我暗示重新設定潛意識——自我暗示是一種方法，可以換掉受限的信念與上癮的行為，改成讓生命充滿希望的信念與行為。[5]他所謂的「自我暗示」，在我們現代，通常指的是運用肯定句。以下概述自我暗示如何發揮作用、為什麼有效，以及如何制定真正有效的肯定句。

大腦與靈魂的連結。正常清醒的意識在靈魂中自有一席之地，而且人體內的「大腦」（cerebrum，位於頭部前方）可以啓動正常清醒的意識。潛意識也是靈魂屬性的一種，位於「小腦」(cerebellum，位於頭部後方)。

184

擺脫在我們未知的背後所隱藏的操控力量。任何我們不想要的一切帶來的推動力或衝動，例如缺點、弱點和上癮，都源於潛意識。因此，若想要造成正面的改變，關鍵在於運用精心設計的自我暗示（肯定句)。

構思有效的肯定句。爲了確保你的肯定句眞的有效，你想出來的警句必須是從正面的角度切入，而且要使用現在式。此外，你還要用指令的形式構思文字或警句。舉例來說，別寫你未來某個時間不做什麼事，例如「我將停止抽菸」或「我將停止喝酒」，而是以現在式肯定當下的自己與你正在做的事：「我是拒菸的人。」「我是不喝酒的人。」根據巴頓的說法，透過以現在式陳述肯定句，我們就能「將希望灌注到潛意識中，而且我們將發現，唯有積極正面的潛意識，才能與希望協調一致」。

自我暗示的最佳時機。我們正常的意識會在睡著時暫時停止運作，由潛意識接手。因此，大腦接受肯定句的最好時機是在半夢半醒之間，此時由大腦的 θ 波模式主導，就是我們躺在床上，感到疲倦，準備好入睡的時刻，或是我們剛清醒的時候，因爲此時我們也還在半睡半醒之間。順道一提，這些可以提高接受度的時間點，正好說明爲什麼我們不應該帶著悲痛、傷心和憂慮入眠。我們入睡時，腦海中最活躍的念頭與狀態會持續影響潛意識。

撰寫你自己的觀想導引腳本

你多半已經聽過、讀過與背誦過許多觀想導引的指示，但你曾寫過自己的版本嗎？如果沒有，而且，如果觀想導引是你療程的一部分，那麼我衷心鼓勵你爲自己或別人試試看。

你可以運用下列概述的一般藍圖來建立自己的導引過程。

目的。觀想導引的出發點是決定你想要達到的目標與結果。在這個過程中，是否專注於自我療癒、與神聖力量連結、改變信念、平衡脈輪、想像正面積極的未來、減少壓力、寬恕、平衡精微體，或者以上目標皆要達到？

整體架構。當你心中對自己的目標有數之後，就要決定哪些步驟將助你達到想要的體驗。你想要如何展開這個觀想的進程？優先進行什麼？接著要做什麼？

185

你將如何總結這個過程？爲了大致了解整體情況，並且開始發揮創意，你或許會希望在開始動手撰寫之前，先閱讀以下所有步驟。最重要的是，保持簡單。讓你的觀想過程目標明確（避免過度複雜的步驟或冗長的過程）。

時間。時間與寬敞的空間很重要。當你撰寫自己的腳本時，切記，你肯定會希望在你的口頭指引之間預留一點時間空檔，這樣一來，不論聆聽指引的人是你自己，還是你的患者，都可以獲取內在資源與指引（這項指引會以影像與象徵、知覺、感受、思緒、洞見等形式出現）。

五感。一旦你設計出合適的腳本內容，就鼓勵傾聽你指引的人留意可能與特定地點或時刻有關的景象、聲音、味道、顏色和（或）感知。這麼做不僅可以幫助對方啓動、打開他們的五感，還可以協助他們活在當下。

放鬆階段。理想上，在這個階段，你會請聽你指引的人放鬆幾分鐘，他們可以允許自己將一天的思緒與憂慮拋到腦後。最重要的是，邀請他們有意識地與自己的呼吸連結。在整個觀想導引的過程中，「與呼吸連結」將成爲他們最好的工具，不僅可以讓他們放鬆，與自己連結，還可以獲得內在的指引。

除了基本的放鬆過程（呼吸、放鬆身體、讓壓力消散），請聽你指引的人把注意力轉向自己的心，也可以達到更深層的放鬆。轉向自己的心，可以幫助他們將注意力從外在世界轉向內在世界，從他們的心智活動轉向感受與情緒。

注意：入門的技巧是一種催眠技巧，包括請傾聽指引的人倒數（例如從十倒數到一），這種技巧需要額外的訓練，因爲這樣一來，就可以讀取更深層的意識。

內在世界。一旦聽你指引的人與自己的呼吸連結，進入放鬆的狀態，接下來你就可以引導他們前往內在的世界——通常是一個寧靜美好的地方，在那裡，他們可以和自己的內在指導靈連結，有助於實現觀想的目標。

舉例來說，你或許可以請他們進入一個安全的地方，置身他們喜愛的大自然之間，或讓自己籠罩在燦爛的金光下。此外，在本章稍早介紹的「希塔通道」過程中，可以找到具體的例子。正如你的回憶，這個過程包含進入松果體（或第三眼），在本質上，就是「帶」聽你指引的人來到他們意識中的通道入口，這樣一來他們就可以取得大腦的 θ 波頻率。

186

結盟或指引。視觀想的形式與長度而定，你或許會讓聽你指引的人遇到指導靈、守護天使或信任的親愛好友，在他們陪伴下進行。他們的存在將確保這次體驗具有重要的神聖意義，而且還可以增加安全感。

旅程。不論你帶患者踏上的旅程是簡單而不費吹灰之力，還是錯綜複雜、需要全心投入，這趟旅程都有起點、過程與終點。

這趟旅程的出發點取決於你所選擇的內在世界，以及療程的目的與目標。以「希塔通道」來說，出發點就是松果體。其他出發點可能是某個安全的大自然環境、一間大房子的入口、一條通往很多道門的大走廊入口、或是身體的脈輪——只要是有益於療程的合適地點，都可以成為出發點。

除非你正引導患者經歷特定的體驗，正如希塔通道的做法，否則你只要讓對方選擇自己想去的地方就好（大自然中的哪條路、大房子中的哪間房、走廊的哪道門、哪一個脈輪）。

注意：你最好別要求傾聽指引的人大聲告訴你他們在哪裡或正往哪裡去。只要讓他們全然進入自己的過程中就好。當他們沿路探索地勢（再次，山丘和山谷、遠景的浩瀚、大房子裡的房間、各式各樣的走廊）時，就可以充滿力量，準備好邁向下一步驟。

支持他們最簡單與最有效的方法是，請他們再度與自己的呼吸連結。與呼吸連結還有可以促進接納與釐清的好處。

機會。這是旅程的最高潮，亦是實現觀想主要目的的時刻。在這裡，傾聽指引的人可以接收信號、找到天賦、放下受限的信念、感受情緒、進行有所保留的溝通、看見未來遠景、原諒自己或他人、找到答案、看見象徵、向他們更高的指導靈敞開或允許療癒。在這個旅程的最高潮，通常只能引人達到上述目標的其中之一，然而，在某些情況下，你或許可以同時達到數項目標。舉例來說，你或許可以讓聽你指引的人辨識出卡住的情緒（例如羞愧、恐懼或怨恨），這樣一來，他們就可以正視自己的情緒，進而釋懷。然後，你可以引導他們敞開心胸，迎接未來的新機會（未來願景），在此之前，他們無法讓情緒與能量流動，因而錯失機會。你必須確保在這個觀想的階段，提供他們所需的足夠時間，讓他們得以接受這份天賜禮物。

返程。在旅行的最高潮給予傾聽指引的人合適的時間之後，你將帶領他們回到旅程的出發點，讓他們明白是時候開始回到日常生活了。如果在觀想的旅程中，他們有聖靈陪伴，或者遇到另一個人（或另一個存在），請讓你的患者明白，他們可以認可並感謝對方提供的陪伴與支持（你可以用任何適當的稱呼，叫「沉默的見證人」、「嚮導」或「保護者」都可以）。

187

帶領觀想導引的訣竅

把安全與舒適視為第一優先。打造安全的環境是基本要務，這樣一來，患者才能放鬆，完整接收導引過程帶來的好處。需要哪些東西，才能打造安全舒適的環境呢？

- 一個安靜乾靜的空間。
- 舒適的室內溫度（如果需要的話，準備一條毯子隨時備用）。
- 一張舒適堅固的按摩桌或椅。
- 以輕柔的音量播放讓人放鬆的音樂。
- 令人放鬆的香氣，例如天然萃取的薰衣草蠟燭（不要用太強烈或類似香水的味道）。
- 還有你，一位放鬆、做好準備的引導者。

請見第七章，那裡收錄了更多具有深度的點子，告訴你如何為你的療程打造有品質的療癒空間。

運用呼吸。正如前述提及如何撰寫你的腳本，你在進行導引過程時，必須從有意識的呼吸開始，這是最有效的工具，可以幫助你的患者放鬆，順利進入他們內在的世界。

調整你的聲音。雖然你想用比平常對話更輕柔的聲音説話，同時放低音量，但你還是可以允許自己用比較正常的聲音説話。你絕對不會想用看起來太過做作的語調，那樣反而會讓你的患者分心。你只要放鬆、相信自己，允許自己和患者的至善之心連結就好。只要這麼做，你的聲音就會完美契合！

注意節奏。在導引的陳述或指引之間預留時間，讓你的患者可以放鬆。如果你在療程中和他們一起進行（而非單純朗讀腳本），你自然就會找到對療程最有益的節奏，不會太快，也不會太慢。

鼓勵患者。你必須銘記在心，有些患者是視覺動物，有些患者對聽覺比較有感覺，有些則是動覺比較敏感，你偶爾可以鼓勵他們，倘若他們感覺哪些方式對自己有益，就用那種方式來觀想看看。比方説，有位患者可能會看見一片栩栩如生的景觀在眼前展開，另一位則感覺有種溫暖關愛的存在籠罩著自己。還有一位患者可能會聽見自己的更高指導靈傳來的信息。你只要確認他們自有感知與接收信息的方式，鼓勵他們信任療程與自己就好。

觀想行動：四種熱門的應用方式

188

觀想不僅可以用來搜尋資訊，還可以當作改變精微能量場的工具。以下是觀想的四種基本用法。你可以在自我療癒時運用這些迷你做法，或在療程中指引患者這麼做。

當你處理一個問題或疾病時：

1. 觀想你正在一個安全的地方，看著具有療癒能量的美好事物圍繞著自己（例如美好的大自然、光或顏色）。
2. 現在祈求神送你一個幫手。這個幫手具有天賦，可以幫助你更了解自己的問題，或提供處理問題的工具給你。

當你試圖釐清人生困境背後涵蓋的課題時：

1. 要求信使幫助你發掘洞察力。直接請求神賜你一位個人嚮導，他可以教導你，甚至還可以持續教學。不論他以什麼樣的形式出現，你都要充分想像嚮導的模樣。
2. 等你和這位嚮導建立融洽關係之後，就可以開始詢問一些對你的目標有益的問題。這些問題可以幫助你（或你的患者）揭開生命困境的起因，包括：
   - 從最近的事件中，學到什麼課題？
   - 為了完成這個學習過程，你必須採取什麼行動？
   - 為了整合所學的課題，你需要採取什麼行動？
   - 一旦完成學習，你的生活會是什麼模樣？
3. 接收這些問題的答案。答案或許會以影像、聲音或文字、身體感官或內在體悟的形式出現。如果你不明白你接收到的答案或信息，就要求更詳細的說明。你也可以要求再提供一次答案，只是這次換種形式。比方說，如果你接收到的第一個答案是令人困惑的視覺影像，你可以要求嚮導用文字解釋影像代表的意義。
4. 現在詢問你是否需要專注於任何有益於療癒的事，例如特定的形狀、顏色、象徵、影像、味道、聲音、語氣或任何其他超感官的信息。

當你身體疼痛或生病時：

1. 要求你的守護者幫助你以象徵的形式，想像疾病或受創的身體部位。
2. 現在運用這個影像進行對話。允許這個影像出現，或告訴你背後蘊含的信息，以及為了釐清問題，你需要採取什麼行動。

要求聽你指引的人再做一次深呼吸，請他們再度意識到自己的身體。你也可以請他們將自己的意識帶回到周遭環境，尤其是椅子或其餘他們下方的平面，以及現場的任何聲音。鼓勵他們花時間好好感受，等準備好的時候就張開雙眼。

189

之後，如果恰當、也還有時間的話，你可以鼓勵患者寫下在觀想導引的過程中心裡浮現的影像、思緒或感受——趁新鮮趕緊捕捉這些細節。你也可以鼓勵他們回家之後寫下後續的經驗。

訣竅：你在發展觀想導引技巧時，可以參考第二十一章的其他概念。如果你想要透過視覺直覺接受指引，可以參考第二十一章收錄的問題，以及將顏色納入觀想腳本的方法。

15

精微靈性

祈禱、冥想，與靈性力量融為一體

191

在偉人眼中，精神力量勝過物質力量……。

—美國文學家、哲學家愛默生（Ralph Waldo Emerson）

精微能量療法大多奠基於肉眼不可見的存在上，在這個領域中，人們廣泛接受靈性世界的影響與效力。受到精微能量療法吸引的病人與委託對象，不是結合傳統療法，就是只採用精微能量療法。他們對一些靈性練習通常抱持開放態度，或者早已經投入其中，例如祈禱與靜心。身爲精微能量療癒師，你或許非常擅長進行一些特定的儀式與練習，不僅可以敞開心胸迎接聖靈，還可以請祂指導你處理別人的問題，讓你的整體經驗更加豐富。許多療癒師發現，一旦結合精微能量療法和一些讓靈性專注的工具與技巧，例如第九章收錄的基本能量技巧，往往就會發揮更大的療效。

本章的重點主要在於祈禱、冥想、與更高存在融爲一體的力量，以及其他有助於療程進行的靈性力量與存在。在本章中，我們將稱這種更高存在爲「聖靈」。儘管這三種靈性活動互相關聯，三者卻截然不同。這三種靈性溝通方式之間的差異與相互作用被形容爲「接收答案與協助」，亦是接收洞見與天啓的方式。

192

一談到祈禱，不免就要提到這個問題：你爲誰或爲了什麼祈禱？我認爲，這個問題的答案隨著時間轉變。有時，我們對上帝說話；下一刻，我們對已逝的摯愛家人說話；再下一刻，我們和更高的自我或自己的意識說話。對精微能量療癒師來說，聖靈與靈性力量是最好的盟友。因此，本章其餘的內容將探討天使與靈性存在、我們的靈魂與靈性，以及自我的其他面向——我們向其尋求指示、釐清與引導。

祈禱與其他靈性溝通方式之美在於，不論你是療癒師或外行人，任何人都可以成功運用這些方式，達到療癒的目的。

接收答案與協助

許多精微能量療癒師在療程中仰賴靈性洞見，不論他們治療的是自己，還是別人。祈禱、冥想與契合（communion）是三種不同卻相關的靈性溝通形式，我們可以運用這三種方式來獲得問題的答案、療癒能量或天啓，後者可以幫助我們理解困境的眞正意涵。

這三種溝通形式的運作方式如下：

祈禱是對聖靈說話。

冥想是沐浴在聖靈的存在中。

契合是敞開自己，接收來自聖靈的信息與能量。

祈禱不限方式與時間。大多數人曾接受的教育是，必須於用餐前在敬拜神的地方，跪著用雙手祈禱。這些祈禱儀式提醒我們，我們永遠可以仰賴更偉大的存在，獲得愛、希望與祝福。然而，我們也可以在開車上班的路上或坐在電影院時祈禱，而且，我們可以鼓勵患者，讓他們明白祈禱沒有任何規則。我們可以和別人一起祈禱——不論是大聲說出來或靜靜祈禱，或透過歌唱或舞蹈——或是簡單地在心中安靜的角落獨自祈禱亦可。

一旦患者能夠自在地接受祈禱，我們就可以問他們想要如何稱呼聖靈，然後，我們可以爲他們祈禱，或和他們一起祈禱。不過，這裡有個關鍵，我們必須尊重患者的信仰，否則祈禱就會帶點批判或限制的感覺。

冥想有上百種方式，但全都有一個共通點：所有的冥想都承認聖靈或靈性力量的存在，並尋求與其平靜的融爲一體。我鼓勵患者平日花點時間感受聖靈的存在，不需要特別安排時間，只要去感受就好。這麼做可以淨化心智與靈魂，消除疲勞、提振精神，而且，通常可以讓人與聖靈融爲一體，或接收幫助與療癒能量。

193

在患者的療程中，我會透過靈性對靈性的技巧（請見第九章）運用冥想進行療癒。我在進行三個步驟時，每完成一個步驟就會暫停一下，讓自己擁抱自己的靈性、別人的靈性與更高聖靈的神聖能量。然後，我會祈求聖靈運用祂無限的力量，讓我維持合一的狀態。一旦我在療程中感覺卡住了，我就會停下來，好好呼吸，暫時閉上雙眼，接著祈求聖靈提醒我祂的存在。這種連結的時刻往往正符合我的需要，讓我得知該採取什麼方向。

你如何得到自己正在尋找的問題的解答？這就是融爲一體的時刻，或通往天啓的好時機。

在療程中，爲了接收當下的直覺洞見，我通常會與聖靈合一。我的患者提出問題，我就會在腦海中看到超自然影像，耳朵聽到智慧之語，或透過我的身體自我領悟。在領悟或療癒的路上，這些直覺的徵兆帶領我和患者進一步走下去。

有時候，答案與療癒能量不會立刻出現。那麼，我就會建議患者設立意圖，在日常生活中進入與聖靈融爲一體的狀態。關鍵在於，你必須獻出一段特定的時間，聖靈將會在那時回應你。那個時段可以超過幾分鐘或一小時，甚至到幾天或幾週都可以。我通常會建議患者設定接收導引的意圖，然後，就算沒辦法給聖靈幾週時間，至少要給幾天，讓聖靈滿足他們尋求的一切。

在與聖靈融爲一體的狀態下過日子，意味著你將注意力放在各種跡象與預兆上，而這些跡象與徵兆不僅是透過直覺接收到的，也可以透過現實世界得到。所謂的「徵兆」可能包含夢境、願景或靈光一閃的直覺，也可能是閱讀一本很有洞見的書，或來自朋友的信息。有一次，我帶著患者學習病癒康復所需的一切，他在看兒童電視節目時與聖靈融爲一體，持續長達一週。關鍵在於擁有意願與敞開心胸，其餘的交給聖靈就好。

這三種靈性溝通過程很容易就會以不同的方式混合在一起。你或許會進入冥想狀態，體認到聖靈的存在，然後祈求幫助，接著與聖靈融爲一體，等待答案。你可能會祈禱，然後爲了獲得啓示而深入思考——或者，接收洞見，然後祈求進一步說明。

注意：設定意圖，和聖靈融爲一體，可以視爲一種祈禱的形式。本章接下來將探討十種祈求療癒的禱詞（Prayers for Healing），其中任何一種都可以用來開啓與神合一的階段。

祈求療癒的禱詞

194

爲了別人與你自己的益處，共有十種與聖靈及靈性力量溝通的方式，我稱爲「祈求療癒的禱詞」。分辨清楚每一種禱詞的差別，將能幫助你針對自己的處境與療癒目標精心設計出最理想的祈禱詞。你必須明白，你可以爲自己或別人進行這些祈禱；不論是在療程前、進行中或療程後；你可以在心裡默唸，也可以大聲說出來；你可以透過說話、書寫或唱歌祈禱，任何你想得到的表現方式都可以，眞的。

當你和其他人一起進行療癒工作時，你可以和他們一起大聲祈禱，或建議一種祈禱方式，讓他們自己大聲說出來或在心中默唸。祈禱時，不必以「親愛的上帝」做爲開頭，但你若想要，也可以這麼做。你可以就自己或患者的理解來爲聖靈命名，或運用靈性對靈性的技巧（第九章），單純透過呼吸，將靈性的力量吸入你心中，然後擬定最符合對方需求的禱詞。

爲了運用祈禱來自我療癒，你可以考慮選擇一本特定的筆記本來自製一本祈禱之書。以下列十種不同的療癒禱詞爲基礎，寫下腦海中浮現的詞彙、句子和點子。事實上，你花在撰寫祈禱點子的時間，**正是**你祈禱的一個個瞬間。

當你閱讀下述說明時，好好感受此刻哪些禱詞最能激勵你，啓發你的靈感。

195

決定的禱告:確保意圖清楚

當我們要做一個重要的決定時，有時候會發現自己陷入苦惱，整個人充

靜心：一種與神融為一體的方式

說到摒除雜念、讓身體平靜下來，最廣為人知的方式就是靜心了。這種靜定的狀態往往有助於打開聖靈與我們之間的通道，讓我們迎接天啓與療癒。靜心包括以傳統瑜伽的蓮花姿勢打坐（盤腿）或深呼吸，但你也可以在走路、唱歌或甚至煮菜時靜心，這種靜心做起來很容易。

靜心是一種與聖靈契合或溝通的方式。祈禱是向上和向外延伸，靜心則是讓我們與聖靈來回溝通，形成封閉的循環。靜心是請求聖靈回應，並尊重這個事實：我們值得接受。光是想到接受聖靈提供的洞見、協助與希望，就可以療癒缺乏自我價值的問題，我們大多數人內心深處都有無價值感，而那往往會阻礙精微療癒能量的流動與功效。

若你想要更了解靜心，包括其他附加的好處，請見第十四章〈精微的心智〉。

滿困惑或懷疑，很想要逃避。此時，「決定的祈禱」就是絕佳的機會，可以清楚陳述我們需要什麼事情發生，不論我們是否已經確定這是「正確」或完美的情況、解決之道或抉擇。只要說出我們的需要，就可以打開大門，通往更加清明的思緒。這種祈禱詞的目的是確保意圖清楚，藉此降低懷疑，增加信心。

舉例來說，癌症患者很可能會想，她是否應該採用放射治療、化學療法、草藥治療或全部都試試看。她或許會構想出「決定的祈禱」，然後說：「聖靈，我願意做任何療癒所需的事，而且我會敞開心胸接受所有方法；請讓我清楚了解最符合我療癒願望的療法。」接下來，她會整天祈禱請聖靈協助自己明瞭與放射線有關的一切，她如此陳述：「聖靈，我敞開心胸接受放射線治療，把它當作這種疾病的最佳解決之道。」然後看看這個決定是否符合她身體與靈魂所需。後續，她可以選擇不同的日子，利用同樣的禱詞，爲化學療法與草藥治療祈禱，最後再來評估，做出最終決定。

懇求的禱告：召喚更高意志

有時候，我們會意識到一個問題的解決之道或一個情況的最佳結果，不見得是我們想要的，也不盡然是由我們自己選擇的。一旦我們並未透過自己的心智思考、甚至直覺能力找到答案，我們心裡就會明白，這種時刻正是在要求我們召喚更高的意志，亦即向神請求支持。這種祈禱詞的目的是，請求神允許我們的祈禱符合更高深的命運安排，而不是只滿足我們的個人意志。

寬恕的禱告：放下與繼續往前邁進

我們可以打從骨子裡感覺到，何時該放自己或別人一馬，不再認定自己受到冒犯，從而擺脫那種受傷的感覺。不論讓我們感覺受到背叛或遺棄的事件或時刻，是發生在三十年前或上星期，我們都意識到是時候放下心中的義憤或怨恨，以及隨之而來的情緒痛苦，要站在更高的制高點看待一切，透過祈禱與神聖的支持，聲明現在該往前邁進了。這種祈禱的目的是，徹底對自己或別人釋懷，擺脫任何受到冒犯的感覺、受傷、失敗或失望的情緒。

臣服的禱告：願意等待徵兆

196

有時候，我們已經根據過往經驗與熟悉的宗教信仰，運用自己的思考過程、推論來尋找問題的解決方案，結果卻沒有找到我們所需的慰藉與解答。

此時，這種祈禱或許就是解決之道。當我們按照這些禱詞說：「我願意放下阻礙我前進的一切。請幫助我臣服於至高至善的力量。」我們就已經採用了臣服的祈禱。這種祈禱讓我們置身於一種境界，我稱之爲「暫停點」，那是一個力量強大的等待之地，我們在那裡等待協助，等待回應，等待徵兆。當我們祈求臣服的同時，就等於將自己的負擔交給更高的力量，因此才會賦予這個等待的過渡時期特別強大的力量。

保證全心投入的禱告：行動的許諾

在所有禱告中，這是互動最明顯的祈禱。在某種意義上，「與神融爲一體」的體驗在此與「人生教練」的指導交會。當你召喚聖靈支持你尋找解決之道、解答或任何形式的療癒時，你同時承諾做好自己分內之事。在你請求協助的瞬間，你也承諾你會弄清楚在這件事上自己需要採取什麼行動，以及你何時需要採取那些行動、及如何做。

自由的禱告：願意置身於美麗的未知中

這或許是最基本的療癒祈禱之一，你在祈禱的過程中與聖靈溝通，敘述你願意在生活中採取全新的立場與觀點。你願意發現全新的自我與生活，即使你過去退縮過無數次。這種祈禱詞的核心在於誠摯的聲明，宣布你完全願意擺脫下列導致目前困境與問題的起因。你願意擺脫負面思緒、舊信念、毒素、其他能量與存在、束縛、影響——任何害你無法活出最高表現的一切。

引導的禱告：請求為人效勞

雖然每種祈禱詞都包含以某種方式祈求指引，但這種祈禱詞卻有非常具體的目的。你透過這種禱詞向聖靈祈禱，要求祂引導你，讓你發揮最大效力，同時明白你正與聖靈建立獨特的連結——讓你配備齊全，包括洞察力、才華、技能與天賦。你透過這種祈禱詞，請求爲人服務，改善世界。你請求神聖力量指引你，允許你以自己的本質爲基礎，擁有自己能力範圍內最大的影響力。

197

同理心的禱告：為別人著想的自我

當我們外在的人或事需要我們協助時，就可以使用同理心的祈禱詞。不論那個人是家人、朋友、客戶或街上的陌生人，這種祈禱詞讓我們做好準備——在神聖的瞬間——可以對別人伸出援手。

同理心結合了愛、支持與洞見、尊重，不要跟憐憫搞混了。同理心讓我們思緒清晰，放下個人的事，不再心不在焉。一旦我們同時關心自己與他人，衷心地自愛與自重，讓我們能夠眞心爲了別人而出現，帶著自己的界線與洞見（爲了眞正幫上別人，這是必要條件）面對別人的狀況，同理心就會油然而生。

透過同理心的祈禱，我們得以和更高的自我連結，進而以清晰的思緒在場陪伴別人，面對他們的狀況。在此時此地，我們不必試圖爲對方做些他們可以自己做的事。相反地，這種祈禱將引領我們採取正確的行動與態度，唯有如此，我們才能以開放的心幫助別人。

喜樂的禱告:主動表達感激

我們不再祈求指引或祈願上天賜給我們療癒與幫助，現在我們向所有生命的源頭表達感激。不論你溝通的對象是你的靈魂、靈性、更高的自我、守護天使，還是上帝，你都可以透過這個喜樂的祈禱的機會，表達偶爾萌生的欣賞、讚美與感恩之情。你可以用喜樂的祈禱歡慶頌揚生命的祝福。當這種感覺從你內心深處油然而生，你就會明確地知道何時該說些什麼。

求情的禱告:代人祈求

求情的禱告是向最高聖靈請求的神聖機會。這是成爲靈性代理人的機會，如果有人無法爲自己禱告，你就可以代表他們祈禱。這是一份美好的禮物，即使對方很可能永遠都不知道你送了這份禮物；這是一種當事人缺席的禱告，爲了那些病重、昏迷、非常年幼的人，或因爲其他原因而無法自己向聖靈祈禱的人。

提供能量支持的靈性源頭

198

世上有數不清的靈性源頭（spiritual sources），可以幫助我們達到療癒的目標。我將在本章節簡單探討其中一些最廣爲人知的靈性源頭。

你可以透過直接禱告與這些源頭建立連結。舉例來說，你可以透過意圖祈求特定的天使協助。我自己在執業的過程中，也會請求聖靈根據我目前遇到的情況，傳送最合適的靈性源頭或指引給我。那樣一來，我永遠都會知道自己正和最有幫助的源頭合作，而這個源頭將會帶來療癒與啓發。

靈性源頭的領域

我們從四個基本的領域或世界接受靈性支持：聖靈與靈性、能量、大自然、人類。不論是哪一種，都可以用來幫助別人與我們自己。

聖靈與靈性的領域最不具體，卻往往威力最強大。它的核心是聖靈，亦即「把其他人置於優先的存在」(one before all others)。提供協助的眾神殿以聖靈爲中心，這些幫手永遠不會化爲人形，卻爲人類服務，希望幫助我們成熟進化。其中最廣爲人知的代表就是天使了。

能量的世界包含靈體存在的範圍，而靈體則是在不同的次元與區域裡發揮作用。這些作用主要和我們的能量系統互相影響。其中可能包括能夠擴展我們思緒的第五次元存在，或是此刻置身於不同次元的前巫師——那個次元更接近天堂，遠離塵世。此外，也可能包含來自其他星球或宇宙的靈體，他們的能量頻率與人類不同。

長久以來，療癒者早就向大自然尋求支持，從中發掘療癒能量，他們通常從自己周遭的環境開始著手。在大自然的日常之美中，我們發現草藥、花朵、礦物和食物的功用包羅萬象，從治療疾病的解藥到賦予人們願景的神聖藥物，全都囊括在內。此外，不僅有動物夥伴提供無條件的愛，還有各種我們賴以生存的元素，例如水和空氣。許多自然的物體、力量與存在也充滿自己個別的靈性，療癒者已經習慣向其呼求幫助。舉例來說，往昔的薩滿或許會祈求無所不能的貓頭鷹靈性賜予智慧，或轉向火元素的力量，將病患體內的感染病源燃燒殆盡。

最後，我們可以轉向人類的領域尋求愛、善意與療癒，我們可以從身邊的人開始著手。當我們轉向別人、或甚至自己尋求療癒時，我們正以愛的眞實力量全心投入，追求更高的目的。當我們以精微能量療癒師的身分服務世人，代表我們正在見證別人的療癒過程。而且，我們也以不同面向的自我提供療癒協助，例如本章提及的我們自己的靈魂或靈性。

199

在人類的世界中，並非每個人都是顯而易見，甚至具體有形的。這個領域也包含依然在世上徘徊不去的亡魂，例如我們的祖先；聖徒與下凡化做人形的神；以及宗教的生命體，例如佛陀、觀音與耶穌，他們依然在世上提供持續的教導與療癒。

以下介紹一些不同領域的靈體種類。大多數精微能量療癒師都發現，下述靈體在他們個人或患者的療程中最有用。至於其他靈性力量的源頭，我在許多其他著作中另有介紹。

天使:來自精微界的信息

猶太教徒、基督徒和伊斯蘭教徒相信，上帝在打造天堂時創造了天使的聖體，使得天使的年紀比人類大。根據《聖經》〈舊約〉裡面的說法，天使是天堂審判庭的隨從人員；他們的第一任務是敬拜上帝，第二任務則是將上帝的旨意傳達到人間。「天使」（angelos）這個詞的意思就是「信使」，但對以色列人來說，「僕人」、「執事」、「主人」、「聖者」與「守望者」等概念指的也是這些靈體。祂們的力量、愛與指引似乎眞的不限於單一宗教。

除了一般的天使，還有幾種特定的天使，祂們已經準備好陪伴我們踏上身爲人類與療癒者的旅途。

智天使（Cherubim）

根據以色列人的說法，智天使擔任守護靈，負責駕馭神的戰車。

熾天使（Seraphim）

熾天使是在神御座左右唱歌的天使，祂們的名字來自意味著「焚燒」的字。

戰天使（Warrior angels）

戰天使在神的軍隊裡戰鬥，包括大天使麥可（Archangel Michael）。

座天使（Thrones）

世人認爲座天使是負責在天堂監督正義的天使。

主天使（Dominions）

主天使負責管理天使的工作，祂們履行聖靈指派的職責，而且當祂們認爲合適的時候，就會把任務委派下去。祂們也會確保其他所有天使都在努力完成聖靈指派的任務。

力天使（The virtuous angels）

創造奇蹟，供應美德，以及加強正直、勇氣與慈悲等靈性特質的能量。

200

權天使（Principalities）

權天使掌管國家或團體的福祉。有些權天使也會接受神的召喚，爲個人創造奇蹟。一旦這些奇蹟出現，個人就更有能力實現命運，幫助許多人。

大天使（Archangels）

大天使是天使長。有些大天使會替神傳遞重要的信息或療癒能量給人類（一般天使只能傳達次要的信息），例如知名的大天使加百列（Archangel Gabriel）。

雷電的靈體（The Thunder Beings）與雲人（Cloud People）

雷電的靈體與雲人是力量特別強大的大天使，負責傳遞力量到人間。

拿非利人（The Nephilim）

這是另一種大天使，也可以稱爲「轉生天使」（earth angels），因爲祂們降生於物質世界。拿非利人分成兩派，一派協助人類，另一派則追求自私的個人目的。後者往往被稱爲「墮落天使」或「黑暗天使」。

注意：幾乎每種宗教與薩滿傳統都提到黑暗力量、黑暗天使或其他棘手的靈體，這些靈體會牽連到人類，尤其是當人類正在處理範圍廣泛的各種情緒、心理、身體、人際關係與靈性狀況時。請至第七章〈能量界線〉閱讀相關建議，學習遇到其他能量或靈體出手干預時，如何淨化保護自己與患者。

形式:最高理想的天使

所謂「形式」（Forms），指的是當靈體在自己全心投入的技藝與目的上表現如此出色，以至於他們實際變成了「理型」（a representative of that ideal）。「理型」的概念來自柏拉圖，他曾描述過一個洞穴，正義與眞理之類的理型就存在於洞中，遠離人間生活。以下是最常見的形式：

力量的形式（The Powers）保護人類遠離惡魔。

燦爛光輝的形式（The Shining Ones）將天堂帶至人間，賜與希望與夢想。

古老的形式（The Ancient Ones）協助神創造事物，並持續不斷。

原型（Archetypes）進化成理型，並爲其他形式塑造理型。

繆思（The Muses）爲了不同的靈感（例如藝術、寫作或音樂）提供天堂的能量。

理型是我們嘗試達到的標準典範，例如理想的慈悲、母性或至善。 201

一生的靈性嚮導：守護天使與其他靈性幫手

許多靈性哲學家相信，我們終其一生都有靈性嚮導在協助我們。這些看不見的存在保護、教導、指引、愛我們。

根據我針對各種宗教經典與傳說進行的跨文化研究，我相信，我們每個人生來都擁有兩位終生的靈性嚮導，其中可能包括一位我們前世結識的人、一位此生承襲的祖先，以及一位聖徒或其他宗教角色，或甚至是動物的靈性。而且，其中一位嚮導很可能是天使。

甚至在《聖經》公開個人守護天使的存在之前（收錄在〈馬太福音〉中），「個人專屬天使」的概念早已經深植於古早的猶太世界，至今依然盛行。

從我患者的療癒中，我已經認定，如果一個人擁有兩位非天使的終生靈性嚮導，一定還有一個天使在看顧他們。因此，我們需要幫助時，真的有守護天使可以讓我們召喚。如果我們是療癒師，也可以鼓勵患者向自己的守護天使尋求協助，天使會視我們可以接收的程度，替聖靈傳遞最高形式的靈性協助給我們。

當我們的人生繼續往前邁進時，我們會接受額外的嚮導。其中有些看不見的幫手會在某個人生階段出現，伸出援手，比方說，在我們的青少年階段或老年階段。其他嚮導則是協助我們處理特定問題，例如療癒疾病或吸引伴侶。這些嚮導可以從本章一開始提到的任何靈性源頭領域中找到，這意味著其中包括靈性，以及能量的存在、自然的存在與人類。

靈性與靈魂

雖然許多靈性傳統和全人系統對靈性與靈魂的定義不同，但我們都同意，這些都是從神聖奧祕延伸的定義，其中有些指的還是神。而且，根據各方說法，看起來我們是以人類的形式存在，我們的靈魂與靈性擴展爲人類形式，透過人類形式表現出來。

當我們的靈性從人生的顚峰帶來洞見，提醒我們除了物質經驗之外，世上還有其他體驗，我們的靈魂伴我們走過人間的低谷、森林與花田，私下參與對我們有個人意義的一切。透過祈禱、冥想或靜坐，和自己的靈性與靈魂建立連結，我們或許可以融入隨著信息傳送而來的感受，藉此辨識出祂們的信息與信號。基本上，我們的靈性帶來洞見與熱情的能量，而我們的靈魂則帶來親密與同理心的能量。

202

爲了讓你獲得更深入的觀點，以下關於靈性與靈魂的介紹，將詳述不同的特性與細微的差別，當你爲自己尋求指引與療癒患者時，你會發現這些內容非常有用。

靈性

靈性是自我最純淨的表現，蘊含了有創意的存在本源（Source）能量，以及開悟或發光的意識；也蘊含了完整的自我，而這種自我正是神的投射，呈現出永恆的眞理。

超靈性（Overspirit）

超靈性是整合程度最好的靈性面向，透過三個主要的部分顯化在現實生活中：

命運的種籽（The seed of destiny）：這種具體能量能夠透過潛意識，將靈性遺傳學轉化成身體。身體的基因包含化學物質和胺基酸，人的心理和生理特徵都取決於這些串連成鏈的胺基酸，而靈性遺傳學塑造的幾何形狀，則源自信仰、眞理和希望等靈性能量。你可以把這些靈性基因當成範本，運用在療癒上，祈求異常的身體基因與靈性基因相符。

靈性之星（The spirit star）：一旦「命運的種籽」展開，「靈性之星」就可以連結到個人的靈性，展開神聖計畫。爲了助人尋找自己的目的與人生計畫，我們可以開啓這種能量體，或透過直覺讀取其中信息。

靈性體：當靈性顯化在現實中時，其內在與周遭有一層乙太體，負責連結靈性與能量系統。我們可以把這種能量體當成範本，將所有的能量解剖學提升到更高層次。

靈魂

靈魂是在時空流逝中學習與愛的永恆自我，靈魂可以分成幾個部分，包括：

靈魂碎片（Soul fragments）：靈魂碎片是零散的，往往獨立運作。靈魂可能因爲創傷而支離破碎。

超靈魂（Oversoul）：超靈魂是靈魂的母體，通常想要整合靈魂碎片。

靈魂乙太體（Soul etheric body）：靈魂乙太體就像帶電的外殼，不僅負責保護靈魂，也將每個靈魂碎片連結起來。倘若靈魂未曾支離破碎，依然是整合的靈魂，乙太體就可以和靈魂分開，保有靈魂、心智或靈性的意識，從而穿越時空。

203

注意：儘管靈魂如此深刻宏偉，有時候仍會有創傷、驚嚇與未解決的痛苦，造成靈魂受損，支離破碎一段時間。在這些情況下，靈魂本身就需要療癒，因此無法提供指引，或爲此人的其他創傷提供療癒的力量。我們可以透過收魂（soul retrieval）來療癒與整合靈魂，這是薩滿發現的方法，只要薩滿和患者進入靜心冥想的狀態，就可以找回失落的靈魂。你也可以成爲自己的薩滿，尋找並發現自己失落的靈魂碎片。當靈魂尚未獲得療癒與整合的時候，靈性隨時可以派上用場，成爲療癒、指引與靈感的明確來源。

光與愛：自我的更高層次

雖然本章的重點是我們透過祈禱與靈交尋求指引，但也可以說，指引的每個源頭都極有可能是療癒力量的源頭。當我們召喚更高自我與更高內心的力量時，情況確實如此。有人說我們是擁有人類體驗的靈性存在，正如這話更高的涵義，這些是我們靈性自我的更高層次，亦是我們在肉體生活中和聖靈永遠的連結，幫助聖靈融入我們的身心靈中。

或許，有時候，當你渴望與聖靈說話，或祈求幫助與關愛的時候，你會希望透過感覺比較熟悉、沒那麼神祕的方法。你或許不覺得有需要祈求天使或聖靈。相反地，你很可能發現自己想要與你所知的更高自我連結。

在夏威夷的古呼那（Huna）療法中，只要提到我們獨特的靈性（請見第十六章），就可以用「卡胡納祭司」（kahunas，亦即薩滿）這個詞來代替**更高的自我**。我們的這個部分和光一起發揮作用。許多宗教與靈性信仰，還有科學，都認爲我們是由光組成。爲了療癒，我們只能修復自我各處的裂縫，例如我們的靈魂或心智，因爲正是那些裂縫害我們失去光明。

你的**更高內心**屬於你的一部分，祂只知道愛，也只分享愛，甚至到了把愛當成療癒你與別人的唯一工具。我們是由光組成，但光是由愛組成，不論是一小塊、一整片，還是川流不息的神聖之愛，永遠都可以派上用場。

總而言之：

204

> **更高的自我說的是光的語言。**更高的自我反映出我們的靈性或靈魂對我們身體的看法。我們有需要的時候，尤其是當我們的願景、目的或意圖清楚有條理時，祂可以取得指引和療癒。
>
> **更高內心說的是愛的語言。**更高內心將「以愛爲基礎的事與人際關係」和「靈性眞理」連結起來，改變心的實際節奏與功能以改善健康。

光與愛之間的差別微乎其微。光是由愛所組成，但即使「有其父必有其子」，父子之間也有所不同。愛是包容度更大的能量，愛永遠創造更多愛。一旦對愛或更高內心開放，就等於和所有愛的源頭（亦即聖靈）進行個人互動。光比較像是技術能量，經常伴隨任務出現。我們可以有系統地使用光來獲得既定的結果。連結更高的自我，等於確保愛的協議或程序被好好執行。

如果你不確定需要完成什麼，你或許可以敞開心胸去愛；然後，你必須願意相信後續展開的過程。如果你相信自己知道想要什麼結果、只想要遵循正確的協議，你可以運用光。

不論是你的更高自我，還是更高內心提供你正在尋求的指引與療癒，爲了淨化你的自我或內心，你可以問自己這個問題：有鑑於我的祈禱或憂慮的本質，我現在是需要光，或是需要愛？你最需要與最想要的幫助的品質好壞，正取決於這個答案。

16

運用先人的療癒智慧

205

現代物理學如今描述的美洲古智慧守護者，早就眾所皆知了。
這些以「地球守護者」（the Earthkeepers）聞名的薩滿說，
我們正透過親眼見證，夢到世界化為實相。
——心理學家阿貝托．維洛多（Alberto Villoldo）

現今的能量療癒師依然在使用世界各地的古老文化中留存的許多療癒方法與技巧。現在爲了撰寫本章，我已經篩選掉上千種療法，只留下在我從事療癒的生涯中所發現最有效與最可行的方法。我認爲這些方法不僅力量強大，而且容易使用，許多方法並未在現代課程中教授，因此令人耳目一新，將是你的療癒箱中不尋常的工具。你將在本章讀到關於薩滿之旅、吠陀、希伯來、印加與埃及傳統療法的詳細介紹。本章也收錄了一種特殊薩滿療法：聚合點（assemblage point），這是一種影響靈光場的群集能量線。

薩滿之旅

薩滿之旅包括轉變你的腦波頻率與意識狀態，和靈性的「不尋常現實」（nonordinary realities）產生共鳴，以便爲自己和別人接收有益的知識與療癒力量。「不尋常現實」指的是超越第三次元的存在，或是我們所謂的「具體現實」（concrete reality）。這些是超自然或靈性的領域，有時被稱爲**其他次元、靈性世界、另一邊、區域（zones）、星光界（astral plane）、存在空間（planes of existence）與另一層現實**；其中還包括過去的年代、可能的未來與

207

206 薩滿能夠讓意識脫離具體世界的束縛，前往其他次元，與超自然的靈性互動。這種跨越局部地區的旅行，包括造訪其他境界、次元、現實世界與時間，對薩滿來說是標準協議，他們十分清楚，要想解決此時此地的困境，答案或許在他方，而不在此時此地。對採取古薩滿療法的療癒師來說，最迫切的問題是，踏上旅程的是薩滿的哪個部分？

薩滿有許多旅行的方式，但其中都有一個共通點：皆涉及薩滿的靈魂。靈魂是薩滿療法的「宇宙軸心」（axis mundi）。浸淫在古老薩滿哲學下的傳統薩滿認為，自己是靈魂療癒者。為了有助於療癒患者的靈魂，他們與各方的靈魂連結，包括來自大自然、人類世界、能量空間與其他靈性世界的靈魂。而為了達到目標，他們最典型的做法是，透過自己的靈魂或靈魂的一部分穿梭不同時空。

靈魂有許多部分，可以當做旅行的交通工具使用。靈魂本身就是一個整體，可以穿越任何時空，而且充分意識到自己置身何地，以及當下發生了什麼事。當靈魂這麼做的時候，靈魂就離開了身體，但身體的功能正常運作，而且毫無所覺。

這種靈魂出竅的現象並沒有看起來的那麼荒誕不經、脫離現實。每當入夜時分，我們大多數人的靈魂都會離開身體，造訪其他世界，與我們的靈性嚮導碰面，或和我們摯愛之人的靈魂交談，以便獲得洞見與療癒，或處理我們的問題。通常我們不會知道靈魂去了別處，只會感覺到靈魂回來了——早晨醒來時，靈魂就會重新落回體內，而我們確實感覺到身體猛然一動。然而，薩滿能夠在夜裡（或日間）靈魂暫時停駐時，引導靈魂的方向。

薩滿也可以將自己的一部分靈魂投射到靈性世界裡，同時保留一部分靈魂在體內。當他們這麼做時，不論靈魂是在身體內或在新地點，往往都能同時在兩地保持清醒的意識。他們可以分離出靈魂本身的一部分，或從靈魂的乙太體（包覆靈魂的外殼）造出一個密封艙，做為靈魂出竅的交通工具。

這些選項都有一個問題，他們可以在不受保護與引導的情況下離開身體，因而容易引發超自然的干擾。許多薩滿要求靈性嚮導或學徒，在自己靈魂出竅之際保護身體。

出竅的靈魂同時也很脆弱。一旦長時間離開自己的精微能量場，就會造成能量場破洞與分裂，導致能量外洩，外來能量因而潛入。出於這些理由，我鼓勵精微能量療癒師設立守門員，並使用靈性對靈性的技巧（請見第九章），在他們踏上薩滿之旅以前，保護自己的靈魂與身體。

平行的現在。「平行時間」指的是與當下這個時間同步發生的時間，雖然我們並未意識到平行時間的存在。爲求簡單清楚，我提到這些「不尋常現實」的世界時，將以「靈性世界」這個詞做爲主要稱呼。

在旅程中，薩滿進入靈性世界，在他們眼裡，「看不見」的潛在機會與可能性化爲色彩鮮豔豐富且和諧的形狀與象徵。接著，薩滿回到這個世界，亦即平常的現實世界，透過舞蹈、唱歌、傳述等方法展現出這些充滿療癒與轉化的靈性能量模式，將這些能量模式帶入人間的新生活裡。

大部分薩滿之旅都可以視爲**靈魂復原**或整合靈魂碎片的形式，目的是療癒靈魂的創傷（請見第十五章，了解靈魂可能支離破碎的原因）。

下列這些重要的問題，都可以透過薩滿之旅解決：

- 疾病，包括身體、心理與情緒上的疾病
- 失落與悲傷
- 憂鬱
- 創傷與驚嚇
- 上癮
- 性、情感與精神上的虐待
- 引導重大的生活轉變
- 釐清人生目標
- 和摯愛的人、祖先連結

薩滿的世界

靈性世界包含多種世界或層次。在薩滿之旅中，你通常會前往下列空間之一（或一個空間以上）：

中層世界（middle world）：這是將尋常現實反映到不尋常現實中。薩滿造訪這裡，是爲了尋找可以應用在現實生活中的信息。薩滿透過祈禱認清這個世界的眞實情況，得以進入表面下的中層世界。

下層世界（lower world）：動物、鳥兒和魚住在下層世界。這是大自然的空間，有森林、草地、山脈、溪流、大海。在自然世界中的一切都可以提供我們幫助、洞見、方向與療癒。薩滿來到這裡，遇到他們的力量動物（power animal），以及其他來自大自然的靈性嚮導。薩滿透過中層世界往下的入口進入下層世界，例如樹幹上的樹洞或地底的洞穴。

208

上層世界（upper world）：薩滿在上層世界遇到靈性嚮導，大多數時候，靈性嚮導都會以人類、天使或如神般的模樣現身。薩滿經由中層世界，透過天堂入口進入上層世界，例如太陽光流瀉之處就是入口。

力量動物：薩滿的盟友與嚮導

薩滿文化的關鍵特色是力量動物，亦即以動物模樣出現的靈性嚮導。牠們對薩滿的旅程特別有幫助，但對日常生活也有助益，通常可以增加重要場合所需的特定能量。牠們化身爲動物，通常會表現出該動物的最高素質，而且往往會爲薩滿注入牠們展現出來的特質，例如勇氣、力量、智慧或遠見。

力量動物來自下層世界，雖然牠們也可以出現在其他兩個世界。力量動物可以是哺乳動物、爬蟲類、鳥類、魚類或其他形式的自然生命。對薩滿來說，一開始先和一、兩種特定的力量動物連結，然後，隨著生活一天天展開或爲了特定目的踏上旅程時，轉而接收新的力量動物，這種事很常見。

有時候，薩滿之旅的重點是遇到力量動物。除此之外，力量動物只有在需要提供幫助時才會出現。比方說，牠們或許會帶領薩滿經過靈性世界的未知領域，或指出通往另一位靈性嚮導的路徑。尋常現實世界的定律不適用在力量動物身上；牠們可以透過文字、心靈感應或面部表情與動作和薩滿溝通。

爲了搞清楚力量動物可以提供什麼給你，你不妨和力量動物合作，這麼做有益於分析牠們的特質。比方說，熊往往代表力量。如果你在旅程中遇到熊，你很可能要思考在你的生活中哪些地方需要力量。

薩滿之旅：遇到新的療癒力量

如果你從未踏上薩滿之旅，下列積極的引導靜心（guided meditation）將給你機會熟悉這種結構巧妙卻力量強大的靈性世界。如果你已經是經驗豐富的薩滿旅人，你或許會希望把握這次機會，跟那些嚮導及大自然力量重新

209

連結，祂們雖然在幕後，但永遠準備好伸出援手，為我們在物質世界指引方向。

正如本書提供的所有引導過程，你可以有創意地運用這段概要內容——好好閱讀，然後以受到啓發的記憶為基礎，經歷整個過程並為自己記錄下來，找個你信任的人指引你，並（或）用它來指引你的患者進入這種意識狀態。

一開始先準備好你的空間，刻意創造有助於薩滿之旅的環境。你可以點亮蠟燭，用白鼠尾草煙燻整個空間，或花幾分鐘透過哼聲、話語或歌聲，伴隨著響板或鼓聲，調整這個空間的精微能量，直到和諧為止。你或許可以播放 CD 或下載原住民的音樂，例如印第安人的長笛音樂。或者，你可以播放被錄下的大自然天籟，例如山中的溪流或大雷雨（前提是你覺得那是正面的聲音）。

當你準備好場地的時候，就躺下來或舒服地坐在椅子上，運用下列過程展開你的旅程：

透過呼吸，讓氣息進入身體的每個部位，然後把注意力放在你的內心。轉向自己，看進你的內心，然後發掘你對這趟旅程的意圖。你想知道、感覺、記住、釋放或者明白什麼？在閉上雙眼、更深入進行之前，寫下你的意圖。

再次深呼吸，閉上雙眼，留意身體的感覺。現在你不需要修正或改變任何事，只要意識到自己體內與周遭流動的感覺、感知與念頭就好。

你可以告訴自己，在這趟旅程中給自己時間是好事；當你經歷眼前等著你的體驗時，允許自己暫停，好好呼吸，讓不同的脈搏節奏在體內跳動，也是好事。

現在，感覺你可以輕而易舉地從此刻所在之地抵達那裡，進入中層世界。在那個不尋常現實的世界裡，反映出你熟悉的外在世界。你到達的時候，看見守門員與你會合，當你穿梭到其他空間時，他會在那裡支持你。

你和守門員來到一個入口，你們一起往下走，進入歡迎你們到來的下層世界，那裡的靈性力量十分活躍。那個入口可能是一扇門，或從一棵巨

210

大老樹幹上的發光樹洞進入。你也可能踏入一汪溫暖的池水中，迅速往下滑落。當你找到入口的同時，你或許會立刻感覺到下層世界的能量。

一旦你和守門員找到通往下層世界的路，就打開你的感官，好好地看、聽與感覺。

在下層世界找個地方休息，你得找個可以進行療癒的地方。在那裡好好放鬆，讓療癒的光線籠罩著自己。當你對大地及天空敞開時，你的守門員就在身邊看顧你的界線。

進入大地的中心，想像有一條滋養你的鍊條（nourishing cords），從你的腳底和脊柱底部往下延伸。然後，與天空最藍的部分連結，想像有一條天線從你的頭頂往上延伸至天堂。

把注意力放在呼吸上，好好感覺，當那些療癒光線籠罩著你時，發生了什麼事。那些光線是否透過你的鍊條延伸到地底？那些光線是否順著你的天線往上盤旋？療癒光線是什麼顏色？

不論是進入地底深處，還是與天光連結，留意這兩者是否對你的心智或情緒造成特別的影響。是否有什麼東西，你可以輕易就放下？恐懼？還是重大決定？或是讓你感覺沉重的疑慮？倘若如此，就把握機會，擺脫那個念頭或感覺。

你受到大自然的淨化，煥然一新，繼續前進，準備好和你的力量動物之一會合，那會是此刻對你最有幫助的力量動物。你的力量動物可能在路上拐彎的地方出現，從洞穴冒出來，從樹枝上衝下來，或以其他方式出現在你眼前。

你可以慢慢了解這隻力量動物，讓自己知道牠對你反映出什麼、或什麼與你有關。讓自己感覺這種生物產生的力量本質。然後，詢問你的力量動物，牠為你帶來什麼信息。你必須去聽、感覺、看見或理解，這個動物嚮導打算在這裡教導你或啟發你什麼。

慢慢來，記得把注意力回到呼吸上，透過這種方式，讓自己一直活在當下，保持開放。

時機一到，你的力量動物就會為你和守門員指路，告訴你們通往上層世界的梯子或其他通道在哪裡。你要感謝你的靈性動物提供的智慧與指引。然後往上前進，邁向上層世界。 211

在上層世界，你即將遇到渴望助你療癒的靈性嚮導，讓你解決人生問題。不論是什麼問題，不論問題是大是小，只要你尋求這位嚮導的協助，並願意接受他的幫忙，他都將毫不遲疑地伸出援手。

當你在上層世界接近這位靈性嚮導時，你會看到這位嚮導身上散發出來的光線，正是你在下層世界碰見的療癒光線。當你走向等著你的天神薩滿（celestial shaman）時，這股療癒的能量流似乎在歡迎你。

當你走近這位嚮導，向他打招呼，你會留意到光線的顏色或感覺改變了。注意看，當你心裡想著靈性嚮導即將助你療癒解決的問題、疾病、情況或難題時，那股光線會如何回應。

詢問你的靈性嚮導，你需要放下什麼限制，才能讓療癒力量主宰你的生 212

什麼是薩滿？

長久以來，在崇敬薩滿的族群裡，都將薩滿視為療癒術士。他們的名字取決於所在的地區，因此他們有許多聞名於世的名字，包括醫者、智者、先知、祭司、療癒者、巫醫和巫士（brujo）或女巫（bruja）。「薩滿」這個詞源自「saman」，這是西伯利亞土著使用的詞彙。

不論屬於什麼文化，薩滿都是巫術宗教（magico-religious）的專家，能夠造訪超自然世界，以便進行療癒或為自己的族群服務。大多數文化的專家都相信，薩滿透過夢境或徵兆展現他們的靈性專業，而且他們通常是跟著一位現存的薩滿見習，雖然他們也會繼承自己的天賦。大家對薩滿有個普遍看法，認為他們是「療癒創傷的人」──那是因為他們自己的人生危機造成的同理心，而且激發了他們的療癒與直覺天賦，所以他們才能照料別人。因為他們親自跨越生與死、健康與創傷之間的門檻，於是他們得以擺脫日常世界的束縛。因此，他們可以穿梭到其他存在次元，吸引其他靈體來到他們身邊幫助別人。在本章呈現的古老薩滿技巧中，我們回歸豐富的療癒傳統，而這才是真正普遍的療法。

活。這是自我局限的行為或信念嗎？這是需要放下的情況或關係嗎？你對生活某些層面的看法是否限制了你？

你可以慢慢來，讓靈性嚮導說出真相——那是一種會讓你更有活力的真相。

如果你願意放下限制，務必讓靈性嚮導知道這件事。如果你不願意，就請靈性嚮導協助你釐清不願意的原因。你是否需要透過堅守限制來學習更多課題？若果真如此，那會是什麼課題？你在面臨挑戰的過程中會如何完成其中的課題？是否有一部分的你需要愛、關注、同情或寬恕？你需要提供上述任何一樣情感給別人或家人嗎？

如果你想要的話，就讓阻礙或限制留在療癒的過程中，直到你準備好放下，或等到你可以取得信息，知道如何在神志清醒下處理這些阻礙或限制。

現在，詢問你的嚮導，在你回到尋常現實的世界前，他們是否還希望你了解什麼。請你全心全意聆聽他們的指引。

等你覺得完成了，就感謝你的靈性嚮導，謝謝他們深深的誠實、勇氣與愛。

你聽從內在的召喚，非常緩慢地沿著來路離開上層世界，回到現實世界。你順著梯子往下，回到中層世界，感覺活力充沛，深深放鬆，完全合一。

當你感謝守門員一路陪伴、照顧你時，重新進入你出發的房間，好好記住旅程中發生的每一件值得記憶的重要事件。

慢慢地用深呼吸喚醒自己，然後睜開雙眼。不要拖延，立刻寫下你受到的啟發。是否有任何感受或領悟是你想記下來的？你是否需要採取什麼行動，讓你和薩滿嚮導之間的療癒能量通道維持開放與淨化？

213 當你繼續過自己的生活三到七天之後，留意在你每日的現實生活中是否出現來自薩滿世界的徵兆與信號。保持清醒，你或許會從規模擴大的顧問團那裡得到保護與指引，進而展開溝通，獲得療癒能量的支持，你必須對此保持好奇。

吠陀層鞘（Vedic Koshas）：探索你的五層存在

古吠陀聖人奉獻自己，全心投入了解自我，探索萬物的合一。他們的眾多天賦之一是對「五重身」（Pancha Kosha）的了解——處理人類五種層次的五種鞘（軀殼）或意識層次。

- 食物所成身（Annamaya Kosha）：食物層
- 氣所成身（Pranamaya Kosha）：生命之氣層
- 意所成身（Manomaya Kosha）：心智層
- 識所成身（Vijnyanamaya Kosha）：智識層
- 大梵福佑身（Anandamaya Kosha）：至樂層

透過下列五重身的靜心練習，探索這五層鞘（軀殼），有助於漸漸領會我們眞正的自我與萬物之間的合一。

找個舒服的地方坐下或躺下。閉上雙眼，輕緩地深呼吸。讓你的呼吸消融日間的雜念，所有壓力一掃而空，留出餘裕給平靜開放的心。

在安全的內在聖殿中，與你的守門員會合，他會在你即將踏上的旅程擔任靈性嚮導。

回到遠古時代，和你的嚮導一起深入鬱鬱蔥蔥的寧靜森林探險，踏上殘破不堪的小路，邁向年老的心靈導師隱居之地。在那裡，你會聞到焚香繚繞的氣息，感覺空氣間散發寧靜真誠的氛圍。

你向導師提問：「神是什麼？」

智者告訴你：「神是食物。」

神是食物。這在你心中激盪出什麼體悟？讓你腦海中的第一個畫面、詞彙、念頭或感受浮現。你意識到什麼？此刻在你的生活中，你和食物的關係如何？

然後，你意識到在你尋求答案的心中，再度浮現問題，於是你詢問導師：「什麼是神？」

214

智者告訴你：「般納是神；呼吸是梵天（Brahman）。」

神是呼吸。這在你心中激盪出什麼體悟？讓你腦海中的第一個畫面、詞彙、念頭或感受浮現。你意識到什麼？此刻在你的生活中，你和呼吸的關係如何？

再做一次緩慢的深呼吸，你察覺內心依然疑惑，於是你問導師：「神是什麼？」

這位遠古耆宿說：「神是心智。」

神是心智。你意識到那知識的廣袤無垠。神是心智。讓你腦海中的第一個畫面、詞彙、念頭或感受浮現。你意識到什麼？此刻你和心智的關係如何？當你覺察到意識的神奇與奧妙之際，「心智」對你意味著什麼？

再次輕輕呼吸，覺察食物、呼吸與心智在你一層層的存在中擁有的力量，你再度詢問導師：「神是什麼？」

年邁的智者說：「神是智識。」

神是智識。讓你腦海中的第一個畫面、詞彙、念頭或感受浮現。你聽到這些詞彙有什麼感覺？此時你和智識的關係如何？智識如何為你所用？智識如何在你的生活中呈現？

當你意識到你與導師相處的時間已經快要結束了，也知道自己隨時都可以回到這個隱居之地，你覺得這個問題還有一個層次要請教。於是，你再度緩緩地深呼吸，再度開口詢問導師：「神是什麼？」

導師面露微笑，深呼吸，渾身散發出一股喜樂寧靜。年邁的智者稍微朝你靠過來，說：「神是至樂。」

215

神是至樂。你用自己獨特的方式好好感覺、領會這個真理。神是至樂。讓你腦海中的第一個畫面、詞彙、念頭或感受浮現。這在你心中激盪出什麼體悟？你對至樂的直覺看法是什麼？你內在哪裡充滿神顯靈的光輝？在你的身體裡？在你的心中？在你的思緒裡？在你的靈性？在你的人際關係中？在你的創意表達裡？

感謝導師分享他的智慧，將禮物放在他腳上；你可以放一朵花、一片水果、一塊水晶或其他來自大自然的東西，只要能夠對你內在與所有存在的聖靈表示敬意就好。

和你的嚮導一起回到當下的時空，然後感謝這道光陪伴你旅行，解開心中的迷團。

等你準備好就睜開雙眼，花幾分鐘寫下你和導師互動的經歷，以及你與「五重身」交集的過程。

聚合點

聚合點（assemblage point）是人體能量場聚集的中心點，其實有助於創造我們的能量場。

在人體內，每個原子與分子都會和能量一起振動，好讓原子與分子之間互動與溝通。在人體內也有許多其他能量，振動的頻率全都不同。不過，這些能量的振動十分和諧，就像樂隊中的許多樂器一樣；而且，所有的振動都形成一個中心點或漩渦，將這些振動的能量整合在一起。按照聚合點的理論，我們的靈光便是從這個中心點往外散發出去。

這個聚合點的能量線或弦穿透我們的前半部身體，周長大約一公分，看起來就像一股能量匯聚在一個點周圍，當你在你的身體找到這個點時，往往一摸就痛。理想上，我們會在胸口發現聚合點，雖然它的能量線其實是穿透胸部，沿著脊椎朝上與向下。能量就像光束一樣，從聚合點往前與往後散發出去，並呈扇形展開，化爲 360 度環繞我們的靈光場。這股擴展的能量不僅僅是能量線或弦，它最終的形式是一顆發光的蛋，是蘊含我們生命力的繭，只能透過紅外線影像看見。

關於聚合點的資料，隨著時間的迷霧往前延伸。在許多薩滿傳統中，這是眾所皆知的寶物，最初是美國人類學者卡羅斯．卡斯塔尼達（Carlos Castaneda）提起的，他曾出版一系列奧祕書籍，描述亞奎族（Yaqui）薩滿巫士唐望（Don Juan）的故事。[1] 在唐望的教導中，幾個能量場匯聚在一起，形成一顆發光的球，圍繞著我們的身體與所有能量場，在那顆球中間有一個光點，那就是聚合點。對卡斯塔尼達來說，聚合點是薩滿巫士通往「寂靜知識之處」的入口，只要改變聚合點，薩滿巫士就有可能覺知到完全不同的世界，迥異於我們平常感知到的世界，儘管如此，那個世界一樣眞實。薩滿巫士會前往那個世界蒐集能量或力量，此外，當有些問題在尋常現實的限制下

216

無法解決時，薩滿巫士也會到那個世界尋找解決之道。各界專家質疑卡斯塔尼達在這個領域的權威性，對於他的資訊來源也表示懷疑。[2] 儘管如此，聚合點的知識已經普遍傳到許多薩滿社群中，而且眾多療癒師已經深入發展聚合點的知識，並成功應用在療癒過程中。

聚合點、身體與人類能量場（靈光場）的存在與互動是按照週期循環：

- 聚合點進入人類能量場的位置與角度，會影響人類能量場的形狀與分布。
- 人類能量場的形狀與分布，和生物 / 身體能量、器官與腺體的活動力、身體情緒能量的素質呈等比。

換句話說，我們的感覺與行為舉止、我們是生病或健康，以及我們病癒的能力，全都反映在聚合點進入身體的位置與角度上。只要我們改變聚合點進入的位置與角度，就可以緩解症狀，恢復和諧。

聚合點最理想的位置是靠近胸口的部位，而最理想的角度是九十度或垂直進入身體。一旦聚合點位於最佳位置，並以理想的角度進入身體，我們就會很健康。但聚合點會轉變，一旦發生變化，我們就會生病，飽受身體、情緒或心理上的病痛之苦。

在許多嚴重的疾病中，都會出現聚合點位置整體偏差的問題，例如憂鬱症、毒癮或酒癮、帕金森病、癌症、自體免疫性疾病與多發性硬化症。比方說，患有慢性疲勞症候群的人，聚合點的位置很可能會往下降到肝的位置，即使他們服用藥物或採用其他療法，都無濟於事。除非好好處理他們的聚合點，否則不可能回到最佳位置；最終還會導致他們的身體能量持續耗損。一旦生物或身體能量低落，就會阻礙他們完全恢復健康。

217

好消息是我們可以讓聚合點的位置與進入角度回到最佳位置，亦即靠近胸口的地方。當我們這麼做的時候，就可以讓整體能量場恢復平衡，大大增加療癒與恢復完整的可能性。我發現，改變聚合點對治療慢性病很有效，尤其是那些對其他療法沒什麼反應的疾病。一旦身體症狀獲得緩解，就可以換取時間，治療更深的病情。如果遇到有人罹患急症，例如術後不良反應或情緒創傷，我也會改變聚合點。幾乎都能有讓患者平靜下來的效果。

毫無疑問，在研究聚合點的領域中，最重要的當代專家是喬．惠爾（Jon Whale）博士[3]。除了身為作家、學者與老師，他更是英國坎布里亞郡（Cumbria）電子寶石療癒中心（Electronic Gem Therapy）的院長，1996 年，他在《正面健康》（*Positive Health*）期刊發表文章〈電磁體的核心能量手術〉（Core Energy Surgery for the Electromagnetic Body）[4]，將聚合點的概念引介給許多現代療癒師。惠爾運用聚合點爲個人帶來絕佳的療癒效果，可治療的疾病種類十分廣泛。

以下資訊是以他的廣泛研究爲基礎，將爲你示範如何在你自己與患者身上尋找聚合點，以及如何輕鬆地重新校準聚合點。這些資訊來自幾個出處，包括他的著作《赤裸的靈性》（*Naked Spirit*）[5]與《力量的催化劑：人類的聚合點》（*The Catalyst of Power: The Assemblage Point of Man*）[6]，以及文章，包括〈振動－波動的診斷與療法〉（Vibration-Oscillation Diagnosing and Healing Therapy）[7]。你可以參考這些書籍或惠爾的文章，獲得更完整的說明，了解如何運用聚合點讓自己與他人受益。

聚合點的位置

不論男女，聚合點都位於胸部，並穿過上背部，到身體中心的右側，能量從那裡在脊椎中發揮作用。你可以將胸口這個點當成入口，把背部的點當成出口，能量由此穿透你的胸部。女性的聚合點通常位於右乳上方五或七公分左右，而男性的聚合點通常比女性的聚合點低五或七公分，遠離胸骨正中央（請見圖 16.1）。女性的聚合點位置通常比男性高，因爲女性對能量振動的靈敏度較高。

當患者感到焦慮或心理能量過多時，他們身上的聚合點通常會往上移動，進入的角度也會提高。憂鬱症患者身上的聚合點往往位置很低，進入的角度也會減少。你可以透過圖 16.2 大概了解聚合點常改變的位置，以及導致的結果。

219

如何找出患者的聚合點位置？

要求你的患者站著，目光直視前方。你站在旁邊，面對患者的右側。

左手做出淺杯的形狀，你將用左手感覺或感知患者背後的聚合點位置，大約在兩邊肩胛骨之間的區域。同時，輕輕夾緊右手的手指和大拇指，變成一個集中點，形狀就像鳥嘴。你將透過直覺，用右手的手指去感覺匯集成束的能量線進入患者胸部。你或許能夠感覺到，能量在胸口前的聚合點入口與背後的出口之間流動。

現在雙手盡量張開，左手放在患者後面（他們的背部），右手放在前面

圖16.1　健康的聚合點

聚合點的能量從胸部進入身體，然後沿著背部的點穿透背部出去。這裡的圖示呈現出健康的入口與出口位置，以及進入身體的角度，不論男女都適用。

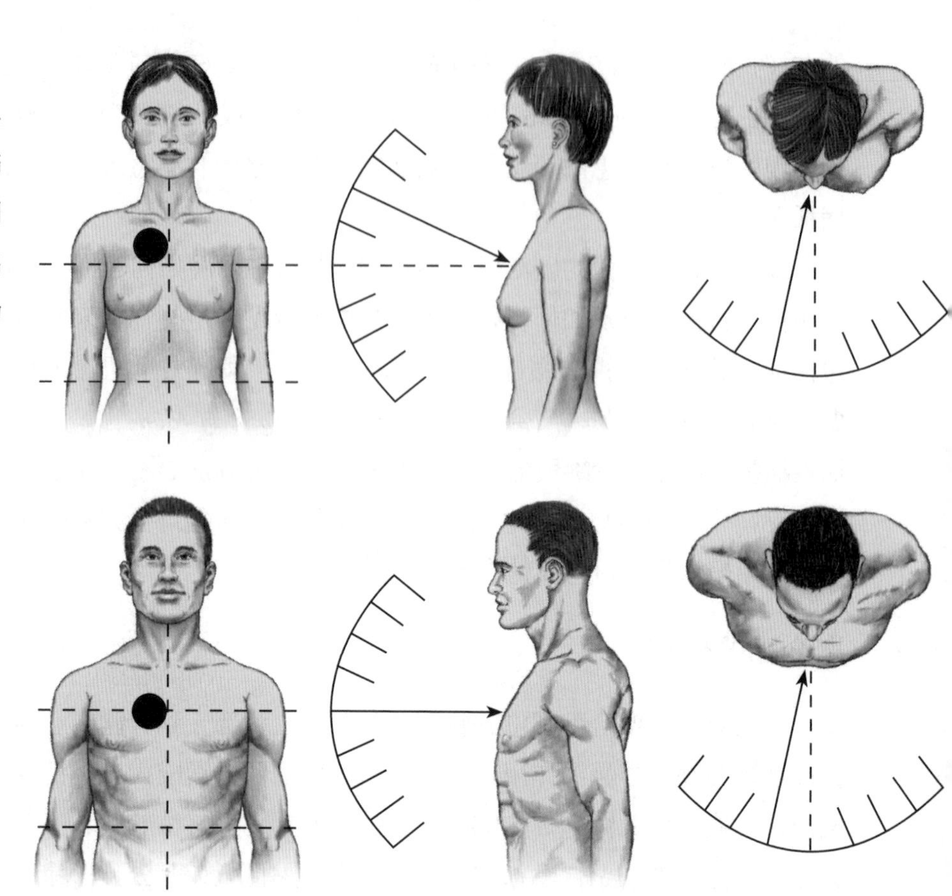

218

圖16.2　情緒能量與移位的聚合點

當聚合點的入口上下或左右移動，偏離靠近胸口的理想位置，就會產生各種情況。

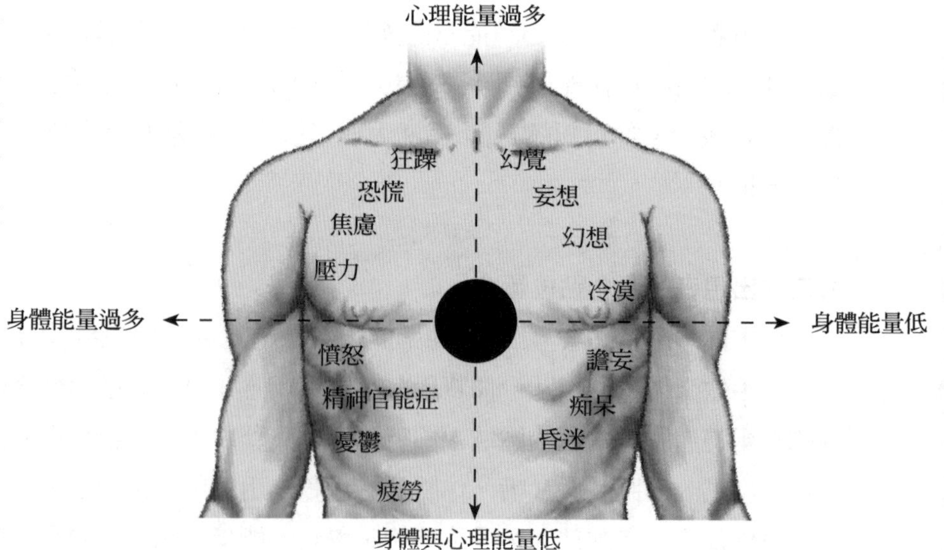

（他們的胸口）。以沉穩的姿勢放鬆地站著，閉上雙眼，把你的意識帶到身體的感知上（你或許會選擇望向別處，而非閉上雙眼）。雙掌一邊慢慢畫圈，一邊緩緩地朝患者背部與胸部移動。你感覺到右手的手指和左手的掌心有最大的能量干擾或潛力。

沿著聚合點匯聚的能量線，其能量的潛力大小很容易就可以區分出來。靠近胸部的能量線往往更集中，也更強烈。當你左手圈成杯狀，右手手指與患者匯聚成束的能量線連成一線，你將感覺到一股澎湃的能量沿著你的手臂穿透肩膀之間的胸部。讓患者的能量線歸入手臂肌肉中。

當最大的能量在患者的背部與胸部集中與連結時，用雙手碰觸那些點。然後來回移動你的右手手指，以便穿過聚合點的能量線。當你這麼做的時候，大部分患者都會覺得胸部深處有種拉扯的感覺。

一旦你找到聚合點的位置，就使用小張的便利貼標籤，標示出身前與身後的位置。

如果你的患者感到不適，你就可以預料到，聚合點的入口與出口肯定偏離了最佳位置。舉例來說，如果身體前面的位置低了五公分，背後的位置可能也會低五公分。但是，進入的角度也會偏離。比方說，患有臨床憂鬱症的病人，入口位置可能偏低，進入的角度也下降，導致他們的出口比入口低。個性開朗快樂的人，入口位置很可能偏高，進入的角度也提高，導致出口比入口稍微高一點。透過檢視入口與出口之間的差異，你就可以了解能量進入的角度是上升或下降。

220

如何找到自己的聚合點位置？

在令人放鬆的溫暖環境裡，眼睛直視前方地站著。然後，用左手食指的指尖，稍微用力地壓右側胸部的組織。如果妳是女性，就壓胸部右側與胸口上方五或七公分的位置。如果你是男性，就壓胸口右側的位置。

移開你的手指，再度用力地壓相鄰點。重複這個動作，直到你已經壓遍直徑十公分左右的區域。你找到聚合點時你會知道，因爲它一碰就痛，甚至非常痛。你很可能也透過直覺感知到聚合點，因爲那裡匯聚大量能量。有時你對自己找到的具體位置會有很深的感覺，甚至深入你的胸部，穿透背部。

重新校準聚合點：滑動位置

若你想改變與重新校準聚合點位置，最好用特別的石英水晶進行。這顆石頭應該盡量清澈，即使它是紫水晶或玫瑰石英。而且石頭上必須有個明顯的點，這個點的六個面至少應該有三個完美的三角形。你將按照下列順序，把這顆水晶從一個位置滑到另一個位置，藉此改變聚合點的位置：

1. 請你的患者站著，直視前方，按照之前提過的方法找出他們的聚合點位置。

2. 你面對患者左側站著，左手拿著水晶，把水晶隆起的那一頭放在患者的聚合點入口。然後，你的右手掌心觸摸患者背部，四處移動，尋找聚合點的出口。

3. 要求患者做三次緩慢的深呼吸，從鼻子吸氣，用嘴巴吐氣。

4. 當他們做第三次深呼吸時，胸部會隨著吸氣而擴張，要求患者同時做下列三件事，持續五到十秒：

221

   - 持續吸氣。
   - 收縮他們的括約肌與生殖部位的肌肉。
   - 同時吞嚥與閉緊喉嚨（頭抬高，依然直視前方）。

   這些動作可以有效關閉進入身體的上下出口與入口，讓身體能量場放鬆。

5. 用這顆水晶滑過患者前面的聚合點，直到胸口正中央。用你的右手掌心，將患者後面的聚合點位置移到兩肩的肩胛骨之間。請見圖16.3的移動範例，了解如何讓背後的聚合點回到中間。絕對不能斜線移動，這一點很重要。

6. 將患者前面的水晶轉個半圈，再把水晶拿開。同時，當你用右手輕拍他們的頭頂時，要求患者正常呼吸。

222

有時，患者會忘記控制呼吸，或忘了吞嚥。如果發生這種情況，移動聚合點的位置時可能會迷失方向。倘若如此，你只要再度尋找聚合點的位置，重複上述步驟就好。

圖 16.3　改變聚合點的位置

當你將聚合點的入口移回原本靠近胸口的理想位置時，你必須確保永遠都要以直角移動，如這些範例所示。

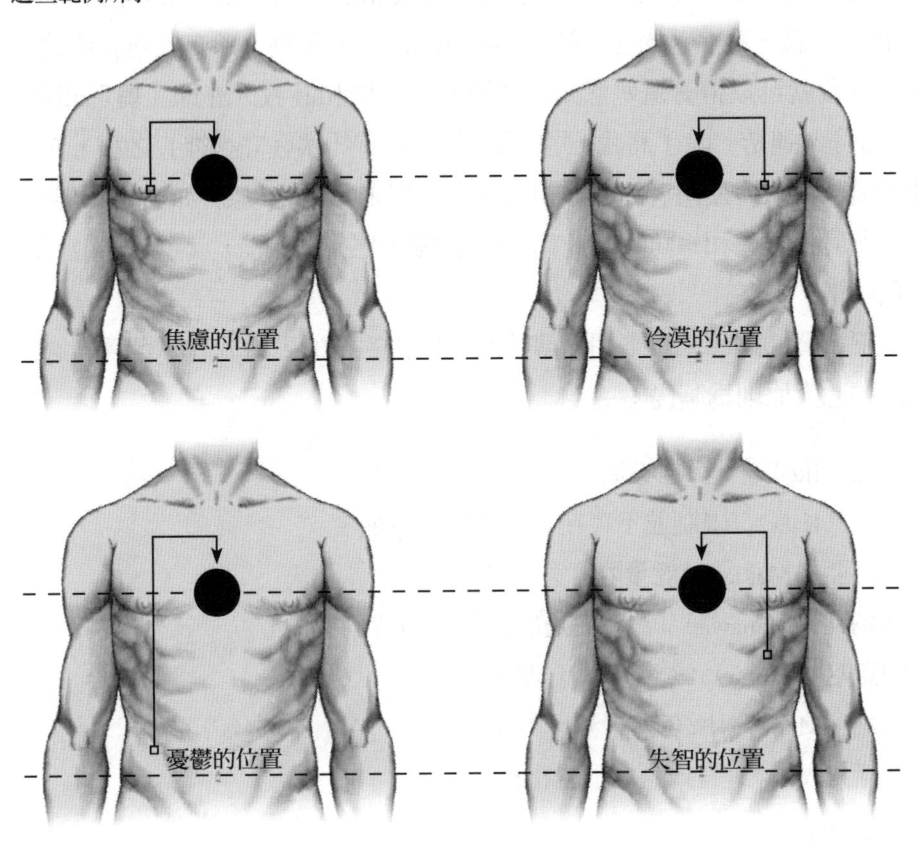

夏威夷薩滿心法（Huna）的七大法則：運用「阿羅哈」（Aloha）的精微能量療癒

古夏威夷人傳承下來的靈性藝術與科學，原本名為「荷歐瑪納」（Ho'omana），如今大多稱為「胡納」（Huna）。「荷歐」（Ho'o）代表「製造」，「瑪納」（mana）代表「生命力」。「瑪納」相當於梵語中的性力（shakti）、道教中的氣、日本武術中的氣。基本上，「荷歐瑪納」意味著「賦予生命力」，亦即由靈性賜予力量。卡胡納（kahunas）就是薩滿巫師，他們負責延續胡納傳統的力與美。

在胡納的療癒與祈禱傳統中，你在動心起念時必須謹慎，包括釐清你準備好放下的念頭，召喚你想要顯化的現實。只要在你的腦海中創造清楚的影像，你就可以加強生命力（mana），沿著你的靈性鏈條（aka cords）傳遞新的思緒形式，這鏈條又名「乙太鏈條」（etheric cords），透過愛，讓低我（lower self，即潛意識，又名「內在小孩」〔unihipili〕）和萬物、所有人建立連結。然後，低我就可以帶著這些念頭，透過靈性鏈條和高我（亦即「奧瑪庫阿」〔aumakua〕）連結。除了高我，「奧瑪庫阿」還有「家庭守護神」之意，亦即爲我們擔任嚮導與療癒者的靈性祖先。通常奧瑪庫阿會以動物的形象出現，例如貓頭鷹、烏龜和鯊魚，當我們面臨危機與慶祝的時候，就會尋求祂們的存在與建議。

以下練習的靈感來自卡胡納傳統釐清思緒的習慣，這個靜心書寫的過程以胡納的七大原則爲基礎：

- 伊克（Ike）：一切唯心造。
- 卡拉（Kala）：限制並不存在，一切都有可能。
- 瑪奇亞（Makia）：能量隨意念流動。
- 瑪納瓦（Manawa）：當下就是散發力量的時刻。
- 阿羅哈（Aloha）：愛是充滿喜悅。
- 瑪納（Mana）：所有力量源自內在。
- 波諾（Pono）：有效是眞理的指標。

淨化清理路徑：胡納的過程

這項練習可以幫助你取得內在智慧。當你一一檢視這些問題，請在一本筆記本裡寫下心裡浮現的答案。過程中別忘了呼吸。

223

如果你正指引患者一一檢視這些問題，讓他們有時間思考答案。爲了引出他們的答案，你或許會想要輕輕重複幾次問題；他們的回答將有助於淨化清理內在與外在的路徑——透過這條路徑，我們得以達到療癒或顯化的目標，或促進個人與靈性的發展。

尋找寂靜。

找個安靜的地方，讓你不受打擾十到二十分鐘。祈求你的高我，讓恐懼、罪惡感或羞愧的聲音安靜下來，這樣一來，你或許就可以自由地療癒和改變。

問題。

依序重讀每一項胡納原則，然後提出相關問題，允許答案從內心深處浮現。

一切唯心造。

如果我的思緒投射化爲這個世界，那麼此刻這個世界投射到我身上的是什麼念頭或信念？

限制並不存在，一切都有可能。

我的哪個生活領域受到限制？我想打開什麼可能性？

能量隨意念流動。

現在我把最大的注意力放在哪裡？我覺得這對我的能量流動造成什麼影響？

當下就是散發力量的時刻。

在我的哪個生活領域中或什麼具體情況下，我需要重拾力量？我需要啓動哪裡的力量？

愛是充滿喜悅。

我現在最感激什麼？在我的生活中，愛的光芒在哪裡最燦爛明亮？

所有力量源自內在。

我哪個層面的內在力量正在呼喚我更充分地運用它或擁有它？

有效是真理的指標。

此刻我哪一部分生活最沒有成效，而那反映了什麼眞理？我在哪裡徒勞無功或失敗了？此刻我哪一部分生活最有成效，而那反映了什麼眞理？哪裡的事務正以和諧的方式展開？

結束祈禱。

等你一一讀過這些答案之後，說一段感謝的禱言，聲明此刻這些答案的眞誠與力量正爲你清出一條全新的路，預留空間給即將到來的新體驗、新機會與全新高度的愛。你心裡明白，阿羅哈的靈性正在此時此刻照拂你的生活。

224

金光閃閃的光線：古印加的靜心冥想

根據印加的宇宙論，我們每個人都有一個發光的能量場，稱爲「波波」（popo），圍繞著我們的身體。這個能量場由光組成，能傳送身體內外的信息。波波可分爲四層：因果層、心靈層（靈魂層）、智力情緒層（心智層）和肉體層。印加系統的九大脈輪稱爲「光井」（pukios）。不論我們的記憶與創傷來自個人本身，還是繼承而來的，全都會保留在波波裡面，因此波波就像我們人生的模板，展現我們如何活出生命。

以下簡單的靜心冥想，將爲你的波波消除障礙，恢復平衡，有助於確保你和大自然、神聖世界之間維持美麗的光之流動。你可以獨自運用這項靜心練習，或引導患者進行。

1. 從靈性對靈性技巧開始（請見第九章），聲明你（或你的患者）是充滿力量與愛的完整靈性存在。在做這番聲明時，將氧氣吸入你的內心，感覺你的能量場發生的轉變。當你繼續進行的時候，召喚一位靈性嚮導、天使或大師前來提供愛與幫助。

2. 留意你發光的能量場，亦即你的波波。允許你的意識隨著波波往下流入地底三十公分左右，以及往上流至頭頂三十公分左右。

3. 深呼吸，讓氣息進入你的內心深處。從這裡開始留意，那些閃亮的光線從你心中的光井與其他八個光井往外散發。

4. 看見神聖能量從你的內在核心透過光線發散出來。讓這道療癒之光展開，若有任何光井阻塞不通或未經發展，都可以透過這道光清理淨化。

5. 隨著你的能量中心全都淨化、活躍起來，允許自己去感受你透過五種維繫人類生命的能量源頭與自然萬物的連結：
   - 植物與動物
   - 水
   - 空氣

- 陽光
- 生物磁場的能量

開啓你用來滋養自身的「波波」，並接受這些自然力量的滋養。

6. 現在，將你的意識轉移到第八脈輪（亦即光井，在印加語中稱爲「神聖源頭」〔wiracocha〕），它就像身體上方一顆發光的球。你的靈魂正是在這裡與造物主連結。好好感覺精微能量從這個中心輻射出去，並開放自己，接收來自你靈魂的信息。那個信息可能會以影像、象徵、詞彙、句子或一種感知的形式出現。

225

7. 當你的靈魂透過第八脈輪的光井接收信息時，甚至是當你內外都閃爍著自然的力量之光，讓靈魂沐浴在這股光芒中的時候，你都要好好留意當下感覺到的活力恢復與平衡。

8. 深呼吸，將氣息吸入第九脈輪，亦即「因身」（causay），是你與造物主的神聖連結。這個能量中心位於發光的能量場外面，透過宇宙向外延伸。它從未進入時間的長河，可以恢復你和神的神聖連結。隨著你的意識轉移到這個永恆的能量場，祈求上天賜給你當下需要的洞見。深呼吸，吸入、呼出，讓自己接收洞見，就像接受來自所有愛之源頭的禮物。

9. 懷抱深深的感恩，感謝在這次靜心一開始就出現的嚮導充滿愛的幫助。接受嚮導對你的賞識，包括你獨特的個性與對世界的貢獻。

請見《精微體：人體能量解剖全書》，進一步了解關於印加能量模式、波波、光井的資訊。

埃及的能量體：為了顯化的靜心

古埃及人假想有數種不同的能量體，儘管是單獨存在著，但每一種能量體都可以和其他能量體交互作用。這些能量體共九種，都在《精微體：人體能量解剖全書》中介紹過。

下列靜心是簡潔但力量強大的內在過程，可以提供捷徑，讓我們迅速連結埃及系統中最有潛力的兩種能量體：「變形的心靈」（ahk）與「名字」（ren）。

1. 從「靈性對靈性」開始，聲明你（或你的患者）是完整、充滿力量與愛的靈性存在。在做這項聲明的時候，透過呼吸把氣息吸入心中，感覺你的能量場因此發生改變。召喚靈性嚮導、天使或大師，請他們現身提供愛與協助。

226

2. 將你的意識帶到「變形的心靈」，亦即你的高我。對古埃及人來說，「發光的合一體」指的就是你的高層自我，而且它永遠是「耀眼的合一體」（shining one）、「發光的合一體」（luminous one）。「變形的心靈」是管理身體自我療癒的能量體，不論是身體、情緒還是心理上的療癒。思考一下，你想要擁有什麼樣的療癒助力，然後祈求「變形的心靈」呈現出你需要知道、開放與了解的一切，好讓你當下獲得療癒。

3. 現在將你的意識帶到「名字」，把注意力放在那裡。這是你的一部分，可以讓事物成眞。「ren」這個字意指「名字」，許多文化都將「命名」視爲重要的顯化過程，亦即從整體化爲其本身。爲一樣事物命名，就等於讓它顯化爲現實。此刻，你希望在你的生活中顯化什麼？你需要爲什麼命名，好讓它出現？不論是用寫的或用說的都好，你必須明確告訴「名字」能量場你想創造什麼，然後根據神聖意志來祈求它化爲現實。

4. 轉向你的嚮導，詢問你是否還需要知道或被告知其他事，才能在日常生活中完成顯化過程。感謝這位嚮導與聖靈提供的愛與協助，謝謝祂們引領你走這麼遠，並將帶你在光之中往前邁進。深呼吸，然後回到你意識的自然狀態。

運用古代道教療癒：動用精微力量，療癒身體與情緒

正如第三章所言，傳統中醫特別關注情緒、器官與經絡之間互相作用的關係。只要運用你本身直覺的精微力量，你就可以小心且迅速評估，五行的七情中，哪一種正在尋求注意力，還有哪些經絡與器官對應到這些情緒。

透過這項練習，你將讓能量行經對應七大情緒的七大經絡。因爲這項練習本來就是要鼓勵直覺，所以你不需要記得每條經絡確實的流向。你只要相信你接收到的資訊，相信那正是你需要知道的事。

找個舒適溫暖的地方躺下來，開始慢慢深呼吸。花幾分鐘調整身體與情緒的頻率。你有什麼感覺？你感知到什麼？你是否正經歷任何身體疼痛或緊張？你是否察覺此刻有什麼特定的感受或心情正在主導你的情緒場？你只要好好留意你的感知，不帶任何批判。

227

把你的注意力放在你的心與心經上，留意此經絡的三條能量流動路線：一條通往小腸經；一條往上行經舌頭，到達兩顆內在之眼；第三條則橫跨胸部，沿著手臂往下到小指指尖。你感覺到能量順暢流動，還是阻礙不通？你是否感覺到任何與此經絡相關的特定身體或能量感知？當你想到「喜樂」這個字，心中浮現什麼念頭與感受？

現在把注意力轉移到你的肝和肝經，留意能量的流動：從你的大腳趾指尖開始，沿著大腿內側往上運行，連結你的肝與膽，最後直達雙眼。你感覺到能量順暢流動，還是阻礙不通？你是否感覺到任何與此經絡相關的特定身體或能量感知？當你想到「憤怒」這個字，心中浮現什麼念頭與感受？

將你的意識帶到肺與肺經，留意能量的流動：從你的肚臍附近開始，往上經過胸部到達肩膀，然後沿著手臂往下運行至大拇指指尖。你感覺到能量順暢流動，還是阻礙不通？你是否感覺到任何與此經絡相關的特定身體或能量感知？當你想到「憂慮」這個字，心中浮現什麼念頭與感受？

現在把注意力轉移到你的脾與脾經，感知能量的流動：從你的大腳趾開始，沿著大腿內側一路往上，直到腋下為止。此經絡的一條支線在你的體內運行到脾，也與胃、心連結。你感覺到能量順暢流動，還是阻礙不通？你是否感覺到任何與此經絡相關的特定身體或能量感知？當你認為思慮過度可能會損耗脾經的精氣時，心中浮現什麼？你是否因為工作時間太長，或煩惱如何解決問題、克服挑戰而想太多？

最後，把注意力放在腎和腎經上，感知能量的流動：從雙腳的腳底正中央開始，沿著大腿內側往上運行，直到分裂成兩條通往腎臟的支線。這些支線穿越你的胸部，貫穿心包經，往上運行到你的舌頭底端。你感覺到能量順暢流動，還是阻礙不通？你是否感覺到任何與此經絡相關的特

228

定身體或能量感知？當你想到「恐懼」與「震驚」這兩個字，心中浮現什麼念頭與感受？

不論你感覺哪裡有壓迫感、不和諧感或耗盡氣的能量，都可以祈求聖靈淨化某條能量通道（或好幾條能量通道），讓聖靈成為看不見的精微能量針灸師，為你療癒。當你感覺聖靈轉移能量來恢復你身心靈的平衡，就要公開聲明聖靈運用的更高智慧。如今，你內外的一切均已就定位，你就可以允許自己深呼吸，重新投入日常世界。

完成這次靜心之後，你不妨花幾分鐘回顧之前領會的心得。你的心經、肝經、肺經、脾經與腎經的能量流動狀況如何？你心中浮現什麼情緒需要恢復平衡，不論是要紓緩情緒，還是加強情緒？如果你發現任何經絡需要平衡與滋養，請參考以下三段提供傳統中醫療法的章節：

1. 第三章:「生理時鐘和氣的循環」。
2. 第十八章:「傳統中醫的食物與情緒」。
3. 第十九章:「草藥的王國」段落裡關於中藥的內容。

17

療癒的呼吸

229

> 呼吸必須受到誘導，就像在平野捕捉馬一樣，
> 你不能追著它跑，必須一手拿著蘋果靜靜站著。
> ——瑜伽大師艾揚格（B. K. S. Iyengar）

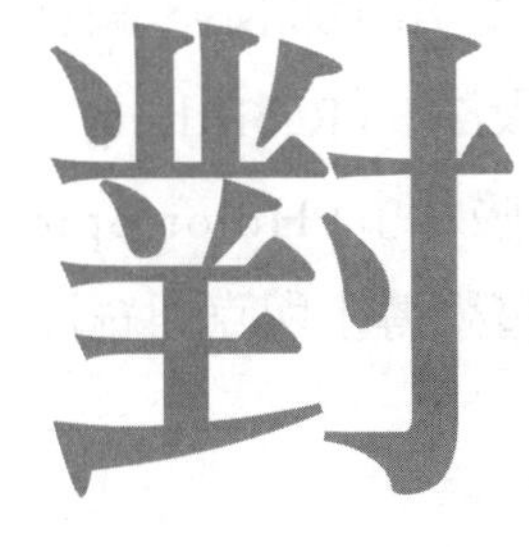

所有生物來說，呼吸是最大的幫手，讓我們時時刻刻與生命連結。呼吸也是精微能量療癒師最好的工具之一，讓我們和自己內在及患者內在的能量脈動連結。

在所有偉大的世界傳統中，呼吸與靈性往往共用同一個詞彙。在拉丁文中，「spiritus」（靈性）亦指「呼吸」。希臘文的「pneuma」同時有「呼吸」與「靈性」之意。希伯來文的「ruah」指的是靈性與賦予所有生命的神聖呼吸。

將注意力放在我們的呼吸上，就像吸引一個小小的奇蹟。在精微能量療癒中，只要有自覺地把我們的意識帶到內外呼吸上，就能奠定所有療癒的基礎，不論是情緒上、身體上、心理上，還是靈性上的療癒。一旦遵循呼吸引領我們踏上的路徑，我們就會發現自己的身體或精微能量體何處出現緊繃、開放、痛苦、充滿能量、恐懼、興奮與其他數不清的感官知覺、感受與思緒。我們無須認清或清楚表達自己的經歷，也無須為其定名，呼吸就可以**觸及**我們，繞過才智，讓我們和發生在身心靈的純粹體驗連結。這樣一來，呼吸使我們與自己感受到的真實體驗連結在一起。

230

本章收錄的所有呼吸法，都可以有效運用在你自己和患者身上。你可以一一透過這些呼吸法，確認靈性與呼吸之間確實具有深刻的親密關係。

「般納」的簡史：生命的呼吸

在傳統印度文化中，「般納」（prana）是最基本的能量形式。「prana」的字根是「pra」，意味著「填滿」。般納存在於萬物之中，是基本的生命力；它是一種在人體內向上移動的流動能量，可以填滿整個宇宙。般納是印度能量系統的根基，在名為「調息」（pranayama）的呼吸科學中，般納受到培養與運用。同時，般納代表無限的生命力，「ayama」則有「增加、延伸或控制」的意思。因此，透過調息這套練習，可以有意識地讓我們充滿生命的呼吸。在運作的過程中，調息是一整套的練習，可以增加腦部的氧氣，啟動精微能量系統，控制體內的生命能量。

循環呼吸：七吸七吐

在所有調息的練習中，古瑜伽行者的核心技巧「循環呼吸」（Circle Breath）是最基本的技巧。在美國，從一九六〇與一九七〇年代開始，調息就已經成為轉換型呼吸運作系統的核心，例如「重生呼吸法」（Rebirthing，由李奧納德．歐爾〔Leonard Orr〕提出）與「全息呼吸法」（Holotropic Breathwork，由斯坦斯拉夫．格羅夫〔Stanislav Grof〕醫學博士與克莉絲汀娜．格羅夫〔Christina Grof〕博士發展出來）。

「循環呼吸」對我們精微能量系統的助益如下：

- **開啟脈輪**：吸氣七次，然後吐氣七次，這種方式有可能開啓體內的所有脈輪。全天候都可以進行這種呼吸，只要有需要，隨時都可以做。當你對自己或別人進行精微能量療癒時，可以採用簡短版本，藉由這項呼吸方法來加強療癒，並鼓勵患者照做。
- **緩解焦慮，擺脫驚嚇與創傷**：當你處理極大的壓力、焦慮或急性創傷時，或是設法解決過去的創傷時，簡短版的「循環呼吸」非常有幫助。吸氣七次與吐氣七次的動作，可以在無與倫比的優雅之下，讓各種能量、情緒與思緒得到安撫，平息下來。

以下介紹兩種基本的「循環呼吸」練習：長版與短版。這兩種版本都可以搭配任何靜心冥想一起進行。

長版的「循環呼吸」練習

爲了進一步練習，請先預留二十分鐘，然後找個安靜舒適的地方，好好放鬆。輕輕閉上雙眼，緩緩地開始，透過鼻子呼吸，讓氣息完全充滿你的肚子。想像你正以持續不斷的循環呼吸著，先吸氣七秒，然後吐氣七秒。在呼吸到頂或到底之前，都不要停下來。

大約十分鐘後，加速你的呼吸節奏，開始只吸氣兩秒、吐氣兩秒。在最後的幾分鐘，進入放慢呼吸的循環中，按照日常現實重新調適你的呼吸（有些人一做長版「循環呼吸」練習，就是一小時，每隔二十分鐘增加他們的呼吸速度，然後利用最後五分鐘放慢呼吸）。

短版的「循環呼吸」練習

長版練習不見得永遠可行，甚至不一定有這個必要。只要不間斷地吸氣、吐氣七次，亦即吸氣與吐氣之間不要停頓，就可以接地氣、全神貫注與淨化。關鍵在於，你必須有意識地呼吸。

平衡脈輪的呼吸練習

這種呼吸控制技巧衍生自《瑜伽經》（*Yoga Sutras of Patanjali*），原始名稱爲「生命的控制力呼吸法」（Anuloma Viloma Pranayama），是一種鼻孔交替呼吸法。最初的設計是，透過般納與拙火的能量流來淨化超覺能量通道（脈）。這樣一來，這項練習就可以開啓體內的每個脈輪，以及許多脈輪系統涵蓋的體外脈輪，賦予活力與平衡。

貫穿脊柱的是**中脈**（sushumna nadi），是中央的主通道。沿著脊柱繞行的是**左脈**（ida nadi，屬於女性、順從、冷靜、心理的能量通道）與**右脈**（pingala nadi，屬於男性、主動、熱情、身體的能量通道）。當通過這些通道的能量流非常和諧，正如這項練習中的能量流，般納與拙火就會啓動七大脈輪，使其獲得平衡。

一旦這項練習啓動般納與拙火的能量，喚醒各大脈輪，就會對身心靈產生深遠的正面影響，包括下列這些助益：

- 加強與舒緩神經系統
- 改善呼吸系統的功能
- 淨化血液，爲血液供氧

- 平復心緒，讓內心更加平靜安寧
- 培養意識的靜心冥想狀態
- 在整個身體心智系統創造平衡、和諧與韻律
- 讓身體心智系統準備好接受更進一步的調息練習

平衡脈輪的呼吸練習：循序漸進的步驟

1. 以舒服的姿勢坐直。如果你做得到的話，不妨盤腿而坐（sukhasana）。然後，輕輕閉上雙眼。

2. 讓你的脊椎往上挺直，伸長脖子。爲了讓脊椎和你的後腦杓對齊，你必須稍微收下巴。

3. **右手**的食指和中指收入掌心，這樣一來，就只有拇指、無名指與小指伸直。

4. 把你的注意力放在呼吸上，透過鼻子做五次緩慢的深呼吸。

5. 用**右手大拇指**輕輕蓋住右邊鼻孔，然後透過左邊鼻孔慢慢充分地吸氣，默數一到四。

6. 用**右手無名指**與**小指**輕輕蓋住左邊鼻孔，放開右邊鼻孔上的手指，透過右邊鼻孔**吐氣**，從一數到四。

7. 接下來，透過右邊鼻孔吸氣，右手無名指與小指繼續蓋著左邊鼻孔。再一次，從一數到四。

8. 最後，用大拇指蓋住右邊鼻孔，只透過左邊鼻孔吐氣，默數一到四。

注意：正如任何練習一樣，當你做這項練習時，以舒服爲前提，時間不能久到讓你不適。一開始先按照你自己的步調慢慢來。如果有個鼻孔不通，就暫時停止練習。

提升氣：西野流呼吸法

經過證實，日本研究氣的專家西野皓三（Kozo Nishino）所發展出來的呼

吸法，具有許多好處，包括可以提升氣的等級，抑制癌細胞生長。[1]

這套呼吸法很簡單：先放鬆並伸展身體，站立時扭轉身體的任何部位，以每一到兩分鐘做完一個呼吸循環的速度，進行一系列緩慢的深呼吸。這個呼吸模式是，一開始你必須先把呼吸減到每分鐘十二到十六次，接著是每分鐘六次呼吸。但是，絕對不要把自己逼得太緊，超過能力範圍外，或到頭暈目眩的程度。

233

如果你想和患者一起採用這套呼吸法，你和患者必須面對面站著，雙手往前伸。讓你的手觸碰患者的手，右手對右手，左手對左手，掌心對掌心。慢慢呼吸，透過雙手輪流傳送幾次氣給彼此。

你可以利用這套呼吸法，來協助氣更充分地貫穿患者的身體。要知道，在西野呼吸法中，氣竟然會強烈到讓療癒師可以推倒患者。你絕不會想在療程中把自己的氣逼到那麼緊。

奧奈達呼吸技巧

北美的原住民奧奈達（Oneida）部落（亦以「直立石的人」聞名）流傳一項簡單的呼吸練習，它具有強大的力量，可以透過重要的地球能量，讓身體與心智煥然一新，恢復平衡。[2] 運用這項練習，可以讓你：

- 釋放與重新循環利用有毒的能量，不論是身體、心理或情緒上
- 釋放從電腦、手機與其他每日接觸的電子裝置所吸收的電磁頻率（electromagnetic frequencies, EMFs）
- 與大自然重新連結

要進行這項呼吸技巧，你必須穩穩地立足於地上。透過鼻子緩緩地深呼吸，讓所有緊張與壓力都順著身體滾下去，從你的雙腳離開，深入大地之母。好好留意，你吸的氣壓下了你的問題，呼吸為你進行療癒工作。你將所有的擔心、憂慮、恐懼或痛苦釋放到「大母」（Great Mother，意指造物主）之中，你可以放心，她很樂意讓你擺脫任何負擔，以有益的方式重新循環利用能量。

現在，張開你的嘴巴，當你呼氣時，想像你正透過腳底，從大母那裡往上吸收補充元氣的新鮮能量，看著那股能量貫穿你的身體，一路往上流動到頭頂上方。讓這股重要的大地能量層層淨化你，讓你煥然一新。

以四個呼吸爲一循環來進行這項練習——用鼻子吸氣四次，用嘴巴吐氣四次。爲了達到最大效益，你一整天都可以運用這項技巧。

18

用食物來進行振頻能量療法

235

我們不想吃熱軟糖聖代，

正如我們不希望自己的生活變成熱軟糖聖代。

我們想要回家，回歸自身。

——美國作家潔寧・羅絲（Geneen Roth）

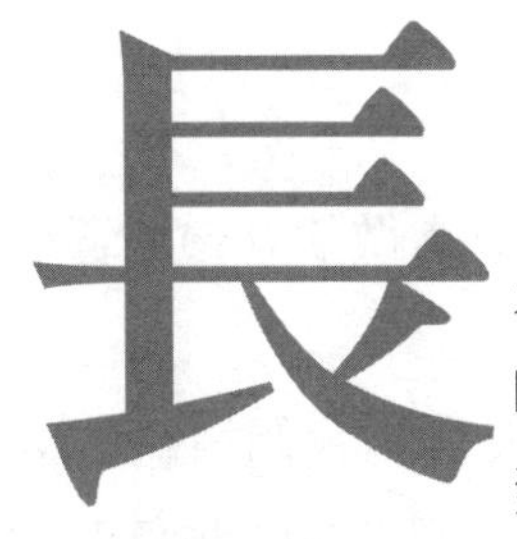久以來，幾乎在每一種文化中，食物都扮演身體與靈性的雙重角色，於是，許多規則就此傳承下來。猶太傳統禁食豬肉，印度教禁吃牛肉，許多美洲原住民部落禁止吃下不神聖的食物。反之，有些食物卻能賦予靈性力量。對於應該提供什麼食物，原住民儀式往往有嚴格的規定。我在秘魯帶領兩週的薩滿儀式時，吃的是當地巫醫（亦名伊卡羅〔icaro〕）的淨化飲食。當時少鹽、少糖、少肉，我拿到的食物確實有益於身體健康與開啓超覺能力。

這些例子一一證明，食物是最有效力的療法。有時候，療法的重點在於我們攝取的食物；有時候，療法取決於我們沒吃下肚的食物。問題在於，我們如何知道什麼該吃、該喝，什麼不該吃、不該喝？

儘管選擇太多（而且往往互相衝突），但我們每個人心中都有一個微小的聲音，知道問題的答案是什麼。這是來自直覺的聲音，那一部分的我們，天生就與最深刻的眞理互相連結，而且永遠符合我們身心靈的需求。直覺提醒我們放慢步調，好好傾聽，留意身體持續傳遞的信息與信號。這些信息以各種方式傳遞出來，例如眞正的飢餓、渴望、上癮、過敏、好心情和壞心情、從高到低的能量等級、身體不適，以及愉快的感覺。

236

本章的目的正是教你如何透過直覺關注身體當下的需求，進而利用許多食物的能量觀點。如果你是精微能量療癒師，只要你認爲合適，這裡收錄的工具與資訊也可以用來療癒患者。

實際的療癒工作以「直覺飲食」（Intuitive Eating）的七天記錄過程爲中心，亦即本章一開始將提供的內容。這份日誌將幫助你或患者把特定情緒、信念與食物渴望串連起來。然後，本章的其他部分將告訴你如何把食物當成精微能量療癒工具使用，例如可以讓脈輪與味覺（請見中醫的五行理論）恢復平衡、進而讓內臟恢復平衡的食物。

直覺飲食：為了達到整體健康活力
而進行的七天記錄過程

這份直覺飲食表單是記錄與追蹤的工具，將幫助你調整情緒、思緒、食物選擇與精微體之間的相互關係。

食物、心情與心智

下列清單列出食物、情緒與信念之間的連結，你可以當做獨立參考資料使用，或搭配直覺飲食意識過程與記錄表單使用。

渴望是來自身體的重要備忘錄，身體用這種方式來告訴我們情緒的需求。渴望也可以提供線索，讓我們察覺哪些信念限制了我們，或哪些負面的心聲可能導致情緒低落，不論那些干擾是比較微弱的，或是暫時或長期的狀態，抑或讓人日漸虛弱的模式。

這裡介紹的食物和情感之間的連結，可以釐清特定思緒、感受與情緒之間的相互作用，而這些思緒、感受與情緒很可能會尋求你的關注。以下是與我們切身相關的例子。

食物的情緒信息

只要善用這份清單，就可以幫助你戴上「自我接納、自重與仁慈」這副眼鏡，開始意識到你的渴望與食物選擇。舉例來說，如果你發現長期以來自己吃的都是酥脆的食物，例如爆米花、芹菜與洋芋片，或許可以推測你正處於憤怒之中。花點時間搞清楚你在氣什麼或氣什麼人，也許你所信賴的精微能量界線已經受到侵犯，或你正在侵犯別人的界線。如果你的筆記上寫滿的是黏糊糊的麵包，你很可能在錯誤的地方尋求撫慰。也就是說，你向食物尋求撫慰，而非在人際關係中得到撫慰。透過記錄飲食，你可以和內心取得聯繫，以更愛自己的方式，回應你更深的需求，而非餵養你的情感，一如字面上的意思。如果你改變自己的態度與行爲，你對食物的渴望與飲食習慣也會變得更健康。

酥脆的食物：憤怒。

酥脆的食物爲我們提供出口，幫助我們以安全的方式釋放怒氣，這樣一來，我們就不必面對害我們生氣的人或情況。

很鹹的食物：恐懼。

我們渴望很鹹的食物，因爲我們希望自己的生活有更多「風味」，卻太害怕冒險。

麩質或全麥食品：撫慰與安全。

還有什麼比得上肉桂卷、馬鈴薯泥或一碗義大利麵，更能撫慰人心？麩質食品帶來我們需要的慰藉與安全，對我們完全沒有威脅。畢竟，肉桂卷曾經拒絕過你嗎？

糖：興奮。

當我們無法讓自己興奮起來的時候，糖可以爲我們做到；如果我們無法讓別人和自己分享快樂，就可以把糖當成替代玩伴。

乳製品（奶類、冰淇淋、含脂起士）：愛。

我們最初的食物是奶水，即母乳。營養豐富、含糖和（或）高脂肪的乳製品，代表我們在嬰兒期接受（或「應該接受」）的無條件之愛。當我們渴望無條件的愛與保護，卻發現日常生活找不到時，就會想吃乳製的產品和食物。

巧克力：性欲。

我們都是有性欲的感官動物。當我們的生活缺少浪漫，卻想要感覺情欲，最安全的方式就是吃巧克力。如果我們害怕獲得自己所需的身體性愛，

直覺飲食表單

第 ＿＿＿＿＿＿＿＿＿＿ 天（日期）：

對於今天我和食物的關係，我想達到的主要目標是（例如療癒、再生、減肥、振動能量）：

對於今天我和食物的關係，我最深的渴望是：

今天我想要增強的感受會建議我吃下列哪些食物（請見本章探討「食物的情緒信息」內容）：

為了讓我好好處理自己的情緒問題，我應該避免下列哪些食物（請見「食物的情緒信息」）：

為了讓我好好調適自己的心理狀態，我應該避免下列哪些食物（請見「食物的情緒信息」）：

下列食物可以增強特定脈輪（請見「食物與脈輪」）：

選擇下列哪些味道可以轉移我的情緒（請見「傳統中醫的食物與情緒」）：

整合季節性飲食需求的方法如下（請見阿優吠陀的季節性飲食）：

按照我的體質（請見「瑜伽行者的食物」），我可以組合下列味道來加強我的身體（請見「味道，或六種滋味」）

調整自己：保持覺知的問題

我今天吃了什麼：

我想吃什麼（如果我想吃的食物和實際吃下肚的食物不同，就繼續問這個問題）：

我今天何時吃了什麼（具體時間）：

我今天在哪裡吃東西（場景或環境）：

我和誰一起吃東西：

在吃東西之前，我的情緒狀態如何：

吃完東西之後，我的情緒狀態如何：

吃東西的時候，我主要在想什麼（我的內在對話）：

吃完東西之後，我主要在想什麼：

吃東西之前，我的能量如何：

吃完東西之後，我的能量如何：

今天吃東西之前，我是否接收到來自直覺的內在指引？若有，那是什麼信息，我是否遵從直覺的指示？

今天，我直覺感受到哪一個脈輪需要滋養？

我是否已經提供這個脈輪所需的食物或營養？爲了支持、餵養與平衡這個能量中心，我明天是否可以攝取特定食物？

特別療癒重點：爲了治療我目前的疾病或病情（不論是急性、慢性或危及生命），我直覺感受到（或專業療癒師建議）我可以從飲食中增加或刪減下列食物：
結語（其他洞見、觀察、感受或思緒）：

也可以用巧克力代替。

酒：接納。

如果你覺得眞正的自己並未受到接納，如果你年輕時因爲做自己而受到懲罰，喝酒可以提供自我接納的錯覺。喝酒也可以保護你避免感到親密關係的危險。酒裡面的糖可以代替興奮感，酒裡面的玉米可以讓失敗感獲得緩衝，而且，穀物釀成的酒可以帶給我們溫暖的感覺，我們在人際關係中或許缺少這種感受。

240

玉米：成功。

我們都想要成功，喜歡成功的感覺。吃玉米或玉米製品不只可以讓我們暫時浸淫在事業成功的感覺下，還可以讓我們根深柢固的不安全感與失敗感得到緩衝。

高脂肪食物：羞愧。

高脂肪食物可以隱藏我們內在的羞愧。這種食物也會把我們包裹在羞愧（脂肪）中，好讓我們和其他人保持安全距離。畢竟，讓其他人靠近，很可能會導致我們的自我感覺更不良好。

食物的心理信息

下一頁的表格是與特定食物有關的常見侷限信念與負面內在信息。當你檢視自己的直覺飲食表單時，務必留意哪種食物在什麼情況下最常出現。這項資訊可以讓你洞悉，在你的精微能量系統裡，有哪些無意識的信念正在活躍。

食物與脈輪：吃有益於精微體振動頻率的食物

只要攝取與特定脈輪能量有關的食物或補給品，就可以增強該脈輪的能量，前提是你對那些食物不過敏，而且不要攝取過量。所有食物都帶有頻率信息，能夠改變我們的能量振動。在第 252 頁，你將發現以脈輪爲基礎的食物與補給品的例子，以及那些食物所提供的能量信息：

瑜伽行者的食物：一覽阿優吠陀傳統中的食物

在阿優吠陀療法中，最好的飲食方式與照料情緒的方式取決於你的體質。而體質則取決於不同元素、生理及心理屬性。三種體質的基本原則如下：

風性體質（Vayu，亦名為 vata）：屬於脈動的原則，主要負責神經系統，由風和乙太組成。**風型人**：高瘦體型、多話、心思易變，膚色偏土色、毛髮茂密、喜歡吃辣和油膩的食物、易便秘、喜歡旅行、享受生命、淺

食物的心理信息

食物	信念或信息
酥脆的食物	生氣會惹麻煩。 如果有人生我的氣，代表他們不愛我。
很鹹的食物	充滿活力或熱情會很危險。 與眾不同會受到排拒。 女孩不會冒險。 冒險很不安全。
高麩質或全麥食品	沒有人會為我提供真正需要的東西。 這個世界並不安全。 我不能仰賴別人提供愛或撫慰，只能靠自己。
糖	為自己找樂子並不妥（這是邪惡之事）。 我不配開心。
乳製品（奶類、冰淇淋、含脂起士）	我不討人喜歡。 沒有人會愛上真實的我。 愛是有條件的。
巧克力	性是不好的事。 我的性欲很危險。
酒類	如果我展現真正的自己，別人就會傷害我。 沒有人會接受真正的我。
玉米	成功導致驕傲。 我是失敗者。 我永遠不會成功。
高脂肪食物	我是個壞人。 我不配得到任何好東西。 我不值得被愛。

眠。

241 **膽汁體質（Pitta）**：屬於能量的原則，負責管理膽、新陳代謝系統，由火和水組成。**膽汁型人**：中等體型、多汗、膚色粉嫩、早禿、沒耐心、非常多話、喜歡吃喝、勇敢、有雄心抱負、睡眠正常。

黏液體質（Kapha）：屬於體液的原則，負責處理黏液—痰或排泄系統，由水和土組成。**黏液型人**：矮胖體型、多汗、膚色偏白、心智穩定、安靜、胃口正常、容易口渴、時常休息、熟睡。

242 如果你不確定自己屬於哪一種體質，請閱讀下列針對每種體質的失衡與平衡的描述，想一想，哪種描述最符合你的情況？

風性體質

擁有這種體質的人一旦處於平衡狀態，就會精力充沛、充滿生氣、熱情洋溢、心智清明警覺、靈活應變、興高采烈、想像力豐富、善解人意、十分健談、反應迅速。一旦失衡，他們就會坐立不安、心緒不寧、焦慮或擔憂、淺眠、容易讓自己過度操勞、疲倦不堪、便祕、體重過輕。

膽汁體質

擁有這種體質的人一旦處於平衡狀態，就會溫暖親切、很有愛心、心滿意足、享受挑戰、消化能力強、容光煥發、注意力集中、表達能力清楚準確、勇敢無畏、靈敏機智、聰明過人。一旦失衡，他們就會成爲嚴厲的完美主義者，老是感到沮喪、生氣、易怒與沒有耐心；患有皮疹、少年白或早禿。

黏液體質

擁有這種體質的人一旦處於平衡狀態，就會深情款款、富有同情心、耐心十足、寬宏大量、情緒穩定、輕鬆自在、動作慢、很有條理、性情沉穩、樂觀正面、擁有好回憶、耐力十足、自然的抗病能力。一旦失衡，他們往往就會沾沾自喜、沉悶乏味、無精打采、占有欲強、過度黏人、體重超重、油性皮膚、容易過敏、消化緩慢、老是睡過頭。

依照你的基本體質評估，你可以閱讀以下內容，了解哪些食物可以撫慰你的體質、以及季節性飲食與阿優吠陀六種味道的重要性，看看現在你的飲食中是否可以改變一、兩件事物，藉此恢復能量的平衡。而且，當你行動的時候，要記得聆聽直覺的細語。

撫慰不同體質的食物

風性體質：偏好較濃郁的溫熱食物，例如野米濃湯或麥片牛奶粥；所有的油；鹹、酸、甜的味道；撫慰人心、讓人滿足的食物。需要避免的食物是紅肉、玉米和黑麥。最好也少吃一些澀味的水果，例如石榴、梨子、小紅莓和蘋果（不過，把這些水果拿來煮，效果會很好）。

膽汁體質：選擇冰或溫的食物，避免熱氣騰騰的食物；可吃稍微濃郁的食物；苦味、甜味和澀味。不要攝取太多脂肪和油脂，試著避免太鹹和太酸的食物，例如醃漬食品和酸奶油。有澀澀的綠葉蔬菜的涼爽沙拉，是平衡過度活躍的膽汁體質的絕佳選擇。冷麥片牛奶、肉桂吐司和蘋果汁是最完美的早餐組合。

244

黏液體質：選擇溫熱的清淡飲食，烹煮時不要加太多水。在食物中增加苦味（生菜和其他綠葉蔬菜）、辛香味（香草和香料）與澀味（蘋果、石榴、小紅莓、梨子和豆莢），即使無法在所有飲食中都加入這些味道，至少盡量在大部分的食物中加進去。只能加最少量的奶油、油和糖。吃辛辣的食物將促進消化功能，讓身體溫暖起來。避免攝取所有的糖，只有未經加工的蜂蜜例外，這很難，我知道，但還是要努力。

阿優吠陀的季節性飲食

阿優吠陀系統把一年分爲六季，而非四季，並針對每一季建議有益健康與快樂的一般食物與活動。

三月一四月（Vasanta-ritu）：春季。飲食清淡，睡得少。

五月一六月（Grishma-ritu）：夏季。飲食清淡，喝涼飲。

七月一八月（Varsha-ritu）：雨季。增加胃口、吃熱食。

九月一十月（Sharad-ritu）：短夏。攝取涼食、甜食和澀味（收斂性質）的食物。

十一月一十二月（Hemanta-ritu）：冬天。多吃、多運動。

243 **滋養脈輪的飲食**

脈輪	燃料	靈性信息
1	紅色食物，例如肉類、甜菜、葡萄、草莓和櫻桃。	你值得活下來、安全無虞、強健和熱情洋溢。
2	橘色食物，例如山藥、鮭魚、地瓜、木瓜和小麥。	你的感覺是好的、充滿渴望與令人嚮往。
3	黃色食物，尤其是玉米，也包括葡萄柚和南瓜。	你值得成功。你聰穎過人。你可以學會需要知道的一切。
4	綠色食物，例如蔬菜和調味醬。	你是被愛的，而且討人喜歡。你值得擁有健全的人際關係。
5	藍色食物，例如莓果類，以及所有刺激嘴巴的辛香料。	你可以誠信待人。你可以展現你的需求。溝通是安全的。
6	紫色食物，例如葡萄，以及誘發幻覺的物質，比方酒、香菸和有機可可。	你的本性如實受到接納。你是按照造物主的形象創造出來的。你值得做出有益的選擇。
7	白色食物，例如防風草、白蘆筍和魚；儀式用的物質，例如苦艾（用來釀製苦艾酒）、卡瓦樹根（kava）、鼠尾草、紅酒和麵包（在聖餐中使用）；神聖藥草，包括鼠尾草和香茅（lemongrass）。	你擁有獨特的命運。你與神連結。世上有一種神聖的命運。
8	黑色食物（碳基），例如酒、咖啡、白麵粉和糖；意義重大的前世食物（這些食物往往會引發問題）；還有膠質銀（colloidal silver）。	你可以從過去獲得指引與力量。你值得擺脫過去的束縛。你可以選擇嶄新的未來。
9	膠態金（Colloidal gold）、蜂花粉、蜂蜜；還有象徵你靈魂的食物。	你生來就該成就一番偉業。
10	大地食物：堅果、穀類、馬鈴薯、香草、水。	你的身體是神與大自然的交會點。
11	振動物質，例如順勢療法酊劑、茶和受過賜福的聖水。	負面可以轉變成正面。
12	礦物質與維他命；對你獨特生理有益的物質。	你是完整的人類且完全神聖。

一月—二月（Shishira-ritu）：寒冬。正如冬天一樣，要多吃多運動，花時間自我反省。

味道，或六種滋味

正如傳統中醫一樣，飲食也是阿優吠陀系統中最重要的要素，而且食物和我們內在與周遭的自然元素密切連結。阿優吠陀美好的神奇力量包含適當地結合、避免或增加不同性質的食物與香料。在阿優吠陀系統的六種基本味道中呈現了這些性質：

甜：增加土和水元素。功效是滋養、冷卻和溼潤；常見於米、麥和糖中。

酸：增加土和火元素。功效是加溫和添加油脂；常見於酸的水果。

鹹：增加水和火元素。功效是溶解、軟化和刺激；常見於所有的鹽。

245

苦：增加風和乙太元素。功效是冷卻、乾燥和淨化；常見於綠色蔬菜和薑黃、北美黃蓮（goldenseal）等香料。

辛：增加風和火元素。功效是暖化、乾燥和刺激。常見於薑和芥末。

澀：增加風和土元素。功效是冷卻和乾燥；常見於蜂蜜、奶油、石榴和薑黃等香料（也屬於苦味）。

味道療癒

味道	增加的元素	對身體的功效	在哪些食物可找到
甜	土和水	滋養、冷卻和溼潤	米、麥、糖和根莖類蔬菜
酸	土和火	加溫和添加油脂	酸的水果
鹹	水和火	溶解、軟化和刺激	鹽
苦	風和乙太	冷卻、乾燥和淨化	綠色蔬菜和薑黃、北美黃蓮等香料
辛	風和火	暖化、乾燥和刺激	薑、芥末和辣椒
澀	風和土	冷卻和乾燥	蜂蜜、奶油、豆莢、石榴和薑黃等香料

傳統中醫的食物與情緒：舒緩心神的五行方法

246

傳統中醫認為，食物有五種基本味道，為了調整身體，通常可以利用這五種味道，將情緒轉變成火。食物也可以用來提升與促進重要的情緒，像是減少令人不安的情緒，並安撫太過激動的情緒等。將這五種味道整合到你的飲食中，可以促進氣（亦即重要的生命力）的自由流動，有益於安神、養神（靈性與心靈）。

從西方的觀點來看，加強所謂「負面情緒」，例如怒氣、憂慮、悲傷或恐懼，或降低看似正面的喜悅情緒，似乎令人困惑不解。但從東方的觀點來看，認為所有情緒都是面對刺激的正常反應，屬於心理健康的反應，前提是這些情緒都在控制中，而且保持平衡。任何情緒過多或過少，尤其是長時間維持同樣的情緒，都會對內臟與經絡造成病理損傷。

舉例來說，過度喜悅會導致精神渙散，引發焦慮。這種喜悅並非那種帶來深刻滿足與平靜的情緒，而是會讓人興奮過頭與活動過度。缺少怒氣，我們的氣就無法提升，我們可能會沒辦法為別人或自己挺身而出。但如果我們太憤怒，就會變得暴力與殘酷。如果我們過度憂慮，就可能錯過生命中的重要事物；我們將不會主動接觸別人。太過憂慮會帶來絕望與虛弱。悲傷則幫助我們感受到愛；如果沒有失落感，我們就只會感受到淺淺的愛。然而，悲傷過度將導致肝腸寸斷，耗盡心神。恐懼會導致氣的減弱，能幫助我們放棄成見，觀察評估眼前情況。但如果太害怕，我們就會精神渙散，無法正確思考或行動。

正如你所見，當所有情緒都相等，而且容易受到影響時，每一種情緒都很重要。

味道	加強的經絡	引發的情緒	減少的情緒
酸味	肝經與膽經	憤怒	思緒太多
苦味	心經與小腸經	喜悅	悲傷與憂慮
甜味	脾經與胃經	思慮	恐懼與震驚
辛味	肺經與大腸經	憂慮與悲傷	憤怒
鹹味	腎經與膀胱經	恐懼與驚嚇	喜悅

注意：在傳統中醫裡，生理時鐘是效果卓越的工具，可以為特定內臟與相對應的經絡提供助力。請至第三章看看每種內臟的兩小時循環。

19

大自然的療癒

247

當陽光流洩至樹木深處，

大自然的平靜亦將流入你心中。

風將自身清新的氣息吹至你的內在，

暴風雨將帶給你它們的能量，

憂慮會像秋天的落葉一樣凋零墜地。

——環保運動者約翰·繆爾（John Muir）

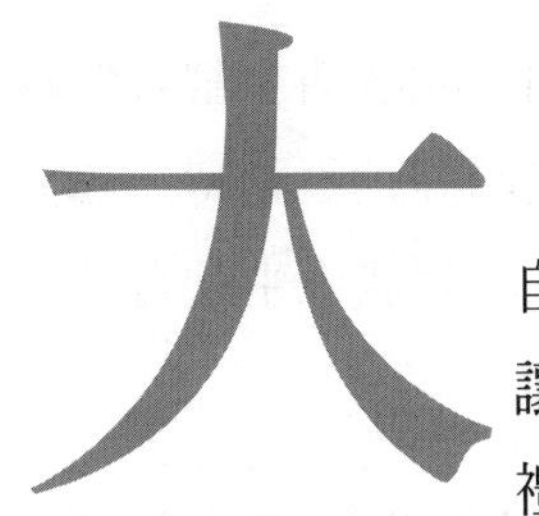

大自然提供豐富的療癒之法與促進康復的解決之道，可以讓我們的身體恢復健康，撫慰我們的靈魂。這些療癒的禮物通常色彩豐富，充滿香氣，擁有令人驚奇的質地，它們的種類多樣，從強健的葉子到舒緩油，再到美得令人難以置信的石頭，都包含在內。本章提供實用的方法，讓你在療程中善用藥草、花精、精油（essential oils）、寶石等物質與順勢療法，同時頌揚大自然的慷慨大方。

這場慶祝派對先從檢視一切基本元素開始，這些元素是我們日夜的支柱。

十元素的世界

從西方的對抗療法到薩滿療法，從世界的各角落，所有傳統療癒文化的基礎與起源最終都來自於元素（elements）。從我們立足的大地到我們呼吸的空氣，再到生來就屬於我們內在一部分的宇宙星塵，我們與元素密不可分。

248

自從研究過各大洲的原住民療癒傳統之後，我就彙整出下列涵蓋一切的元素清單。從傳統中醫、阿優吠陀到切羅基，每種療癒傳統都彰顯不同的元素組合，而以下列出的十項元素代表出現在各種傳統文化中的所有元素。一旦你讀過每一項元素的簡介，你就可以運用隨後附上的簡單練習來幫助患者或用在自己身上。

水：傳達超自然及感受的能量，同時具有紓解、療癒、清洗和淨化的功效。水可以用來清理淋巴系統或腸道中的毒素，清除身體過往壓抑的感受。

火：消滅、淨化或燃燒殆盡。增加能量、刺激和重生。火是拙火作用的基礎，在治療中也扮演了重要的角色。火可以用來淨化血液或淋巴系統中的毒素。**小心**：不要透過直覺的方式，把火元素應用在心臟或嚴重發炎的部位，因爲火會助長怒火，讓發炎症狀更嚴重。

土：建立、穩固和保護。土元素可以用來舒緩發炎症狀和修復組織細胞，例如手術後的恢復。

風：傳達想法和理想。讓能量在人與人之間或地點之間散播。當我們移動和接受指引時，風元素就會處於活躍狀態；當我們靜止不動時，風元素仍然很飽滿，充滿潛能。我們可以藉由「吹走」壞想法或生起有益的想法，來應用風元素。

金：保護、抵抗和轉向。你可以運用金元素來轉移靈光場裡的有害能量。

木：增加輕鬆、適應能力和正向的態度。當你陷入鬱悶的狀態時，木元素可以讓你提振精神。你可以想像樹或植物，將木元素注入心智中，這麼做可以緩解憂鬱症。

石：鞏固、維持和強化。你可以運用石元素來釋放有害的情緒；想像把所有的靈魂、潛意識議題或感受，例如羞愧，放到石頭中，然後把石頭扔向大海。

乙太：乙太是液態的氣體，其實就是「第五元素」，也就是科學家和形上學家數千年來試圖定義的靈性能量。乙太保有靈性的眞理，你可以運用乙太元素將靈性眞理灌輸到任何系統、能量體、心智或靈魂中。

光：光是各種波長的電磁輻射。「暗」光的頻率主要是由電子構成，蘊含有力量的智慧。構成「亮」光的頻率，主要是由質子組成，其中包含愛的智慧。我們可以藉由引導、旋轉、塑造、召喚或消滅光，來產生任何想要的效果。

249

星星：利用靈性的眞理來形成或淨化物質。你可以透過制定眞理來擺脫負面的誤解。

應用這些元素

你可以透過下列方法，運用你的直覺，擷取或召集各種元素來平衡你的精微能量系統。

根據目前的問題或狀況，選擇專注於哪些元素對你或患者有益。一旦選定，就透過直覺釐清該種元素是否太多或不足。你可以請求更高的指導靈來協助你釐清。

只要從外在世界擷取元素的能量，引入身體裡面，讓能量流經體內，你就可以將一個元素的療癒與平衡特質加到身體上。因此，運用恩典的療癒能量流，你就可以和任何能量系統或需要療癒的身體部位分享所需的元素。舉例來說，如果你的患者正面臨財務困境，陷入危及生存與安全的恐懼中，他們的第一脈輪或許可以受益於「石」的元素力量，這股力量可以幫助他們接地氣，感到下盤穩定。

同樣地，你也可以從任何身體部位或能量系統中刪減該元素的特質。比方說，如果你的患者有發炎的症狀（「火」元素會加強發炎症狀），那是負面能量正在影響心經，你可以請求火之靈退散。

另一種運用十項元素的方式是，召喚這些元素之靈來爲你進行診斷與療癒。請見下一段內容「運用自然與元素的存在療癒」中的「不費力的自然醫學」練習。

運用自然與元素的存在療癒

薩滿傳統文化長久以來都相信，在自然界中，從人類、植物到礦物，萬物皆有靈，而且，我們可以召喚這些萬物之靈來協助我們療癒。以下列出一些對靈性療癒最有益的自然資源，隨著「不費力的自然醫學」練習，我們可以採取簡單的五步驟過程，和這些有幫助的萬物之靈一起合作。

祖先：已故的祖先可以透過許多形式和我們互動，包括靈體、幽靈、鬼魂和指導靈。他們可以提供療癒，也可以陰魂不散；或許對我們有益，也可能對我們有害。

250

自然的力量：自然的力量包括風、暴風雨、雨、陽光、地震等任何氣候與元素的巨大自然變動。許多文化相信，萬物之靈掌控這些自然的力量。身體與精微能量體中若有些許失衡，可以透過這些自然的力量，取得可用的能量，用以導正這些失衡。

當地的自然之靈：自然之靈通常與特定的環境特色有關，例如火山、溪流、峽谷或高山。在大多數國家中，通常會指定特別的地點，賦予具有文化特色的名字，以有益的目的做爲號召。

自然之靈：我將這些分成下列幾個基本類別：

冥府（underworld）或陰間（netherworld）的存在：包括星光界的存在，例如龍，以及每個定居於死後靈光界（planes of light）的存在。（若想進一步了解星光界與靈光界的相關資訊，請查閱我的著作《往生之旅：當我們死去，發生了什麼事？》〔*The Journey After Life: What Happens When We Die*〕，初版書名爲《中陰之圖》〔*Illuminating the Afterlife*〕。）

其他星球上的存在：例如外星人與來自其他行星系的存在。

仙境（faerie realm）中的存在：比如小精靈和獨角獸，還有提婆（devas），其名代表「光的存在」。這些存在有時會與人間互動，准許人們的願望，提供指引。

元素的存在：亦即十項元素之靈。許多薩滿傳統文化依然保有一種信念，相信這些元素和傳遞同樣特質之靈有關。舉例來說，火之靈定居於地球的中心，可以傳遞火能量，用來淨化與變質。水之靈則以不規則的形式存在於潮溼中；我們可以召喚水的存在來清理與更新。石之靈可以傳遞它們代表的寶石療癒特質，另外我們往往可以召喚金之靈來建立防禦或保護措施，例如設定能量界線。

地球的存在：例如植物、動物和爬蟲類，以及牠們的靈魂或靈性，往往為人類服務。牠們可以用 3D 形式出現，也可以在我們的夢中出現，或以靈性拜訪者的姿態出現。舉例來說，你的動物夥伴很可能與你一起生活，將你的療癒需求反映給你。在你生病之前，牠們會先出現病徵，或者牠們會舔舐你身上即將發病的部位。動物之靈可能會出現在夢境或幻覺中，向你提供信息或警告、預示即將發生的事件、分享療癒能量，或透過象徵寓意告訴你解決問題所需的智慧。地球的存在包括下列這些特定的存在：

251

- 圖騰（Totems）：扶助特定家族或部落的指導肖像。
- 力量動物：可以協助某人完成某項特定任務或終其一生扶助某人；不同的動物代表不同種類的信息（請見第十六章〈運用先人的療癒智慧〉）。
- 植物之靈：針對如何運用植物世界來療癒，植物與樹木之靈可以提供指引。比方說，特定植物之靈可以告訴你如何運用其特質來提供身體上或情緒上的療癒，甚至將自己的振動頻率傳送到你的體內，達到療癒的目的。後者的過程可以提供給你藥草、藥酒或植物的功效，而且在攝取時毫無副作用。

訣竅：「靈性植物醫學」（Spirit plant medicine）這個詞，指的是為了進行療癒過程，在直覺上與植物世界中的一些實際特質連結，以及和植物世界的整體特質合而為一（正如「不費力的自然醫學」練習中的介紹一樣）。

注意：妖精（familiars）是受到著魔、蠱惑或操縱的地球存在，包含動物、爬蟲類或鳥兒，因此牠們的力量才能用來干擾捕捉到牠們的人類或靈體。植物也可以提供神聖或有害的指引。

不費力的自然醫學（Natural Medicine）

這項練習將使你敞開，向大自然請求神聖存在的協助。只要連結各種自然靈的療癒振動頻率，你就可以觸及不同的自然靈，包括藥草或花朵、水晶或寶石，以及妖精（faeries）、提婆或其他自然界的存在。比方說，你可能會請求一棵橡樹的提婆提供安然度過手術的力量給你；祈求紫水晶（amethyst）

之靈幫助你消除祖先的詛咒，這種石頭以保護的特質聞名；或者向具有清晰眼力與狩獵能力的老鷹祈求，請牠指出你很可能錯過的細節。你甚至可以接觸到特定自然療法或物質之靈，例如蘆薈之靈有舒緩燙傷的療效。

1. 透過呼吸，讓自己放鬆，進入靜心冥想的狀態。然後運用「靈性對靈性」的方法，和你本身或患者的高我連結。

252

2. 根據目前的問題，不論是身體生病、情緒出了狀況或其他問題，都召喚對此人或當下情況最有療效的自然之靈或存在前來。你的更高指導靈可以幫助你準確找到符合需求的自然之靈，或找出哪些自然之靈具有的力量或能量對你最有助益。

3. 祈求自然之靈分享祂獨特的療癒特質，引導祂們朝需要前往的方向而去。

4. 放輕鬆，緩慢深吸一口氣，和自然之靈確認祂已經把自己代表的物質振動頻率或能量灌輸到你或患者體內（例如寶石、元素、藥草、療法）。

5. 請求聖靈讓自然之靈的能量及（或）其物質停留在那個人身上，看需要停留多久就停留多久。比方說，如果你和蒲公英之靈合作，患者需要蒲公英能量的時間或許只要一個月。

訣竅：你可以在第十一章〈徒手療癒〉找到這項練習的補充內容。

草藥的王國：透過直覺運用阿優吠陀草藥、中藥與西方草藥的方法

草藥的威力不亞於任何西藥。因此，最安全的做法是，和專業的草藥師或自然療法的專家一起決定，應該選擇哪種藥草入藥，並拿捏劑量。而且，和為你進行對抗療法的醫師一起檢視你的自然療法處方，永遠是最好的做法。

不過，運用「不費力的自然醫學」練習來召喚植物或草藥之靈來進行療癒，也很安全。以下列出一些阿優吠陀、中醫與西方自然系統中的頂尖草藥，你可以考慮用來療癒。

阿優吠陀的草藥

印度人參（Ashwagandha）：印度人將印度人參視爲效力強大的「適應原」（adaptogen）。這代表這種草藥具有讓全身正常化的作用（normalizing effect），可以幫助身體以最好的方式適應環境的改變，以及內在與外在的壓力源。由於印度人參可以保護神經系統，人們往往用來使身體與心智回春。印度人參還可以當成鎮靜劑、消炎藥或利尿劑使用，並有助於增加身體的能量與耐力。此外，對感冒與咳嗽、糖尿病、潰瘍、失眠和帕金森病亦有幫助。

雷公根（Gotu kola）：雷公根有助於傷口的復原，對感冒與發燒也有療效。外敷雷公根，可以用來緩解泡疹、扭傷、骨折和蛇咬的症狀，並幫助復原。早在口服避孕藥問世之前，婦女就廣泛使用雷公根來控制生育了。

253

聖羅勒（Holy basil）：在草藥的王國中，聖羅勒是效力最強大的適應原之一，也是心智與身體的最高保護者。聖羅勒可以緩解憂鬱症、壓力與焦慮，而且可以加強體力與耐力，還可以促進體內適當的蛋白質合成。

喜來芝（Shilajit）：「喜來芝」一詞出自梵語，意爲「虛弱的驅逐者」。阿優吠陀醫學將這種草藥視爲最重要的物質之一。幾千年來，人們都使用喜來芝來抗衰老，因爲這種草藥可以促進大腦功能健康、骨頭療癒、腎臟與脾臟的回春。此外，人們也用這種藥來緩解高血壓。

薑黃（Turmeric）：薑黃具有消炎與抗菌的效果，因此在阿優吠陀系統中，這也是另一種效力強大的草藥。這種名爲「薑黃素」的抗氧化劑是薑黃裡面的有效成分，在治療關節炎、皮膚癌、前列腺癌、牛皮癬、肝硬化等疾病上展現出絕佳療效。

中藥

黃耆（Astragalus）：在中藥裡，這是最著名的適應原藥草之一，黃耆根可以加強能量，有助於防治感冒、潰瘍、糖尿病，改善普通的氣虛乏力，還可以提高免疫力，具有顯著的消炎、抗病毒與抗菌效果。同時也能維持整體的心臟功能。

當歸（Dong quai）：有時亦名爲「女性的人參」，是 滋補女性的草藥，用來平衡荷爾蒙與補血活血，已廣爲使用超過兩千年。當歸有助於緩解經前症候群、月經失調、纖維瘤和停經的症狀，還可以緩解肝炎、帶狀皰疹、便祕、頭痛和過敏。

銀杏（Ginkgo biloba）：銀杏可以改善大腦的氧氣與血液循環，讓人神智更加清晰，增強記憶力。銀杏也有助於緩解憂鬱症，預防心臟疾病與中風，緩解耳鳴等等。

韓國人參（Korean ginseng）：傳統醫學已經使用韓國人參來滋補身體元氣，並安神益智，降低壓力。做爲適應原藥物，人參的療效範圍涵蓋很廣，包括緩解消化功能異常、補益肺氣與緩解氣喘症狀、改善循環系統並讓心臟更健康。

254

甘草根（Licorice root）：甘草根是大自然最好的解毒劑之一，也是另一種療效強大的消炎與抗菌藥物。甘草根有助於緩解氣喘、香港腳、禿頭、體臭、口瘡、慢性疲勞、憂鬱症、感冒和流感、頭皮屑、肺氣腫、牙齦炎和蛀牙、痛風。

枸杞（Goji berries）：好吧，技術上來說，枸杞是水果，不算藥草。但枸杞的療效讓它成爲最有用的中藥之一，所以枸杞絕對有資格列入這份清單中。枸杞的英文亦名爲「lycium fruit」或「wolfberries」，富含單一不飽和脂肪酸，這種基本脂肪酸非常重要。枸杞可以加強細胞膜的柔軟度，有益於荷爾蒙、神經傳導物質（neurotransmitter）與胰島素受體（insulin receptors）的功能。此外，也可以養肝、提高性功能、改善視力與延年益壽。

七葉膽（Gynostemma）：七葉膽是有益於整體健康的適應原草藥，療效強大。最廣爲人知的療效是延年益壽，此外，還可以抗衰老、改善性功能、鎮定神經系統、消除疲勞、緩解焦慮與憂鬱症。

西方草藥

花旗參（American ginseng）：做爲適應原藥物，花旗參在減輕壓力與補元氣上效果卓著。雖然廣泛用來消除疲勞，但花旗參也有助於緩解感冒，在調節血糖與緩解糖尿病上，亦展現出絕佳效果。

山桑子（Bilberry）：山桑子富含花青素（anthocyanin），這是現存已知最強效的抗氧化劑之一，可以改善神經系統的血液流動、降低血壓、抑制血液凝固，亦有助於防治黃斑部病變與夜盲症。

黑升麻（Black cohosh）：長久以來，黑升麻都用來治療循環問題、風溼與關節炎，還可以降低膽固醇。現在黑升麻以所有女性（不分年齡）的強效補品聞名，通常用來治療停經的症狀，包括熱潮紅、陰道乾澀與疲勞。黑升麻在緩解經前症候群與經痛上也有非常顯著的效果。

牛蒡（Burdock）：牛蒡可以有效地淨化血液，通常用來清除皮膚病灶，例如青春痘、牛皮癬和溼疹。牛蒡是強效的抗氧化劑，眾所皆知，牛蒡有益於肝膽健康，常常當成預防癌症的藥草使用。

紫錐花（Echinacea）：在所有促進免疫系統與T細胞活化的藥草中，紫錐花是最著名的一種。通常用來治療感冒、喉嚨痛、流感與上呼吸道感染，紫錐花還有一項著名的療效，可以用來治療泌尿道感染、皮膚病、念珠菌症等等。

255

瑪卡根（Maca root）：瑪卡根亦被視爲一種「超級食物」（superfood），是內分泌系統的適應原藥物，具有強大的回春效果，對男女的荷爾蒙健康均有益。瑪卡根可以協助重建虛弱的免疫系統，替身體補充礦物質，並增強能量與耐力。

纈草根（Valerian root）：纈草根已知可以鎮定舒緩中樞神經系統，一般認爲可以安心服用，長久以來，纈草根都用來緩解失眠、神經緊張、焦慮、關節僵硬與肌肉緊繃。

順勢療法：來自大自然王國的振動醫學（Vibratory Medicine）

順勢療法是一種先進的醫療系統，全球許多國家都採用這種療法。順勢療法強調治療人或生物的所有面向，從身體疾病到伴隨核心症狀出現的心理與情緒成分。順勢療法以三大原則爲基礎：

1. 最小劑量：這代表你只需要一點點藥量，就可以有所改善。

2. 順治法則（Law of Similars）：亦即以毒攻毒。

3. 療癒法則（Law of Cures）：治療之後產生的療癒症狀會出現漸進的模式。

正如順勢療法之父山姆．赫尼曼（Samuel Hahnemann）所言，雖然目前我們還不了解順勢療法確切的機制，但順勢療法的療癒行動主要是針對生命力量，亦即人體內高智慧的組織特質。許多常見的順勢療法的功效已經獲得一些設計良好的臨床研究證實。這些療法已經證實有效，可以治療頭痛、過敏、腸胃不適、腹瀉、流感、失眠與咳嗽。

順勢療法如何發揮作用

所謂「順勢療法」，指的是稀釋大自然純淨的物質，而這些物質可以刺激身體產生自癒作用。只要透過反映出患者正在經歷的身體症狀，讓隱藏在疾病下的情緒與心理狀況浮現，就可以達到順勢療法的效果。舉例來說，順勢療法的醫師會建議患者使用紅洋蔥來治療淚流不止與流鼻水。這種療法藉由引發相同的症狀，也會啓動身體治療相同症狀的自癒能力。

順勢療法的頻率振動模式，和我們內在的頻率振動模式一致，或朝相同的軌道發展。當我們生病了，不論是身體上、心理上或情緒上的疾病，我們的頻率振動模式就會不再連貫，或失去節奏與平衡。順勢療法的頻率振動模式會在我們失去連貫的身體部位之間，創造更健康的互動。也許是讓一些特定的內臟、細胞組織、經絡及細胞的生物化學反應恢復一致的頻率，也許是調整特定的情緒場與心智場。甚至在排毒或釋放身體與情緒毒素時，正確的順勢療法都會創造一致性，確保身體整體處於平衡狀態。

只要我們改變體內的身體、心理或情緒的過程，我們的脈輪也會隨之改變。比方說，有項療法可能會刺激我們的臀部肌肉放鬆，導致骨頭與肌肉擴張，進而開啓我們的第一脈輪，於是，我們現在滿懷更多對生命的熱情。你或許會用順勢療法來治療便祕，而這種病情與第二脈輪息息相關。運用順勢療法讓腸子放鬆的過程中，可能也會刺激第二脈輪，釋放出恐懼，這是隱藏在便祕底下的常見情緒，並釋放出相關的負面信念，例如：「唯有保持緊張，我才會安全。」

順勢療法也會與我們的經絡相互作用。一旦接受順勢療法，跟病情相關的氣血不順會恢復通暢，經絡也會隨之打通，讓體內的氣自由流動。比方說，如果順勢療法釋放肺經的能量，該經絡觸及的每個身體部位也會接收到療癒的能量。而且，經絡之間是高度互動的。肺經屬陰，連結其他所有屬陰的經絡，和屬陽的大腸經互爲表裡。一旦一種簡單的順勢療法，導致所有屬陰的經絡與大腸經之間增加一致性或加強交流，最後產生的益處會由全身共享。

採用順勢療法

順勢療法有幾種不同的形式，包括藥水、乳液、凝膠、小糖球或藥片。當你使用小糖球的時候，藥劑會在外面揮發，也會因爲雙手摩擦而消失，所以，你可以直接從藥瓶倒入口中。你也可以把小糖球壓碎，融入水裡。藥片通常很柔軟，因為由乳糖製成，容易在口中融化，通常被認為最易於讓孩子服用。小糖球和藥片都要放在舌下，你一定會想確保嘴裡沒有其他東西，免得這麼微小劑量的藥效會受到干擾。你最好在飲食前三十分鐘以上使用順勢療法，並在服藥一個小時後再刷牙。順勢療法的治療師或許會要你在服藥期間戒除其他東西，例如咖啡與樟腦。

順勢療法的治療師通常會告訴你應該服用多少小糖球或藥片、濃度多少與多久服藥一次。通常你愈常服藥，藥效就會愈強。但是你很少會連續好幾天都服用同一種藥物。

注意：倘若順勢療法不適合這個人或病情，可能會產生新症狀或讓症狀變得更嚴重。當你有疑問的時候，請向順勢療法的專家諮詢，找出確切的療法與需要的劑量，尤其是你過去就對順勢療法特別敏感或特別有反應時。

257

順勢療法的種類

順勢療法的藥物通常由三種主要來自自然界的物質調製而成，包括植物、礦物與動物，以及第四類名為「無法衡量的藥物」（the imponderables），諸如電、輻射、光和地球磁場都包含在內。順勢療法的藥方來源包括有生命或無生命的自然生物或物質，據信，這些來源的特質會注入順勢療法的藥物中。舉例來說，植物根植於土地，並且一直停留在一個地方，但為了茁壯成長，必須對周遭環境保持敏感。由植物界成員製成的順勢療法藥物，會透過它們的振動頻率模式，把特質提供給我們，幫助我們更穩定、更「如花般美麗」或更有創造力。

常見的療法與其應用

我的同事詹姆斯．馬提歐達（James Mattioda）博士是現今順勢療法領域最耀眼的明星之一，他已經選出下列順勢療法的單方藥劑。[1] 這裡列的所有藥劑都來自植物界。

通常，這些產品都可以在全人商店（holistic stores）買到，你可以按照瓶子上的處方規定使用。每種藥劑經過稀釋之後都具備不同的效力，至於稀釋的濃度則以百分比來測量，在瓶子上會以數字加上 C（譯註：代表百分之一）來表示，平均效力是 30C（譯註：代表此藥劑稀釋了三十次，每次以百分之一的比例稀釋）。為了安全起見，請先嘗試低效力或有限的劑量，然後在你遵照藥瓶上的建議，完成一輪療程之前，先看看你的身體反應如何。

只要在療癒用途的範圍內使用，通常這些獨特的藥方不會產生太深的作用，因此，只要按照藥瓶建議的效力，拿來治療指定的疾病，就會安全無虞。

烏頭（Aconitum napellus）：效力是 12C 到 200C，主治由於突然感到危險而產生的焦慮與恐懼，也可治療對死亡的恐懼。

顛茄（Belladonna）：效力是 6C 到 12C，可以用來治療頭痛、咳嗽或腸胃不適。通常用來緩解情緒問題，包括憤怒或太過興奮導致頭部發熱。（別忘了，順勢療法模擬它正在治療的病情，因此，服用這個藥方可能會引發同樣的症狀。）

258

洋甘菊（Chamomilla）：效力是 12C 到 200C，是治療小兒牙齒問題與煩躁的經典藥方。許多順勢療法的醫師都會建議服用 30C 的劑量。你應該觀察服藥後十五分鐘內的結果。如果你這麼做了，可以過幾小時後或隔天再服用一次。倘若狀況沒有任何改善，就換其他藥方吧。

呂宋果（Ignatia amara）：效力是 30C 到 200C，有「分手藥物」之稱。呂宋果是傷痛藥物，專門療癒長期的失落感。這種植物對充滿嫉妒與指責的人際關係也有效。

飛燕草（Staphysagria）：效力是 12C 到 30C，對於那些需要自己振作起來的人來說很有效，通常這個藥方會用在受虐者身上，他們似乎無法克服自己的憤慨之情，而且怒氣內化到骨子裡。

墨角藻（Fucus vesiculosus）、**海藻酸鈉**（Sodium alginate）、**磷**（Phosphorus）和**鍶**（Strontium）都是用來抵禦輻射的藥方。

芳香療法和精油：多面向的療癒工具

精油能夠提振情緒、促使凝神專注、有益於放鬆、釋放痛苦、改善血液循環、淨化毒素、清理呼吸系統、轉移能量等等。精油是有生命力的物質，就像其他生命形式，精油具有自己的精微能量場，以赫茲為衡量單位，用「多次對比界面照相術」（PIP, polycontrast interface photography）可捕捉到其精微能量場的影像。

透過使用高頻率的精油，我們可以加強自己身體與情緒狀態的振動頻率。當我們把精油用在身體上或吸入精油的氣味，我們可以刺激自己的電磁場，而電磁場會轉而協助我們轉換情緒，解開細胞中受到禁錮的回憶與儲存的情緒，並打開通往全方位療癒的大門。精油可以獨力完成這一切，但若結合意圖、呼吸、靜心冥想、精微能量療癒方法或諮商治療，你就可以創造與支持充滿活力的能量流。

你可以在皮膚上點上一滴精油。許多人會特別針對脈輪選擇精油，然後把精油點在脈輪附近的身體部位。在外用精油之前，得先確保你不會過敏，你可以取非常小的一滴放在皮膚上，看看接下來幾小時身體有什麼反應。

注意：有些精油會對皮膚太刺激或產生危險。許多精油會導致發炎、症狀惡化，應該從此禁止外用，例如苦杏仁（bitter almond）、樟腦、無花果葉萃取素（fig leaf absolute）、山葵（horseradish）、芥末、香芹籽（parsley seed）、綿杉菊（santolina）、黃樟（sassafras）、柏樹（savin）、松節油（turpentine）、馬鞭草（verbena）、檸檬馬鞭草（lemon verbena）、冬青油（wintergreen）和土荊芥（wormseed）。[2] 在外用精油之前，務必先了解一番。

259

精油也可以轉化成香味使用，比方說，用在擴香器（aromatherapy diffuser）上，或滴幾滴在滾燙的水中。你也可以運用「不費力的自然醫學」練習，召喚精油之靈。

不論是在自己的工作室使用，或當做給患者的功課，精微體療癒師都可以善用精油及其香味。我認識一位療癒師，她就經常在遭到性侵的被害者身上使用。如果他們受得了橘子精油（mandarin oil），這種油有助於療癒內在小孩，她會建議他們把精油點在耳後，或讓精油的香味在家中擴散，尤其是在激起兒時情緒之際最有用。此外，我認識的另一位療癒師採取「應用肌動力學」的方法或肌肉測試（請見第十四章），檢視任何特定的精油是否對他的患者有益。你也可以在患者面前陳列數種精油，然後要求他們憑直覺選出對自己有益的精油。

訣竅：有時，同一種香味對一個人有益，用在另一個人身上卻會引發過敏。所以，最好不要在辦公室使用精油。你可以在家中或其他私密的空間使用，而且讓你的患者也這麼做。

九種精油

裘蒂・貝格梁（Jodi Baglien）是經過認證的臨床芳療師，她提出下列九種最重要的療癒精油，加上兩種合併使用精油的配方，這兩種配方有助於能量的連結與開啓。[3]

歐白芷精油（Angelica）：教導我們自己並不孤單。引領我們連結天使，接受祂的教導，進入有意識的人際關係。促使我們與高我結盟。

佛手柑精油（Bergamot）：清除沉重心靈與疲憊心智的陰霾。提供成就感，鼓勵我們心懷喜樂，擁抱所有生命經驗。

雪松精油（Cedarwood）：在心煩意亂之際，提供清明的心。吸引智慧靠近。有助於接地氣。防止吸收他人的負面能量。清理、淨化與增強力量。

芫荽精油（Coriander）：加強你對療癒時機的信心。提供新生活的承諾與信號。在面臨改變的時刻提供助力。

絲柏精油（Cypress）：加強耐心與力量，讓人更自在、更有智慧。在悲痛的過程中，絲柏的香氣可以召喚天使來撫慰我們。

260

尤加利精油（Eucalyptus）：當我們不堪重負的時候，有助於緩解筋疲力盡與壓力。也可以協助我們釋放怒氣。轉換卡住的能量，尤其是肺、上胸與頭部的能量。

乳香精油（Frankincense）：加深我們的呼吸，幫助我們轉換情緒。清除大腦中的思緒，擴張我們的意識。讓我們與神連結。

橘子精油 (Mandarin)：讓我們和內在小孩連結，療癒過去的不幸事件。

玫瑰精油（Rose）：這是「同情與智慧」之精油。教導我們愛的課題，有助於舒緩悲傷的情緒。象徵「神聖女性」（divine feminine），可以吸引無條件的愛。

精微能量療癒的特殊精油配方

261

當我們運用精油配方來療癒時，精油的比例一定要降低，最好低於百分之八。倘若你混和出來的複方效果太強烈，就會將你帶進物理場，讓你的系統更難觸及心理或情緒的能量。

促進靈性連結的配方

2 茶匙分餾椰子油或其他有機植物油或堅果油

塗抹精油

許多神聖的典籍都曾提及塗抹精油。或許最著名的要屬《聖經》故事中的「抹大拉的馬利亞」（Mary Magdalene）了，耶穌釘死在十字架上之前，她在耶穌的腳上塗抹甘松香膏（nard），藉此表達她的愛與奉獻。

塗抹精油是一種祝福與療癒的神聖儀式。「以精油碰觸」的動作結合意圖、儀式與正確的行動，為你提供凝聚心神的神聖空間。塗抹精油可以提升禱告與靜心的力量，而且，塗抹之後，那股香氣會提醒你保持明確的意圖。

以下是芳療師裘蒂．貝格梁推薦的療程，結合塗抹精油與靜心冥想，藉此獲得靈性指引。

1. 打造神聖空間，把日間的繁忙拋諸腦後。你可以搭配使用任何色彩、蠟燭、藝術、石頭或其他靈性物品，只要你覺得合適就好。
2. 讓整個空間飄散著你最喜歡的芳療噴霧，朝東南西北四方擴散，提升能量場的振動頻率。
3. 把你的意識放在心臟部位。請求指導靈或你的靈性源頭提供協助。
4. 設定你的意圖。如果可以的話，大聲說出來。
5. 把你選定的混合精油塗抹在身上。比方說，如果你的意圖包含行動，就把精油塗抹在手上；如果你希望見事更明白，就塗抹在眉心輪；塗抹在心臟部位，可以獲得療癒；塗抹在脖子後面，可以達到保護效果。
6. 向指導靈敞開，用所有感官全心全意地聆聽。
7. 加上祈禱、祝福或祈求。
8. 結束時表達感謝。然後將精油的能量引導到你心中。花點時間深思你得到的信息，拿筆寫下來。

2 滴歐白芷精油

2 滴乳香精油

1 滴奧圖玫瑰精油（玫瑰精油的一種）

在 10 cc 的玻璃瓶中混和均勻，塗抹在你的眉心輪、心臟與腳底。

促進開放的配方

2 茶匙分餾椰子油或其他有機植物油或堅果油

3 滴澳洲尤加利精油（尤加利精油的一種）

3 滴橘子精油

1 滴芫荽精油

在 10 cc 的玻璃瓶中混和均勻，塗抹在你的手腕脈搏處與大拇指的指腹下方。

巴哈花精療法（Bach Flower Remedies）

花精是花的原料經過稀釋，據信包含該種植物的療癒特質。在 1930 年代，英國醫師與順勢療法療癒師愛德華．巴哈（Edward Bach），改變了振動醫學界。他針對三十八種不同的情緒、靈魂或心理問題，研發出三十八種花精療法，比方說，山毛櫸（Beech）花精最適合用在吹毛求疵或感覺眾人都在跟自己作對的人身上。使用山毛櫸花精的時候，與不耐煩有關的問題就會浮現，更容易處理，讓人更有同理心，把注意力放在周遭美好的人事物。

巴哈相信，在花瓣上發現的露水保有花的療癒能量，而這股能量對於療癒情緒與靈性問題特別有效。經典的療法是，以 50：50 的比例混合白蘭地與水，然後將份量很小的原裝花精融入這個溶液中。巴哈相信這種經過稀釋的溶液可以透過振動頻率發揮作用。

262

你可以評估目前面臨的挑戰，選擇巴哈花精來療癒自己或患者。當你選擇花精療法時，不要只考慮負面模式，也要考慮每種花精帶來的正面特質，依此選出你想要的特質。你也可以透過「應用肌肉動力學」的方法或肌肉測試（請見第十四章），檢視特定花精是否對患者有益。

傳統建議的用量是四到六滴，每天四次滴在舌下，通常在飯前或飯後十五分鐘使用。最好聆聽身體的反應，再決定持續使用多久。專家通常會建議每次療程持續三週，間隔幾天再繼續下一療程。通常會給孩子較低的劑量，多半是一天兩次，每次四滴。情況緊急的時候，你可以每隔三十到六十分鐘就使用四滴，最多持續幾個小時，或直到你的症狀緩解才停止，雖然有些配方可能只需要使用一次。巴哈醫生表示，早上與晚上的用量最爲關鍵，因爲在這些時刻，人體的能量場正處於振動反應（vibrational responsiveness）的最佳狀態。

你也可以將不同配方混合在水中。在治療短期問題時，將兩滴選定的花精放到一杯水中，然後持續飲用這杯水，直到你感覺好多了。倘若治療的是長期問題，就整天都啜飲玻璃杯中的水，至少一天四次。每天都調配一杯全新的水。

263

其他療癒師會建議你外用巴哈花精，即直接把花精用在皮膚上。你可以把花精用在脈輪的位置或經絡的路徑上，看你最需要處理什麼問題，再把特定花精用在相對應的身體部位。

爲了讓花精保持純淨，你應該避免讓滴管碰到瓶頸或瓶口。而且，你在保存花精的時候，也應該遠離電磁場。

以下概略介紹巴哈醫生的三十八種花精，先說明每一種花精主治的問

除了巴哈以外：其他花精與來源

「巴哈花精」這個詞指的是1930年代愛德華．巴哈醫師創造的三十八種花精。因為巴哈醫師在英國居住、工作，他的原始花精自然來自不列顛群島的原生種植物，而且，他認為這三十八種花精已經涵蓋所有需求。如今，「巴哈花精」已經成為一家名為「直接源自大自然」（Directly from Nature）的公司商標名稱：「巴哈急救寧」（Bach Rescue Remedy）。

儘管如此，仍有許多公司沿用巴哈醫師的三十八種植物與自然物質來生產花精，而且他們採用的基本方法也很接近他的方式。這些公司也製造、研究萃取自全世界的花精。例如創立於北美加州的「北美花精」（FES, Flower Essence Society），他們運用北美的植物，從蘆薈到百日菊（zinnia），生產範圍廣大的花精。美國新罕布夏州的「綠色希望田園」（Green Hope Farm）生產的花精來源並不只限於新英格蘭的原生植物，還來自愛爾蘭、西班牙、義大利和加勒比海沿岸。美國亞利桑那州土桑市的花精品牌「沙漠煉金術」（Desert Alchemy），則專門生產來自沙漠植物的花精。

題，緊接著是每種花精可以促進的特質。[4]

1. 龍芽草（Agrimony）花精：從焦慮到內在平靜。
2. 白楊（Aspen）花精：從恐懼未知到信任。
3. 山毛櫸花精：從不滿到寬容。
4. 矢車菊（Centaury）花精：從討好到健康的界限。
5. 水蕨（Cerato）花精：從懷疑到自信。
6. 櫻桃李（Cherry Plum）花精：從害怕失去掌控到靈性臣服。
7. 栗樹芽苞（Chestnut Bud）花精：從重複的模式到明智的行動。
8. 菊苣（Chicory）花精：從占有欲強到懂得尊重。
9. 鐵線蓮（Clematis）花精：從逃避現實到把注意力放在當下。
10. 野生酸蘋果（Crab Apple）花精：從強迫症到內在的清明。
11. 榆樹（Elm）花精：從被責任壓到喘不過氣到成效斐然。
12. 龍膽根（Gentian）花精：從沮喪氣餒到不屈不撓。
13. 荊豆（Gorse）花精：從悲觀到樂觀。
14. 石楠（Heather）花精：從自掃門前雪到獨立自足。
15. 冬青（Holly）花精：從嫉妒到感恩。
16. 忍冬（Honeysuckle）花精：從留戀過去到擁抱當下。
17. 鵝耳櫪（Hornbeam）花精：從倦怠到恢復活力。
18. 鳳仙花（Impatiens）花精：從沒耐心到順勢而行。
19. 落葉松（Larch）花精：從自我審查到自信與有創意的表達。
20. 溝酸漿（Mimulus）花精：從對已知的恐懼到勇敢。
21. 芥茉花精：從憂鬱到喜悅。
22. 橡樹（Oak）花精：從不知變通到能順應限制。
23. 橄欖（Olive）花精：從心力交瘁到深度休息。
24. 松樹（Pine）花精：從罪惡感到自我寬恕。
25. 紅栗（Red Chestnut）花精：從擔憂到同情。
26. 岩薔薇（Rock Rose）花精：從恐慌到超越的勇氣。
27. 岩水（Rock Water）花精：從自我否定到自動自發。
28. 線球草（Scleranthus）花精：從舉棋不定到當機立斷。
29. 聖星百合（Star of Bethlehem）花精：從受到驚嚇到恢復圓滿（wholeness）。

264

30. 甜栗子（Sweet Chestnut）花精：從絕望到找回安全感。
31. 馬鞭草（Vervain）花精：從過度熱衷到回歸現實的理想主義。
32. 葡萄（Vine）花精：從主導到服務。
33. 胡桃（Walnut）花精：從留戀舊模式、原地踏步（tribalism）到找回獨特自我。
34. 水堇（Water Violet）花精：從妄自尊大到自重自愛。
35. 白栗（White Chestnut）花精：從思緒繁雜到心明眼亮。
36. 野燕麥（Wild Oat）花精：從茫然到確信。
37. 野玫瑰（Wild Rose）花精：從妥協放棄到全力以赴。
38. 楊柳（Willow）花精：從怨恨到接受。

巴哈醫生也研發出由五種單方組成的複方急救花精，對於立即的創傷復原與每日的壓力釋放很有益。

訣竅：運用花精來療癒有個好處：花精很安全。你或許會服用過量草藥或順勢療法藥物，甚至選錯藥方，但使用花精時不可能發生這種事。如果你選錯花精，對你的身體不會有影響。正因如此，花精成了精微體醫療工具箱中最好的工具。

寶石：光之石

自盤古開天地，就開始用寶石來療癒與占卜了。每一種石頭的晶體結構內都蘊含特殊的頻率，能夠影響周遭的能量場。所以，每種石頭都帶有一組

療癒靈光場的蓍草花精（Yarrow Flower Essence）

對各地的照護者、療癒師與幫助者來說，蓍草花精是絕佳的夥伴。當你感覺有以下需求時，就滴幾滴蓍草花精到你的水中，然後整天都喝這些水。

- 聯合你的靈光場，加強靈光場的力量，這樣一來，你就可以受到保護，不會吸收別人的情緒與想法。
- 創造能量界線，隔絕外界的能量，這樣一來，你就可以明白自己的想法與內心的感覺。
- 迅速轉換能量，讓你擁有清楚的思緒，明確的溝通。
- 復原、回春，然後開啓你的能量之光！

不同的振動特質，有益於我們的心理、情緒、身體與靈性健康。下列清單將幫助你針對你療癒自己或患者時所需的特質，選擇適合的石頭或水晶。

265

瑪瑙（Agate）：讓人情緒上有安全感，帶來靈性洞見。緩解內心的煩亂。有益於腎臟、脾臟、胰腺、淋巴系統、結腸與循環系統。

海藍寶石（Aquamarine）：加強包容心與耐心。有益於眼睛、下巴、頸部與喉嚨，有助於緩解水腫。

琥珀（Amber）：鎮定安神，恢復情緒平衡，有益於大腦、中樞神經系統、甲狀腺、病毒引起的發炎，擺脫關節疼痛。據說，也有助於緩解牙痛，對於正在長牙齒的嬰兒來說很有用（將琥珀放在嬰兒旁邊，不要讓他們咬琥珀）。

紫水晶（Amethyst）：提升靈性，平復怒氣，在睡眠中帶來療癒。有益於內分泌系統、刺激所有經絡，並清除負面能量。

東陵石（Aventurine）：提升超覺感應能力與靈感創意。讓人平靜、樂觀。有益於緩解皮膚病。

血石（Bloodstone）：提升意識，擺脫沉重的感覺與信念。刺激免疫系統。有益於循環與血液健康。有助於緩解經痛、痔瘡與貧血。

紅玉髓（Carnelian）：點燃動機，促進轉變。透過溫暖、清理與淨化血液，可以促進容光煥發的生命力。對解決生育問題有幫助。

黃水晶（Citrine）：讓人精力充沛。加強創意、自尊、安全感與內在平靜。透過促進身體活動，有益於消化與內臟健康。

珊瑚（Coral）：平衡。讓人接受自己與他人。對孩子有好處。有益於心臟與循環系統，可以緩解貧血與靜脈曲張。

鑽石（Diamond）：包含完整的色譜。讓人找回往日的生氣、力量、正面能量與靈性狂喜。清除靈光場的負面能量，排除身體的毒素。有益於大腦健康。

祖母綠（Emerald）：引發更深刻的洞見，改善直覺與洞察力，釐清夢境，促進靜心。平衡心輪與情緒能量體。有益於循環，減輕眼睛疲勞。對心臟附近的衰竭有好處。

266

螢石（Fluorite）：啟動靈性意識、堅實的基礎與無條件的愛。有助於緩解關節炎、骨質疏鬆和蛀牙。

石榴石（Garnet）：喚起自尊、想像力、勇氣與同情心，帶來成功。加強心臟的力量。有益於血液的循環與健康。平衡與促進性能量。

赫爾基摩鑽石（Herkimer diamond）：提供方向、快樂、平靜、靈性提升與思路清晰。可以用來進行靈擺的好石頭。不應該用來治療癌症或循環方面的疾病。

玉（Jade）：確保內在平靜、安寧、成就與正直。加強全身的力量，對腎臟、肝臟、脾臟、心臟、喉嚨和生育能力特別有益。

碧玉（Jasper）：讓人接地氣，活力充沛。帶來耐心、寬容與理解。刺激人們回到前世。在長期生病之後，修復身體與乙太體，重拾活力。

青金石（Lapis lazuli）：促進自我價值、靈性純淨、方向、正直、智慧與光。有益於甲狀腺、支氣管通道與喉嚨。對第五脈輪附近的身體部位有益。

孔雀石（Malachite）：促進平凡的幸福、靈性成熟與生命意義。有益於腎臟、脾臟、胰腺與視力。有助於緩解讀寫障礙症（dyslexia）、癲癇、腫瘤、白血病、腹絞痛、感染與暈眩。

月光石（Moonstone）：加強直覺，通往每個人內在的神聖女性。有助於節食、舒緩壓力，並幫助平衡女性荷爾蒙。

黑曜石（Obsidian）：吸收黑暗，將其轉化成白光能量，徹底轉變怒氣、指責、批判與恐懼。

蛋白石（Opal）：與第七脈輪的頻率一致。加強超覺意識、自動自發與敏感度。鎮定情緒。有益於松果體。

珍珠（Pearl）：平衡第四脈輪（心輪）。舒緩情緒。減輕壓力與怒火。

幫助緩解皮膚病。

黃鐵礦（Pyrite）：增加能量，加強心智能力、聚焦能力與有自信的溝通能力。這是一種非常接地氣的石頭，可以平衡第三脈輪，有益於腸胃、循環系統與呼吸系統。可以緩解憂鬱症。

267 **透明石英（Quartz crystal）**：加強能量，讓我們重拾生命目的。可以大幅提升身心靈的療癒效果。不能用來治療癌症或嚴重的血液相關疾病，因爲石英可能會導致細胞加倍成長。

玫瑰石英（Rose quartz）：經歷痛苦之後，玫瑰石英可以帶來平靜，療癒內心的創傷。可以促進內心平靜與思緒鎮定，對靜心有益。保護我們遠離負面能量，包括輻射。有益於循環系統。

紅寶石（Ruby）：啓動療程，帶來力量與個人賦權（personal empowerment），並加強直覺。鎮定安神，幫助緩解憂鬱症。有益於心臟、循環系統與大小腸。刺激整體經絡的氣，尤其是心經。

268 **藍寶石（Sapphire）**：有助於集中注意力，明白生命目的、寧靜與強烈的愛。和更高的脈輪與靈光場保持一致的頻率，有益於靈性成長、喚醒超覺意識、心靈感應與天眼通（clairvoyance）。在靜心時，有助於開啓第四與第五脈輪，尤其是在腦下垂體附近的身體部位使用時。

茶晶（Smoky quartz）：欣然地愛自己。有助於生命週期的圓滿。讓地球能量扎根，有益於心臟、神經系統與生殖器官。可以幫助矯正不孕症和經前症候群。

方鈉石（Sodalite）：提供年輕的新鮮活力，減輕內心的沉重。有益於淋巴系統，能夠帶來力量。

舒俱徠石（Sugilite）：保護超覺中心，帶來靈性眞理與開悟的能量。可以平衡左右腦，以及松果體和腦下垂體。有助於緩解讀寫障礙症與自閉症。

黃玉（Topaz）：平衡情緒。啓動第三脈輪。改善胃口。

碧璽（Tourmaline）：減少恐懼。放下受害者心態，建立自信。爲整體靈光場帶來力量。

綠松石（Turquoise）：這是一顆讓人平靜的石頭，可以召喚勇氣、成功、個人力量與堅定的信念。這是精微體的主要療癒石之一。 269

運用寶石療癒的簡單訣竅

你可以運用以下技巧來取得這些燦爛寶石之光的特質。

- 爲了源源不絕的療癒能量流，你可以隨身攜帶寶石。
- 靜心的時候，手中拿著寶石，或放在你面前。
- 配戴特定寶石打造的項鍊，這種寶石可以讓你的能量界限更強大，幫助你實現願望，或爲你帶來所需的療癒力量。
- 遵照第九章「運用意圖賜福予物品」的指示，運用意圖來爲你的寶石設定程式。

使療癒石更加完善的貴金屬

金：讓人更滿足，也更積極正面。當你不堪重負時，可以減輕你的負擔。有益於大腦功能、循環系統與血液、神經系統與消化。幫助緩解荷爾蒙與化學失衡。賦予經絡力量。可以高度放大精微能量。

銀：具有抗菌與保護的特質，可以用來轉化負面能量。可以配戴在身上，加強你的超覺能力，保護你避開別人的能量；也可以產生超覺夢境。可以清除你自己的負面能量，把別人的有害能量反射回他們的高我。讓所有能量界線更穩固。

銅：在傳遞與接收超覺交流的信息時，幫助配戴者擴大思緒的力量。刺激心理與身體的能量流動，幫助克服沒精打采的狀態。加強自尊與釋放心理負擔。據說有助於治療關節炎，排除血液毒素，減輕發炎症狀，穩定新陳代謝。配戴銅手鐲往往可以創造這些身體效應，但銅確實會在你的手腕上留下殘留物。

白金：目前已知是最純淨的金屬，據說白金有助於抗癌，還可以改變基因與核糖核酸。平衡身心靈，讓各方面都達到和諧狀態，促進健康組織再生。改善記性與警戒心。

- 看看哪些寶石能夠提供你協助，把這些寶石放在床的周圍。只要把單尖透明石英放在床下，尖端朝外，就可以防止負面能量入侵或驅除有害健康的電子能量。
- 當你把水晶與寶石放在水中淨化時，水溫不能太熱或太冰。你可以用鼠尾草、焚香、鹽、鹽水或陽光來淨化。
- 記得感謝寶石之靈對你的幫助。

寶石精素（gemstone essences）

寶石精素是將寶石與水晶帶有的療癒特質，以最大振動頻率的形式注入人體中。當石頭的頻率與屬性和水、陽光或月光交融在一起，然後注入你的

帶電的水系統：水晶創造「信息水」

就像現在許多人都用一些附屬在水壺或水杯上的裝置來淨化水，你也可以用同等的裝置來平衡你的能量系統，達到和諧狀態。放射電子學（radionics）專家暨發明家提姆．西蒙（Tim Simmone）運用「光子波動儀」（IDF, intrinsic data field）替水晶設定程式，而經過設定的水晶將透過水平衡你的精微體。光子波動儀可以在水晶裡面儲存信息，就像在電腦硬碟儲存資料一樣。[5]

這種水晶會將有益的信息「複製」到水中，而且經過設定，可以和你的主要與次要脈輪、靈光層、經絡、靈點（spiritual points），甚至是DNA的十二層級（twelve DNA layers），都維持和諧一致，此外，還可以啓動你能量解剖結構中的神聖幾何形式，發揮健康與保護的作用。這種水晶可以放在你的水壺、水杯或水瓶中。

療癒師已經使用水晶來加密與保存資料、集中療癒能量與加強顯化，長達數千年之久了。數十年來，人們也將水晶當成儲存信息的工具使用。而且，不只是堅硬如石的水晶可以這樣使用，科學家也將影像錄製在液晶（liquid crystals）中。[6] 事實上，最近科學家已經知道如何運用水晶來儲存最困難的信息來源之一：由光子組成的「光量子」（quantum light），具有漸漸消失的傾向。這種光編碼的信息如今已經可以儲存在任何種類的水晶中，透過原始資料的「回聲」實際分享信息。[7]

意圖，就可以量身訂做具有療效的配方。

大多數時候，寶石精素就像花精一樣口服使用，可以用滴管將滴液滴到舌頭上或舌下。這些精素外用也很有效，可以透過皮膚滲透吸收。不妨將精素用在任何需要療癒的身體部位。此外，寶石精素也很適合用來泡澡，可以和按摩油混合使用。

以下是製作寶石精素的方法：

1. 選擇一種蘊含適當療癒特質的寶石。
2. 將石頭清洗過後，放在裝了水的玻璃瓶中。
3. 運用你的療癒意圖或恩典的療癒能量流技巧（請見第九章），替這瓶水設定頻率。

270

4. 若要製作療癒當下問題的寶石精素，就將瓶子放在陽光下兩或四小時。若製作的是療癒潛意識問題的寶石精素，就將瓶子放在月光下一整夜。
5. 像這樣在日光或月光下放一段時間，寶石精素就完成了，隨時可以使用。你可以把精素放在比較大的玻璃瓶裡，或用滴管分裝到小瓶子裡。

注意：月光石不應該用來調製寶石精素。

注意：雖然寶石精素是由石頭的精微能量所製成，但寶石萬能藥（gem elixirs）通常包含實際的基礎石。未經專家指示與指導，不應該製作萬能藥，因爲有些石頭如果攝入體內會很危險。

20

聲音療癒

每個天體（其實是每個原子）的移動、節奏或振動，
都會產生特定的聲音。
這些聲音與振動全都會在每種元素中形成共通的和諧，
進而產生自己的功用與特性，對整體有所貢獻。
——古希臘哲學家畢達哥拉斯（Pythagoras）

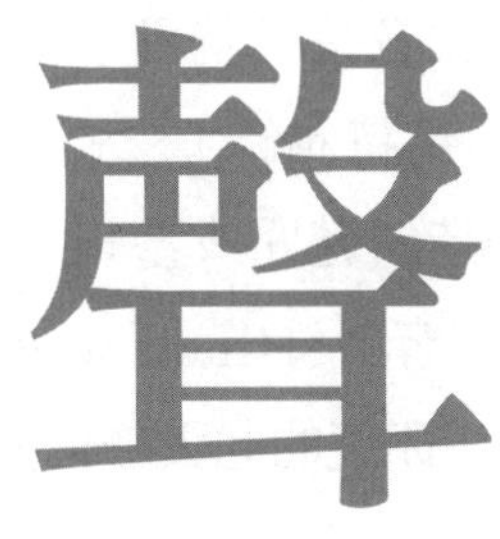

音治療是一種基於振動頻率的精微能量療法。宇宙萬物都是由能量構成，各自以獨特的速度或頻率振動，這意味著萬物都是聲音，不論我們是否聽得到。

聲音療癒的主要原則是，不論是身體、靈性、心理或情緒出了問題，所有症狀與痛楚都會先出現在人體的能量場，而這種不和諧或混亂的能量愈強大，對人的影響就愈大——事實上，所有精微能量療法的原則都是如此。一旦我們改變能量場或相對應的脈輪與經絡，症狀和行為也會隨之改變。聲音是一種機械波，是創造這些精微改變的兩種主要方法之一（第二種方法是光與色彩，收錄在第二十一章）。

根據著名的聲音療癒師暨培訓師凱恩．葛莉絲（Kay Grace）所言，聲音有三種方式可以創造具有療效的改變：

- 聲音可以透過調配出相似的頻率來疏通堵塞，就像歌劇歌手可以調整聲音頻率，和玻璃的頻率一致（破壞性的共振），讓玻璃破碎。
- 聲音可以創造通道或電流，讓不想要的能量從身體釋放出去。

- 特定的聲音與意圖可以讓你進入一種特定的存在狀態，例如放鬆、聚精會神或精力充沛。**同步化**（Entrainment）這個詞是指，當一個物品或人具有節奏強大的振動頻率或聲音時（透過說話、唱歌或強烈的心理或情緒狀態表現出來），會如何導致另一個振動頻率較弱的物品或人調整自身的頻率，以便和更強大的振動頻率一致。一旦我們身體的振動頻率和療癒的振動頻率同步，我們身體與精微能量體就可以恢復平衡與完整。[1]

在身體的層面上，聲音療癒有效地引導人們進入平靜的狀態，減緩與調節呼吸，降低血壓，緩解疼痛，減輕壓力，這一切均可加強免疫系統的功能。聲音可以將腦波從 β 波（活躍）的狀態變成 α 波的狀態，正如人在靜心時，腦波就是 α 波狀態，甚至是變成 θ 波狀態，在這種狀態下，表面的自覺意識往往會產生非常深刻的療癒（若想進一步了解腦波的療癒潛能，請見第十四章）。

有許多方法可以創造具有療效的聲音，包括用你自己的嗓子來發出聲音；音調；以大自然為基礎的發聲，當你模仿大自然的聲音時，就可以創造這種聲音；運用鼓、搖鈴、音叉、西藏頌缽（或稱喜馬拉雅缽）、水晶頌缽、鐘聲、鈴聲等等產生樂器的聲音；吟誦用意圖創造的梵咒或警句。聲音療癒師還使用具有文化基礎的音節，例如「印度種籽音」（Hindu seed syllables），以便直接療癒脈輪。這些印度種籽音和第四章「印度的七大脈輪」列出來的脈輪聲音一樣。

聲音療癒的基礎

聲音療癒專家凱恩．葛莉絲分享她的聲音療程基本架構；聲音的概述、印度音節與適合個人脈輪的音叉頻率；加上在日常生活中運用聲音療癒力量的訣竅。

葛莉絲運用下列步驟，進行聲音療程：

1. 呼吸與接地氣。（請見第九章「接地氣的五步驟」，或用你自己的方法。）

2. 接收高我的智慧，然後祈求讓自己成為聲音療癒的清晰管道。

3. 為療程設定你的意圖。如果你正在療癒患者，和他們一起設定意圖。使用有意識的力量詞彙來表達你的意圖，例如「肯定」（certain）、「光芒四射」（radiant）、「平靜」（peaceful）或「當下」（present）。

273

4. 使用聲音、頌缽、音叉或其他工具來掃描你的能量場，藉此評估你的能量系統（或患者的能量系統）。讓你的高我向你展示或告訴你應該使用什麼工具或技巧。

5. 遵從高我的指導，使用聲音來釋放或消除沒有用的東西（例如卡住的能量、痛苦）。

6. 現在塡滿騰出來的空間：將療程一開始設定的意圖與聲音結合，注入你眞心想要的願望，讓你的期望成爲整個空間的支柱。一旦塡滿這個空間，就會讓能量系統恢復完整與和諧。你不需要說出完整句子，例如「我確定」，雖然你可以這麼做。只要大聲說出具有力量的詞彙，或發出聲音時在心裡默唸就可以了。

7. 再來一輪接地氣的練習，然後表達感謝，以此結束療程。此外，你也要願意接收任何高我的信息、洞見或感受，這些都有助於深植療癒力量，這樣一來，你或你的患者才會更容易回到那種存在狀態。

基本聲音療法的應用：以聆聽為基礎的聲音療癒

我們可以培養的最重要的聲音療癒技能之一就是聆聽。在我們搞清楚什麼聲音可以恢復健康之前，我們必須聽出什麼地方的聲音被切斷了。凱恩．葛莉絲針對脈輪療癒研發出一套基本的聲音療法，以下練習是這套療法的應用。這項練習將引導你的心輪，好讓你聽出哪裡的聲音被切斷了或出現不和諧的聲音，然後憑直覺開啓有益於療癒的聲音。你可以因應任何脈輪或靈光場、經絡，甚至是身體部位，調整這項過程。我之所以寫出這項練習，是爲了讓你可以用在患者身上，但你可以在自己身上進行同樣的療程。

進行這項練習時，你可以在心裡默想特定的重點，例如爲了治療癌症或解決財務問題，或是爲了進行全方面的療癒。

步驟 1：**準備**。運用「靈性對靈性」技巧來建立你的能量界線。接收聖靈的智慧。

步驟 2：**為這項療程設定你的意圖**。重新述說你和患者都認同的整體目標。

步驟 3：**評估患者的能量場。**完全把焦點放在患者的心輪上。如果他們同意，而你又在他們身邊，不妨把你的手輕輕放在他們的胸口上半部。

深呼吸，保持安靜。因應脈輪，調整你發聲時的直覺能力。然後對著心輪發出聲音，例如用你的嗓子發出簡單「OM」聲音，或用頌缽發出鳴響，這麼做可以幫助你和心輪達到一致的頻率。深呼吸，保持安靜，然後留意你內耳出現的任何聲音。你正在傾聽聲音、噪音、信息、詞彙、音調或其他口頭指示，而這一切正告訴你，在這個能量中心裡什麼被切斷了。你或許會聽見喘息聲、嘶嘶聲、砰地一聲或其他代表能量受損的聲音。如果你對著脈輪發出聲音，你或許會注意到它改變了音調或諧音。

步驟 4：**和患者分享你的感知。**詢問他們是否和你發現的任何聲音或信息有關。對於這些傷口或噪音，他們是否有任何記憶？你的信息引起什麼樣的情緒？對於這些你引發的聲音所象徵的困境，他們是否聯想到哪個人或情況，可能會是造成困境的罪魁禍首？你必須持續請患者回應，直到你們倆都覺得已經找到核心問題。

步驟 5：**用具有療效的聲音交換無益的聲音。**祈求聖靈幫助你憑直覺聽出哪些聲音或信息將會療癒患者的心輪，解決目前揭露的問題。這些聲音或噪音可能會直接處理異常的問題。舉例來說，像「我很糟糕」這種失衡的句子，很可能會被「我是被愛的」所取代。嘶嘶聲表示能量洩漏，很可能會由關上拉鍊的聲音解決這個問題。回顧一下對患者而言很重要的每一種聲音，然後透過口述、發聲、吟誦或音調發出療癒的聲音，或要求患者自己做。

步驟 6：**填滿剩餘的空間。**當你已經成功用療癒的聲音取代每種異常的聲音，祈求聖靈賜予最後的信息、聲音、音調、吟誦或真理給患者。你可以大聲傳達，然後請患者回應。這個最後的聲音將填滿心輪剩餘的空間，並保護心輪免於其他傷害。

步驟 7：**懷抱著感恩結束。**你和患者可能會決定一起哼唱、吟誦、歌詠或用其他口頭表達的形式，以恩典與愛結束整個療程。

九大脈輪的聲音療癒系統

葛莉絲在進行聲音療癒時採用九大脈輪系統。她的「地球之星」（Earth Star）脈輪相當於十二脈輪系統中的第十脈輪，而「靈魂之星」（Soul Star）脈輪則等同於第九脈輪。你可以按照「聲音療癒：運用九大脈輪系統療癒」表格中所列的脈輪意義，以及（或）脈輪對應的問題與挑戰，選擇要聚焦於哪一個脈輪。

276

同一個表格還列出用來平衡每個脈輪的專屬母音，以及開啓脈輪的印度種籽音。在療程進行期間，你可以把注意力放在合適的脈輪，對患者吟誦或唱出適當的音節。你也可以鼓勵患者和你一起發出聲音。這個表格也列出可以運用什麼樣的音叉頻率來改變每個脈輪。你可以單獨使用音叉，或同時搭配口頭發出的聲音。一旦結合口頭發出的聲音和音叉的振動，就會產生非常強大的力量。

在你的療程中，你可以依照「聲音位置」這一欄的指示，朝特定位置發聲，或把音叉放在那個地方。

277

訣竅：爲了讓音叉發出聲音，你可以握住音叉的柄，將音叉撞向一塊堅硬的橡膠塊（曲棍球就很適合），或一塊以皮革或布料包覆的木頭。撞擊是爲了只要讓音叉的其中一個尖叉碰觸到硬塊，而且是以九十度的角度碰觸到硬塊表面。

詞彙也有頻率。每個脈輪都有相關的詞彙，你只能思考或吟誦那些有意識的力量詞彙，藉此體現出那些頻率與特性。

日常聲音療癒的訣竅

凱恩．葛莉絲也提供下列訣竅，教我們如何將聲音療癒融入日常生活中：

- 如果你感到痛苦，不要咬嘴唇或憋住呼吸。相反地，你要透過呻吟出聲來釋放痛苦！
- 懷抱善意與覺知說出眞相，而且說話方式要符合你的核心價值。
- 常唱歌，不論你會不會走音。
- 爲了容易且快速轉換你的能量，選擇一個簡單的母音，像是「ah」、「oh」或「ee」；加入你的意圖（例如「平靜下來」、「有能力」、「有信

聲音療癒：運用九大脈輪系統療癒

275

脈輪	位置	母音	印度種籽音	赫茲／每秒周波數（音叉）	問題或挑戰	聲音位置	有意識的力量詞彙（你想要體現的頻率）
地球之星	位於腳下30～45公分	Uh	OM	Otto 64	沒有接地氣、恐懼、散亂、失去連結	在恥骨上或上方、兩腳之間或腳底的能量場裡面	尊敬、肯定勇氣、紀律
根脈輪（Root），第一脈輪	脊柱底部、會陰	Uh	Lam	Otto 128 (C)	焦慮、退縮、不敢信任、放棄	脊柱底部／尾骨、恥骨／骨盆底	接地氣、主權
薦骨輪（Sacral），第二脈輪	大約在肚臍下五公分處	Oo	Vam	136.1赫茲（地球頻率）	性欲受阻或匱乏、內在小孩的創傷、創意受阻	在肚臍或薦骨下五公分處	玩樂、純淨創意、奇蹟
太陽神經叢輪，第三脈輪	從肚臍下方到胸骨底端	Oh	Ram	256 (C) / 384 (G)	力量失去平衡:讓自己或別人失去力量;不相信一個人的能力或價值	在肚臍與胸骨底端之間一半的距離，位於中央	能力、慷慨大方、和藹可親、有信心
心輪，第四脈輪	胸部中間	Ah	Yum	329.6 (E) / 440 (A)	感覺到不被愛或不可愛，吃閉門羹，缺少寬容、悲傷	胸部中央，心臟上方	愛、賞識、許可、善良、快樂
喉輪，第五脈輪	頸部底端與下巴之間的圓弧	Aye	Hum	256 (C) / 384 (G)	喉嚨卡卡的，很難說出真相，對自己或他人說謊，不願意對自己說真話	喉嚨部位、身體前後（能量場中）	指揮命令、當下、正直、意願
三眼輪，第六脈輪	前額中間，兩眉之間	Aay	OM	288 (D) / 468 (A#)	直覺受阻或受到輕視;不願意洞悉顯而易見的事實或自己的盲點	前額中間	洞見、專注力、意願
頂輪，第七脈輪	頭頂	Eee	安靜無聲	2675赫茲水晶調諧器	和聖靈失去連結，靈性的連結或表達受阻	頭頂	廣闊無垠、珍惜、尊敬
靈魂之星	頭頂20公分左右	安靜無聲	安靜無聲	4096 H2天使調諧器可打開與關閉無聲或八度和音附近的空間	過著「分裂的生活」，和自己的靈魂之道與生命目的背道而馳	頭的上方	喜氣洋洋、平靜、有駕馭能力

心」或「待人親切」）；然後唱出你所選擇的母音，至少連唱三分鐘。

- 經常播放音樂，至少一天一小時。選擇感覺良好的音樂，亦即讓你鎮定安神、充滿活力與心平靜氣的音樂。
- 留意你周遭環境的聲音，改變你可以改變的聲音。至於那些你不能改變的聲音，試著和它們保持和諧一致，你可以唱出同樣令人不快的音調或另一種與它和諧的音調。
- 你的想法是聽不見的聲音，對你的整體存在有非常強大的影響，包括你的身體、情緒與靈性。所以，你要留意自己的念頭，將對你無益的想法清除一空。

六種道家的療癒聲音

聲音療癒是治療經絡的絕佳方式，尤其是採用六種道家的療癒聲音。這六種聲音中，每個聲音都對應到一組經絡、一種過度情緒與一種五行元素。當你發出相關的療癒聲音時，你應該透過鼻子吸氣，然後緩慢透過嘴巴呼氣。我在這裡分享的是肯恩．柯恩（Ken Cohen）研發出來的系統，他是傑出的健康教育家、作家與氣功大師。[2]

聲音療癒與經絡　278

五行元素	經絡	過度情緒	療癒聲音
木	肝經 膽經	怒氣	Sh：彷彿在說：「噓，安靜。」噓聲快結束的時候，嘴形要呈U字形。
火	心經 小腸經	喜悅（興奮）	Ho：和「hook」這個詞裡面的「hoo」聲一樣。
土	脾經 胃經	憂思	Hoo：就像「呼」這個字的發聲。
金	肺經 大腸經	傷心	See-ah：一種幾乎聽不見的綿長吟誦聲。
水	腎經 膀胱經	恐懼	Chrooee：低沉的吟誦聲。
沒有適用的五行元素。三焦經沒有內臟，因此也就沒有相對應的五行元素。	三焦經	無	See：在發出這個聲音的時候，保持微笑的嘴形。

其他聲音療癒的應用方式

音調與界線

我們可以使用不同的印度音節或八度音符來加強能量界線的保護力量。每一個音節或音符，本身的振動頻率都和相對應的脈輪與靈光層同步，可以疏通能量堵塞，釋放壓抑的感覺，排除有毒能量，帶來正面的保護能量。因此而產生的凝聚力讓能量界線更強大，同時也讓該脈輪與靈光場所掌管的身體部位獲得療癒（請至第七章，回顧四種能量界線與這些界線與脈輪之間的連結）。

當你把療癒焦點放在每個脈輪時（一次處理一個，或只處理一個脈輪），你可以吟誦、歌唱或說出每個音節。在清理與加強每個靈光層或療癒特定靈光層時，你也可以這麼做。

279

你也可以安靜無聲。在靜心冥想的時候，或甚至是讓處於壓力下的自己設法平靜下來時，比方說在商務會議中或充滿壓力的人際互動下，你只要在心中默唸一個聲音，當作無聲的梵咒就好。

你也可以使用帶有適當八度音符的音叉，將它用在與脈輪相對應的身體部位，同時吟誦印度種籽音。

發出梵咒音

梵咒是指重複吟唱一個詞或一系列的聲音，當成一種咒語或禱告。使用梵咒最簡單的方法就是透過發聲。你可以用印度種籽音或其他任何音調、音符來當作梵咒，但你也可以針對個人需求，量身訂做專屬的梵咒。

梵咒將幫助你深入探索意識，專注於高我。爲了創造自己的梵咒，你要先選出讓你不安的生活領域。記下你的感覺或心態，從「我」開始寫。比方說：「我壓力很大。」現在寫下相反的句子：「我很放鬆。」如果你想要，就創造其他正面的陳述句，一定要避免使用負面詞彙；大腦無法區分負面敘述與正面敘述。

此刻，在索引卡上寫出兩個陳述句，一是關於事態如何（「我壓力很大」），一是你希望事態如何發展（「我很放鬆」），然後唸出來。運用任何你想要的聲調，讓自己沉浸在每一句話的音調與意義中。

透過八度音符進行聲音療癒

能量界線種類	脈輪與靈光場	印度種籽音	八度音符	界限轉換結果
身體的能量界線	第1	Lam（發聲聽起來像lum）	C	促進身體健康；鼓勵戒掉癮頭；吸引金錢、工作與正面的主要人際關係；加強我們的耐力
情緒的能量界線	第2	Vam（發聲聽起來像vum）	D	幫助我們領會自己的感受，把這些感受從身體釋放出來，然後讓所有感受日漸成熟，化爲喜悅；促進感官享受與創造力；促進腸道健康與性健康；加強純淨能量的振動，鼓勵「回歸純眞」。
情緒的能量界線	第3	Ram（發聲聽起來像rum）	E	讓我們更加明心見性；促進成功；加強精神力量與個人力量；改善消化；讓靈性之光更加耀眼，加強自信。
人際關係的能量界線	第4	Yam（發聲聽起來像yum）	F	吸引愛與正面的人際關係；有益於乳房和心肺健康；帶來更大的滿足感。
人際關係的能量界線	第5	Ham（發聲聽起來像hum）	G	提升溝通能力與實話實說的能力；吸引指導；改善甲狀腺健康；加強聽力；讓我們能夠控制自己的飲食，做出健康的飲食選擇；開啓所有生活領域的團結力量。
靈性的能量界線	第6	Om（聽起來類似拉長的O）	A	加強視力與眼睛健康；改善我們與高我的連結；讓我們可以預見未來和各種可能性；改善我們對自己的看法；爲所有生命面向、身體等建立靈性基礎。
靈性的能量界線	第7	無	B	幫助我們找到自己的生命目的，並與之連結；加強我們與聖靈的連結；爲所有生活面向帶來平衡；加強更高層次的大腦功能，例如學習與思考；鼓勵在日常生活中體現我們的靈性。

用你的聲音淨化脈輪與靈光層

你的聲音是內建的聲音療癒工具，能夠清除你自身或他人的脈輪與靈光場，疏通能量的堵塞，釋放卡住的能量，甚至是吸引你想要的能量靠近。

按照凱恩·葛莉絲的表格（「聲音療癒：運用九大脈輪系統療癒」）或「音調與界線」段落中所示，針對每個脈輪或靈光場，選擇你偏好的詞彙、八度音調或印度種籽音。一開始先發出與第一脈輪相關的音調，同時你心裡明白自己正在同步淨化第一靈光層。繼續貫穿前幾層脈輪，然後以「OM」音結束你的淨化療程，這是最普遍的療癒音調。

281

基本的靈氣鼓（Reiki Drumming）技巧

以下過程是以靈氣大師麥可·貝爾德（Michael Baird）的療法爲基礎，我已經轉化整個過程，在我自己的課堂上使用。[3] 這個療程將靈氣的精微能量與鼓的薩滿力量結合在一起，藉此達到深度平衡與療癒效果。下列步驟是爲了用在患者身上而寫，不過，很容易就可以轉換成將自己當成患者的情境。

你需要一面鼓和一支鼓槌，不過，任何看起來像鼓的東西都可以替代，例如桶子和攪拌棒或箱子和木杓。打鼓是刺激生命能量最強大的方式之一。不要因爲你手邊沒有鼓，就不打鼓了。

在打鼓的時候，你可以運用第十一章「靈氣療法」提及的靈氣符號「Cho Ku Rei」。這個符號很適合用來開啓與結束聲音療癒儀式，但也可以把焦點放在整個打鼓儀式上，因爲這麼做可以帶來更高的療癒力量。你必須決定使用靈氣符號時想要順時針或逆時針。正如第十一章所言，順時針旋轉會爲你帶來能量，而逆時針旋轉則會釋放你的能量。你隨時都可以描繪靈氣符號兩次，一次順時針，一次逆時針。

步驟 1：設定意圖。幫助患者釐清他們想要療癒的生命難題。這個過程本身就可以化爲療癒力量或具部分療癒的效果，因爲在挖掘我們目前問題的核心時，往往會照亮眞相，而眞相會立刻改變我們。

步驟 2：評估意願。詢問患者，他們是否願意療癒已釐清的問題，這一點很重要。有時候，我們會因爲抱持潛在信念、與問題有關的情緒或妨礙我們生活的身體症狀而承擔了後果。比方說，如果酒精允許酒鬼逃避無價值的感覺，那他們可能就無法眞正準備好放棄對酒的渴望。如果患者有疑問，我會問他們是否願意讓聖靈超越任何不情願的念頭，但不論如何，都要溫和地進行療癒。

步驟 3：抱持感恩之情。感恩是一種幸福的形式，爲所有相關的人做最好的假設。它會邀請聖靈在我們內在與周遭打造一個神聖的空間。詢問你的患者，看他們是否願意不計結果，都對療程抱持感恩之情，並以同樣聖潔的態度，把自己當成療癒師。

步驟 4：把鼓準備好。用手在你的鼓上頭描繪靈氣符號「Cho Ku Rei」。祈求聖靈把這個符號的力量注入鼓中，讓符號的意義透過鼓聲產生共鳴。

步驟 5：替患者做好準備。用你的手在患者的心輪前後描繪靈氣符號「Cho Ku Rei」。如果你正在療癒自己，你可以在身體正面描繪這個符號，然後祈求聖靈替你在背後也畫一個。

步驟 6：準備好空間。大多數原住民社群在進行儀式的期間，都會用某種藥輪的形式來創造神聖空間，然後召喚靈性世界的協助。從圖案上來看，藥輪是一個圓圈，裡面有兩條線交叉，很像羅盤的符號。這兩條線和圓圈交叉的四個點，指出四個主要方向：北、東、南、西。藥輪提煉出大自然的「藥」，在地球上，大自然是愛的重要力量。這四個方向中，每個方向都會連結到一股充滿智慧的偉大力量，我們可以轉向這些力量尋求幫助。我們內在也有相等的力量，而藥輪可以幫助我們培養它們。我運用拉科塔（Lakota）族的藥輪來進行療癒，將戰士的力量安置在北方，遠見的力量在東方，療癒的力量在南方，薩滿的力量則在西方。

282

爲了創造你的藥輪，你必須舉起手或鼓槌，然後祈求四面八方的靈體協助（在拉科塔傳統中，我們召喚戰士、具有遠見的人、療癒師，接著是薩滿）。鼓勵你的患者照做。

步驟 7：打鼓。一開始先靠近患者的心臟，輕輕打鼓，在患者前面打完後，就到他背後打鼓。祈求聖靈在你身後爲鼓聲賦予能量。你應該距離每個部位四十五公分左右，打鼓時間約三到四分鐘。記得要調節聲音，讓患者感到舒適，並遵照你的直覺，調整鼓聲的快慢與強烈程度。

然後，將你的鼓移到需要關注的身體部位或周遭位置。從第一個療癒點移到其他召喚你的療癒點，請患者指引你，因爲他們才感覺得到自己的需求。不論何時，只要患者想打鼓，就隨時邀請他們加入。

當你打鼓時，你的患者可能會覺得需要哭出來、大喊或說話。回憶可能會浮現，願景或其他直覺的洞見也可能出現。請繼續打鼓，在療癒患者的整個療程中都不要停，直到你們兩人都覺得療程已經完成，或你的診療時間已經結束了。

步驟 8：結束。回到心臟部位，在心臟的前後打鼓。然後，在停止之前，一一面朝四方打鼓。用你的手在患者的心臟前後描繪靈氣符號「Cho Ku Rei」，以封存療癒力量。

用聲音療癒你的內在小孩

我們的內在小孩受傷了，他或她往往相信自己不值得擁有愛，而且，直到我們療癒內在小孩之前，我們都很難開啓永遠隨手可得的療癒與恩典能量流。蘇．葛凡立（Sue Govali）是專業的歌手、歌曲創作者與老師，將兩種力量強大的療癒形式合而爲一，協助個人透過聲音與想像獲得療癒。蘇用以下方法來療癒受傷的內在小孩，不只運用聲音，還搭配想像與色彩。[4]

283

第一部分：讓你的脈輪作好準備

坐在一張舒適的椅子上，背部放鬆。深呼吸。呼氣時，把注意力轉移到你的心中。

在你的心裡，想像你正重新經歷宇宙大爆炸（Big Bang），那正是宇宙誕生的瞬間。所謂的「宇宙之鏡」（Cosmic Mirror）就在你身後，你可以透過宇宙之鏡看到萬物起源。透過鏡子，你將抵達心臟眞正的中心。深深吸一口氣，然後完全放下你緊抓不放的一切。

凝視心臟的中央，你發現自己置身於發光的能量之河中，這條河流經你全身上下。金與銀化爲河中的液體，滿載著愛，緩慢流動。在這條河中，有一些能量球，那就是你的脈輪，位於你的頭頂、頭部中央、喉嚨、心臟、太陽神經叢、薦骨、會陰或生殖器。你也會在胸部發現另一座能量島，這是你各種內臟能量的匯聚點。

看看你心臟裡的原子之間距離多遠。現在把你的原子想成你的自我，把能量之河想成來自存在本源與更高靈性的能量流。沿著這條靈性之河，穿過自我，流入你內心最深的核心。在這個核心，你發現一個地平圈（horizontal circle），外圍散發出天然氣的藍光。你停駐在這個圈子的中間，和平與寧靜瞬間包圍你。

從這個中心點，凝視全身上下。每個脈輪都擁有類似的寧靜空間。跟隨你的眼光與能量之河，你還會在頭頂大約三十公分的位置發現一個金色脈輪，在腳下發現一個大地色的脈輪。你透過這個來自本源的能量流，和天堂與地球連結。

只要透過每個脈輪專屬的音調，就可以和脈輪連結，讓脈輪準備好療癒你的內在小孩。當你調音時，只要和下表列在每個脈輪下方的聲音產生共鳴，同時想像相關的顏色就好。你感覺到這條本源能量流之河進入脈輪與各別的身體部位中，疏通阻塞，讓那個部位放鬆。下表列出脈輪、位置與額外的胸部區域。

一旦你感覺能量流抵達頂輪，就回到你的心輪。接著流到頭頂的金色脈輪，然後沿著身體往下流到腳下的脈輪。現在伴隨「ah」的聲音回到你的心輪。

聲音療癒的語音學

脈輪位置	聲音（語音）	顏色	功能
會陰	Uh	大紅色	安全感
薦骨	Ooh	濃橘色	創造力與開放
太陽神經叢	Oh	淡黃色、金色	信心與力量
心臟	Ah	春綠色、白金色	對別人的愛
胸口中央	Aaaa	銀色	意識到此時此刻
喉嚨	I	長春花之藍	智慧、說實話
第三眼	Ay	紫色	遠見卓識、靈性眞理
頭頂	Eee	薰衣草紫或白金色	與聖靈連結

第二部分：療癒你的內在小孩

你聚精會神，觀看能量之河流經頭頂的金色脈輪，融入向上通往天空的紫外線，和男性聖靈或父神（Great Father）的神聖能量連結。現在，把你的注意力轉移到腳下的脈輪，跟隨能量之河通往紅外線，接著是更暗的光，直到你進入完全的黑暗中。繼續流到地球的中心，在這裡，你受到保護，安全無虞，然後和女性聖靈或大母（Great Mother）散發著珍珠光彩的智慧連結。

284

想像你的脈輪現在往上轉，就像發光的杯子，每個都像香檳杯，從天空吸收光。天空灑下白光，穿透每個脈輪，進入大地的中心與大母的內心，大母淨化能量，然後往上傳送紫色火焰，通過體內每個脈輪，抵達頂頂的金色脈輪，最後回到大母那裡。

接著讓你的注意力回到心中，現在有意識地和你的內在小孩連結。如果內在小孩迷失了，引領他或她回到你的心中。用父神與大母的愛包圍你的內在小孩，將你的內在之眼（inner eye）投向第七脈輪（亦即頂輪），然後發出心輪的聲音「ah」。現在專注於每個脈輪，一次一個，爲你的內在小孩提供每個脈輪贈送的能量禮物。

在你的會陰中，讓你的內在小孩沉浸在無限療癒能量的本源之河中。內在小孩即自我（child-self），現在你的內在小孩已經徹底安全了。

285

在你的薦骨輪中，認可內在小孩的感受與廣闊的創造力。透過太陽神經叢，強調這個孩子本眞自我（authentic self）的重要性。讓他或她知道設定界線、按照自己的心意行事是沒關係的。引領你的內在小孩進入你的胸口中間，請他或她加入天與地的本源能量中。

在你的喉輪中，說出你的內在小孩永遠需要聆聽的話。在第三眼中，以聖靈的眼光看待這個內在小孩。

透過第七脈輪（亦即頂輪）祈求聖靈，吸一口氣，將聖靈的能量吸入你內在小孩的靈魂中。

然後，將你的內在小孩召回你心中的特別避風港。在心輪裡面，藍色地平圈的中心，有一片寧靜之地，把你的內在小孩溫柔地安置在那裡。你的內在小孩沐浴在陽光與喜悅中，已經在愛裡重生。

深深吸一口氣，在心中放鬆地吟唱「ah」，然後這麼說：「我是我所是。」（I am that I am.）這麼做等於你在口頭上宣布，你正在自己的內在合一，而且也與外界的萬物合一。

再深吸一口氣，把來自心臟後面的金光當成禮物，送給自己，這道光穿越心臟中心，向外綻放光芒，進入宇宙。就在心臟的中心，此時此刻只有你的內在小孩和你待在一起。你心底明白，你現在可以成爲完整的自己，包括內在小孩與長大成人的你，而且，你是被愛且安全的。

21

色彩療癒

287

當我們運用視覺體驗世界時，
整個世界都會透過色彩的神祕境界來到我們面前。
——美國藝術家漢斯・霍夫曼（Hans Hofmann）

不論是經由我們的眼睛去看外在世界，還是去感覺我們的內在世界，色彩的能量無所不在。由光生成的色譜包圍著我們。色彩能產生或促進療癒過程。每種色彩都按照光的電磁波譜，以自己的頻率振動;因此，每種色彩都會對身體或能量解剖結構帶來不同的改變。在本質上，當我們用色彩來療癒，我們運用的其實是光，反之亦然。當我們將一種色彩的光導向生病的身體部位時，它的頻率會促進身體與情緒療癒。

精微能量療癒師可以運用色彩來提升他們許多技巧。只要想像將一種特定的色彩應用到某個身體部位或精微體上，就足以獲得那種色彩的療癒頻率，不過，色彩也可以直接應用。以下從眾多運用色彩來療癒和恢復能量場、脈輪與通道活力的方法中，選出一些色彩療法（chromatic therapies）來介紹：

288

- 將色彩導入靈光場。只要將正確的色彩注入能量場中，你就可以疏通堵塞與停滯的能量，填補漏洞，並開啓能量場，顯化你想要的現實。你可以專注想著你的意圖，把雙手放在需要色彩助力的地方，或將帶有色彩的光線照向靈光場，藉此引導能量。你也可以在環境中裝設特定色彩的燈泡，讓自己或患者接受彩色光線的照射。

- 想像將色彩應用在脈輪上，平衡和開啓脈輪。
- 將色彩應用在穴道上，稱爲「彩光針灸」（chromapuncture）。儘管彩光針灸專家有機器與儀器可用，但我們還是可以將彩色的石頭放在穴道上，或讓小手電筒透過色紙照射穴道，也可以把雙手放在穴道上，心中想像我們欲傳送的色彩。
- 色彩與五行元素之間天生就相輔相成，我們可以善用這一點，例如運用有顏色的水和寶石來影響整個精微體的變化。
- 穿戴特定顏色的衣服或首飾，可以加強能量界限。

意義調色盤：色彩的參考指南

精微能量療癒師可以辨別當下出現哪些色彩、屬於什麼色調，以及缺少哪些顏色，藉此評估精微體的狀況，尤其是那些擅長視覺直觀力的人（請見第六章）。比方說，你可以從靈光層或脈輪中的特定色彩得知需要釋放哪些能量，因爲這些能量正卡在一起，造成堵塞；也可以得知爲了恢復平衡，需

289

光在精微療癒中的力量

自從近四十年前發明雷射以後，醫界就開始運用低能量的可見光（幾乎接近紅外光）來減少疼痛、緩解發炎與水腫，並促進傷口癒合，預防組織與神經受損。原本大家以為這是雷射光（軟性雷射或冷雷射〔soft or cold lasers〕）特有的療癒性質，但現在我們知道由LED（發光二極體）發出的「非同調光」（noncoherent light）也有這種特性。光生物調節作用（Photobiomodulation）和光生物激發（photobiostimulation）是兩種新興療法，運用低能量雷射光來刺激細胞功能與組織修復。

一些研究人員正在探索全光譜光線的療效，例如太陽光與經過特別設定的全光譜光線。全光譜的光線會影響我們的睡眠、心情與整體健康。結果和流行觀點相反，研究顯示，適當暴露在陽光下，其實可以預防某些類型的癌症與重大疾病，而非引發這些疾病。[1]光本身似乎就是營養素，可以讓維他命D含量提高到有益健康的水準，還可以促進免疫系統、刺激新陳代謝、降低血壓等等。[2]

要吸收什麼能量。你還可以從缺少的色彩判斷需要哪些頻率才能達到療癒和平衡的目的。

以下概述參考指南就像「意義調色盤」，可以幫助你進行這些評估，決定哪種色彩或色調對你和患者最有益。請同步參考第四章的「印度的七大脈輪」，回顧每個脈輪對應的色彩。

紅色及其療癒色調

就精微能量來說，紅色的振動頻率是最低的。因此，紅色關係到身體、我們的安全需求。就精微能量而論，紅色的健康狀態讓我們能夠吸引財務安全、互相支持的性關係，還可以確保我們的存在狀態充滿活力。一旦顏色走樣，我們的日常生活與身體就會受到干擾。

以下針對精微能量系統中的不同紅色，分別轉譯如下：

透明紅（clear red）：熱情、力量、能量；健康的身體本身。

深紅色（deep red）：實用性；能夠顯化需求與渴望。

暗紅色（murky red）：被壓抑的情緒、羞恥感或罪惡感；情緒激動或身體發炎。

橘紅色（orange-red）：透過創意能力顯化。

將紅色應用在療癒上：紅色提高我們的腎上腺素，加強能量，還可以讓胃口變好，增加身體活動與性欲。紅色增加溫暖，抵銷寒冷、冷漠與怠惰。

粉紅色及其療癒色調

粉紅色結合靈性能量與身體能量，依照不同色調，分別代表以下意義：

亮粉色（bright pink）：神聖的愛（agape love）、敏感、浪漫，以及和其他人透過同理心與同情建立連結的能力。

暗粉色（murky pink）：不成熟的愛、扭曲的需求、控制、膚淺。

將粉紅色應用在療癒上：粉紅色的配色中包含具有靈性的白色，以及促進我們肉欲的紅色。因此，粉紅色最適合用來保護、加強我們的能量與心理界線，過濾我們的負面能量，吸引正面情況發生。此外，用粉紅色來清除壓

290

抑的能量、讓心態保持年輕、舒緩惡劣情緒、在各方面讓我們恢復健康，相當理想。

橘色及其療癒色調

橘色和生殖系統、腸子、感官享受、創意表達有關。橘色將增加我們的活力、潛力與歡樂。

鮮橘色（bright orange）：堅定的態度、平衡的感受、創意之流。

橘黃色（orange-yellow）：細節導向、吹毛求疵、完美主義。

將橘色應用在療癒上：橘色有助於處理營養與情緒。這是樂觀的顏色，讓人振奮起來，舒緩低落的心情，例如憂鬱症、絕望與悲慘。對害羞的人來說，橘色可以加強大方與外向的特質。

黃色及其療癒色調

黃色是足智多謀、明白事理、靈感泉湧與「在心流中」（in the flow）具有生產力的顏色。

淺黃色（light or pale yellow）：充滿歡樂的樂觀主義、明白事理、意識到他人動機的能力、有創意的構思能力。

檸檬黃（lemon-yellow）：聚焦於力量、工作與成功；可能出現控制欲的問題，令人聯想到操縱。

暗黃色（murky yellow）：過度思慮、擔心、過度分析、心理壓力、過度承諾——「太忙」。

將黃色應用在療癒上：黃色會導致思考與心理活動更加活躍，促進工作生產力，並刺激食欲，也可以加強記性。

綠色及其療癒色調

綠色與心、療癒和愛有關，通常會出現在個人的精微能量系統中，致力於自我療癒和療癒他人，以及改善他們的人際關係。綠色也能使身心靈平衡。

祖母綠（emerald green）：療癒能力；以關係爲重的人。

黃綠色（yellow-green）：處理人際關係的智慧。

暗綠色（murky green）：依存症（codependency）、對愛的態度不健康、關係成癮；嫉妒、貪婪或羨慕。

291

藍綠色（Turquoise）：智慧；有原則地處理人際關係。

將綠色應用在療癒上：綠色可以促進人際關係的平衡，緩解憂鬱症與焦慮。還可以協助療癒身心靈的問題，讓我們人類與神聖的自然和諧共處。

藍色及其療癒色調

藍色是鎮定與冷靜，而且可以加強我們和眞理與愛溝通的能力。藍色和喉嚨有關，可以讓我們接收更高的指導，說出我們最由衷的話。

粉藍色（soft blue）：平靜、頭腦清醒與道德觀。

寶藍色（royal blue）：耳通；就個人來說，指的是靈性眞理的指揮，以及大膽無畏、落落大方的本性。

灰藍色（muddy blue）：壓抑公開的念頭、害怕分享；滿腦子負面與批判的念頭。

292

將藍色應用在療癒上：研究已經證明，藍色可以讓身體和情緒平靜、降低血壓、退燒和緩解發炎。研究也顯示，藍色可以消滅特定病毒，排除其他微生物狀況，並改善睡眠。在心理方面，藍色可以舒緩激動的情緒，讓整個人鎮定下來。

紫色及其療癒色調

紫色是崇高的顏色，代表靈通或更高的遠見，以及其他形式的敏銳直覺。紫色和腦下垂體有關，可以加強基本的身體功能，包括荷爾蒙，還可以帶來正面的轉變。

紫蘿蘭色（Violet）：靈性力量；象徵最高存在、理想的愛與關心、不可思議的靈視力。

薰衣草紫（Lavender）：想像力、天使特質、創造力、和乙太界的連結。

靛藍色（Indigo）：協調眼通、耳通與實現願望的能力。

將紫色應用在療癒上：讓我們進入靈性發展的下一階段，幫助人們認清幻想與更高的事實是不一樣的。紫色可以鼓勵並支持人們擺脫內心小劇場。

彩虹之上：其他重要的療癒色彩

銀色喚醒我們神聖的天性，也可以扭轉負面情緒，化爲通往更高指導與信息的管道。淡銀色代表精靈般的靈性本質。暗銀色顯示我們那個部位已經吸收了別人的負面能量，造成我們本身的心理問題。**灰色**可以當成界線使用，就像一件隱形披風，灰色也代表否認。

金色是神性的最高色彩。當我們召喚金色能量，就等於祈求聖靈改變現實，讓最高的可能性成眞。金色可以帶來靈性開悟，代表高度發展的心智，以及內在智慧。金屬金（metallic gold）會出現在靈性覺醒者的身上。

黑色是力量最強大的色彩。因爲黑色可以吸收能量，還可以儲存能量，留待稍後使用，也會吸引靈體與靈性能量。暗黑色代表怨恨、後悔和責怪的特質，以及憂鬱或壓抑的情緒或能力。它代表各種蘊滿天賦，包括療癒他人的能力、施展巫術、遙視等等。

293

白色是最純淨的色彩，反映出天眞與善良。白色具有天使特質，代表更高的理想與信仰。在能量場中閃爍著白光，意味著生殖能力。因爲白色純淨無汙染且貞潔崇高，經常用來淨化。

大地色代表自然元素與自然環境，從身體療癒到實用性，賦予萬物能力。加強我們和大自然的連結，大地色的暗色調可以反映出根深柢固的態度或批判、嚴厲與害怕前進。

彩虹色通常代表靈魂與希望存在的信號。當我們看到一個人身上散發彩虹色的光芒，那代表擁有療癒能量的人、重要人士或剛來到地球的人。

粉彩色（pastels）是光與色彩交融而成，凸顯每種色彩最大的靈性傾向。

如何在精微能量療癒中運用色彩

有了前面的「意義調色盤」參考清單，你就可以憑直覺檢視能量解剖結構（能量場或靈光層、經絡和脈輪）與身體，進行以下評估：

- 特別針對脈輪與靈光場，檢視看看相對應的色彩是否存在（例如，第一脈輪是紅色，第二脈輪是橘色）？
- 你看到的每種色彩質感如何（例如清澈透明、健康、強烈、鮮活、混濁、黯淡）？

不論你療癒的是患者或自己，你都可以引導對方或自己放鬆與想像，透過這個過程來評估色彩與其在能量體中的質感。一旦你對現存或缺少的色彩進行過基礎評估，就向聖靈或守門員提出必要的問題，以便決定必須釋放或應用哪些色彩。舉例來說：

- 現在最需要哪種色彩？
- 如果你正在療癒特定的身體狀況，例如斷腿或腎臟疾病，請提出目的性明確的問題:現在最適合用哪種色彩來幫助這條腿或腎臟恢復平衡？
- 如果你療癒的是情緒問題，也同樣適用這個原則:現在最適合用哪種色

白光療癒：宇宙能量練習

291

你可以把這項練習用在自己身上，也可以指引患者進行。

1. 找個舒服的地方坐下或躺下，關閉任何可能的干擾。閉上雙眼，做幾次深呼吸，全心全意專注於你的呼吸上。放鬆並放下。
2. 想像、感知或感覺白色的宇宙共通能量透過頂輪進入你的頭部。召喚白光，讓白光往下移動，擴散到你的全身，尤其是那些緊繃、痛苦或生病的部位。當白光流經每個身體部位，留意你和這股能量融合為一的狀態。你這麼做的同時，感覺身體的特定部位放鬆並開放。
3. 讓這股能量往下移動，穿透你的腳，同時讓能量沿著你的手臂往下流動，穿越你的掌心。花幾分鐘感受這股能量流經手掌與腳底。
4. 選擇一種色彩，重複 1 到 3 的步驟，留意當你運用這種色彩療癒時，心中浮現什麼感知、影像或感覺。
5. 等你準備好了，感覺全身沐浴在色彩與光之中，十分幸福滿足，就輕輕睜開雙眼。

彩來幫助患者釋放這股怒氣、療癒創傷、更有自信或得到寬恕？

294 一旦你收到所需的洞見與信息，就想像開始釋放任何堵塞、不健康或負面的色彩，引進正面、健康與療癒的色彩。如果你正療癒患者，你可以用雙手協助拉出不健康的色彩，並傳送療癒的色彩。憑直覺去感知哪些色彩不健康，以及應該用哪些健康的色彩來取代。現在你用一隻手指向不健康的部位，然後祈求神聖靈性排除那些不健康的色彩。不要把能量拉到你的手中，而是看著能量流過你的手，讓神聖靈性去除這些能量。把另一隻手放在能量堵塞的部位，一旦不健康的能量遭到移除，就祈求神聖靈性注入健康的色彩。這股能量也會從你手上流進那個部位。你也可以想像（或引導患者想像）自己透過呼吸，呼出任何停滯、消耗生命的色彩，然後吸進適合療癒、提振生命的色彩。當你吸進療癒所需的色彩時，你可以善用想像與意圖的力量，將色彩傳遞到任何需要前往的地方。除了這種基本的色彩療癒形式，以下列出一些技巧，或許在特定情況下會有益處。

輕鬆色彩療癒：十二項技巧

下列色彩療癒的訣竅與技巧可以單獨使用，也可以用來替患者或你自己擴展療癒計畫。

從一個物體轉移色彩能量。你可以使用具有合適療癒色彩的寶石、有顏色的水或其他天然物質來進行療癒。你手上握著有色物質，將負面能量轉移到該物質上，然後把該色彩的正面能量傳遞到你或患者體內，取代不健康的能量。請參閱第十九章，了解寶石清單與其療癒特質。

根據色彩製作寶石精素。選擇具有適當療癒特質與色彩的寶石，透過第十九章「寶石精素」章節描述的步驟來製造寶石精素。

飲用有顏色的水。使用「日晒法」（solarization）來處理飲用水，讓水中帶有色彩的療癒頻率。將一瓶水放在有顏色的紙、布料或玻璃紙上，在陽光下曝晒一個小時。飲用帶有色彩能量的水，將會為你的能量體注入色彩的療癒頻率。

運用彩光針灸（colorpuncture）。你一邊按壓那個穴位點，一邊想像你需要的色彩流進穴道裡。請參閱第十一章所列的「十大黃金穴位」，找到用來

295 療癒的重要穴道。專家通常會運用一種使用電力與玻璃棒的儀器，藉由這種儀器產生的各種脈動或振盪，產生最有益的效果。

運用靈擺找到療癒色彩。使用靈擺來決定哪些色彩適合你的療癒情況（或患者的情況）。靈擺又稱爲「探測術」（dowsing），在第二十二章會提到。透過是或否的問題，你可以要求靈擺告訴你特定的色彩是否有益。請手握靈擺，放在色環上方，要求靈擺朝最有益的色彩擺動。

用肌肉測試來評估色彩。使用肌肉測試來詢問你或患者的身體，需要釋放哪些色彩、哪些色彩需要加強或引進身體系統中。請參閱第十四章的「肌肉測試：心智與身體的溝通工具」，了解如何運用這項應用肌肉動力學的技巧。

運用有色光。你可以引導光源（陽光、燈罩或燈泡），穿透一些具有適當療癒色彩的透明或半透明過濾材質，例如玻璃、輕薄布料、水晶或玻璃紙，透過這種方式，直接將有色光運用在身體或精微體上。比方說，確定你需要哪種色彩之後，就把那種顏色的玻璃紙覆蓋在窗戶上，讓陽光穿透窗戶，照在你的身體部位或能量解剖結構上。如果是在裸膚的狀況下進行療癒，不要晒超過十五分鐘。

運用摸彩的技巧。組裝一袋彩色玻璃珠、彈珠或碎石。凝神貫注在你想要的身體、情緒或心理療癒或平衡上，把手放進袋子裡，盲目摸索，直到你的手指感覺摸對了東西，那正是你需要的色彩。按照你感覺到的指引，隨身攜帶那樣物品幾小時或幾天。

把你的色彩療法穿戴在身上。憑直覺評估哪種色彩有益於你想要的療癒或平衡，然後把你需要的色彩穿戴在身上。只要這麼做一天，你就可以將那種色彩與其療效注入自己體內。

彩繪你的世界。讓能夠提振和鼓勵你的色彩，還有那些讓你獲得平靜與撫慰的色彩，圍繞著你。比方說，選擇你的牆壁或地毯顏色時，要考慮到那種顏色的振動頻率會持續散發到房間裡，因此，也會進入你體內。如果你只在短時間內需要一種特定色彩，你可以拿有顏色的布蓋在家具上，也可以選擇特定顏色的油漆，或簡單地在房間裡放一些有顏色的蠟燭。

結合色彩與恩典的療癒能量流。當你爲自己或患者召喚恩典的療癒能量流時，祈求聖靈將適當的色彩加到能量流中。然後全心信任，心知一切已有安排。

296

創造你自己的色彩療癒想像。你可以創造屬於自己的詳細導引冥想，包括色彩療癒。在第十四章的「撰寫你自己的觀想導引腳本」章節中，我曾說明進行的方法（包括帶領患者進行觀想導引的訣竅）。比方說，如果你運用

運用色彩療癒：祖母綠校準

297

在英國，珍妮佛・華特斯（Jennifer Warters）是備受敬重的聲音療癒師，她研發出獨特的校準能量技巧，名為「祖母綠校準」（Emerald Alignment），其中色彩也包含在內[3]。在這個過程中，當你把注意力放在兩道電磁波譜的光線上（第五道祖母綠光線與第二道藍色光線），能量就會受到引導，從振動頻率更高的次元與神聖靈性往下流動，通過脊柱，抵達身體的每個部位，重新調整我們細胞的核心能量模式。

- **祖母綠光線**讓神聖靈性連結到物質，重新調整我們的分子結構，回到它最原始的形態。
- **藍色光線**加強力量，提供保護，在練習結束時封印靈光場。

這項療法對於療癒恐慌發作、失眠和依賴問題，以及建立和平環境，特別有效。這項療法很適合用在老人與小孩身上，因為它讓人放鬆與平靜。此外，這項療法也可以讓靜心冥想進入更深的層次，有助於療癒。華特斯建議在手術前後使用。

祖母綠校準過程

1. 讓自己舒服地坐下或站著，身體放鬆，留意頭上的頂輪進入點。自在地呼吸，讓能量順著身體往下流動，從頂輪穿過脊柱和大腿，到你的雙腳，釋放所有沉重或不舒服的感覺。最後，讓你的能量穿過腳趾，漸漸遠離。
2. 注意力轉回你的頂輪上，然後把你的自覺意識轉移到脊柱的頂端。讓你的能量流經肩膀，沿著手臂往下，穿過手肘與手腕，從手指與大拇指流出體外。
3. 透過呼吸，讓能量從腳底回到體內，沿著你的脊柱，往上流至頭頂。
4. 透過呼吸，讓能量重回你的體內，穿過你的手指，沿著手臂往上，流經肩膀到脊柱頂端，最後抵達頭頂。
5. 現在想像聖靈或更高指導靈正將一塊發光的祖母綠放在你的頭頂，發出一道祖母綠之光。
6. 引導這道祖母綠之光，直接沿著身體中心往下，穿過你的脊柱，來到腳跟之間的位置。感覺你的身體反應更強烈了。

7. 現在想像聖靈或更高指導靈在你的肩膀兩端放置一塊祖母綠，從那裡發出兩道祖母綠之光，沿著你的手臂往下，流到雙手掌心。
8. 想像一股藍色能量圍繞你整個身體，距離你大約一個手臂長，往四面八方延伸出去。留意這股藍色能量將你封在它溫暖的圓圈內，保護你。
9. 慢慢呼吸，回到你身體中心的舒適自在之地。

黃色來療癒，你可以引導患者穿上黃色披風，在一棵秋天的樹下漫步，樹梢隨風擺動，散發金黃色光芒，讓患者吸收黃色太陽的能量。其中有無窮的可能性。

運用色彩、寶石與行星的阿優吠陀療法

在吠陀經文中，認爲宇宙萬物皆源於「至高存在」（Supreme Being）散發出來的神聖之光。他們相信，形成宇宙本體的光線蘊含了彩虹的七種色彩（亦即組成可見光的成分）。這些光線的力量和聖靈的力量與特質是同樣的。

在阿優吠陀的文獻中，萬物內在蘊含的彩光，和土、水、火、風與乙太這五大元素結合在一起。古吠陀療癒師和學者的結論是，土是濃縮的綠色，水是橘色和靛藍色，火是紅色和黃色，風是紫羅蘭色，乙太是藍色。

每種體質（doshas，在阿優吠陀中意指體質，請參閱第十八章）都和一種或多種不同的元素連結，因此我們的體質相當於不同色彩的產物。風性體質結合風和乙太，因此源自藍色與紫羅蘭色。膽汁體質源自火，本身也有火的成分，衍生自紅色與黃色。黏液體質由土和水組成，源自橘色、靛藍色與綠色。在吠陀療癒哲學中，由於這些宇宙色彩的存在，精微體和粗鈍體形成的萬物才能充滿生命力，能夠在身體上、情緒上和心理上運作良好。爲了保持健康或恢復健康，細胞內部的光線應該處於均衡狀態。

吠陀療癒師觀察到，特定的珍貴寶石蘊藏著地球上最強烈的光線。在阿優吠陀占星術（jyotish astrological system）中，下列七種寶石是最有效的療癒工具之一。每種寶石不只和一種光線有關，而且還對應到七大行星之一。

紅寶石發出的光線和太陽一樣——紅色。

紅珊瑚（Red coral）發出的光線和火星一樣——黃色。

黃寶石（Yellow sapphire）發出的光線和木星一樣——藍色。

298

珍珠發出的光線和月球一樣——橘色。

祖母綠發出的光線和水星一樣——綠色。

鑽石發出的光線和金星一樣——靛藍色。

藍寶石（Blue sapphire）發出的光線和土星一樣——紫羅蘭色。

在你的自我療癒過程中或與患者的療程中，你可以透過這些寶石、行星與色彩的組合來療癒，並使用本章介紹的直覺評估技巧。不論你是使用眞正的寶石，還是運用這些寶石的療癒特質（正如第十九章提及的「靈性植物醫學」做法），你可以運用這種古老知識來療癒當下每個層面的問題。

感謝吠陀文化協會提供（Vedic Cultural Fellowship）這份資料來源的靈感。[4]

22

振動符號與神論

299

我發現我可以運用色彩與形狀來表達難以言喻的事物，

亦即那些我找不到詞彙形容的事物。

——美國藝術家喬治亞·歐姬芙（Georgia O'Keeffe）

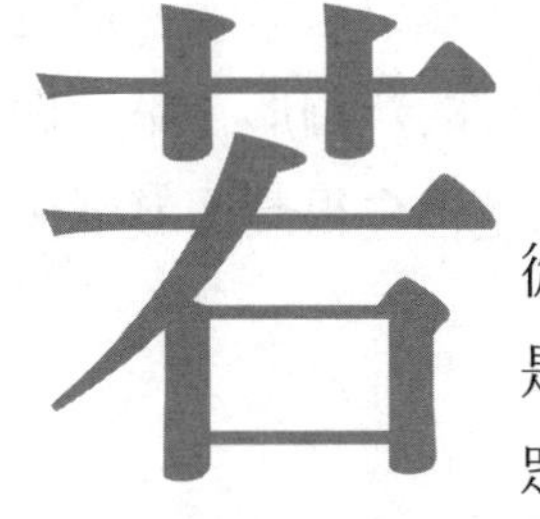

從所有精微能量療法中提煉出一個最基本的要素，那就是透過能量場力學，改變振動頻率。在量子物理學中，眾所周知，一項簡單的改變就可以影響物體的振動特質，進而影響其作用。我們將在本章探討，當我們呼籲精微能量療癒師使用一些他們早就知道的最古老工具，包括圖形、符號與數字，振動頻率會發生什麼樣的轉變。我們也將檢視關鍵的神論，人類長久以來都仰賴這些神論，發現與理解各種模式與生命週期。

形狀的力量：生命的原始符號

在我 2011 年出版的《精微圈：身心靈的全能量防護網》中，我探討了形狀的力量及其對我們能量界線的影響：

> 經過三十年研究，埃及建築師伊布拉希姆·柯林姆（Ibrahim Karim）博士已經證實生物幾何圖形具有驚人的效果。埃及國家研究中心（Egyptian National Research Centre）帶領的一項研究顯示，簡單的形狀就可以讓細菌停止複製。大多數情況下，他讓他的實驗對象圍繞在各種形狀的材料

300

> 下，例如三角形、方形或圓形；他還做了一份相當廣泛的索引，彙整啟發思考的圖形和其他圖形（例如螺旋形和線條），其中每一種圖形都會帶來不同的改變，例如心臟疾病的療癒或體內新細胞的增生。另一項由埃及農業部（Egyptian Department of Agriculture）評估的專案計畫發現，柯林姆運用圖形的「生物幾何學」（BioGeometry）療法確實有效，當他們根據生物幾何學布置雞群活動的環境，使得空間中的能量平衡，雞群也就變得更健康、更迅速，勝過注射抗生素和生長激素的禽鳥。在荷蘭，瓦赫寧恩大學（Wageningen Agriculture University）的彼得・默思（Peter Mols）教授發現，柯林姆的方法可以取代殺蟲劑和人造肥料，種出健康的有機農作物。[1]

還有各種運用圖形的方式，可供你使用。比方說，想像一個圖形圍繞著你的能量界線，這麼做將會加強能量界線。你可以想像個別的圖形圍繞著所有能量界線，也可以將一個特定的界線想像成一種圖形。你可以運用視覺直觀力，尋找哪些圖形可能存在於你的能量場或能量體中，並引起問題。透過想像，你可以修復惹麻煩的圖形，或插入符合你療癒目標的新圖形。不管你怎麼選擇這些常見圖形的精微能量來運用和玩耍，我希望你會很高興發現，這些圖形能夠成為你療癒工具的一部分。

主要圖形

具療癒功效的圖形總共有上百種，但其中最基本的四種圖形也是力量最強大的圖形，包括方形、圓形、三角形和十字形。以下摘錄自《精微圈：身心靈的全能量防護網》的內容，敘述了每種圖形的基本意義與力量，而這些代表了多元文化與深奧的象徵主義的多重融合：

> **方形**：方形是穩定與力量的符號。方形的四個角蘊含最活躍的能量，當這四個角觸及某物（或某人）時，可以激起反應。如果你想讓某事成真，就想像一個正方形，把你的要求放在中間，然後用正方形外面的四個角去碰觸那個更重要的影像，每個地方都不錯過……。
>
> 只要把一個正方形（或長方形）插入一個能量中心或能量場中，就能保護你，讓你接地氣，穩定下來。倘若，當你透過超覺能力檢視你的能量場或能量中心，在裡面發現一個小小的正方形，看看圖形內是否有個物

質；不論你在方形裡面發現什麼，那都是你儲存、壓抑或隱藏的東西。我們經常隱瞞自己的感受、信念、記憶、他人的能量、我們的部分靈魂與夢境。只要壓抑夠多感受，我們就會創造憂鬱症……。

一旦遇到變形的方形，或是四條邊中斷不連續、四個角有缺口，就代表保護不完全、界線遭到入侵，或未開發的能力、想法或天賦。只要修復這些方形，就可以恢復原本的正確目標。

圓形：圓形可以促進人際關係、和諧與連結。你可以想像在兩個或兩個以上的人（或生物）之間有個圓形，這麼做會導致雙方的能量交換。接著，檢查能量。如果出現充滿愛的明亮能量，那麼這次的交換就是有益的。萬一出現陰暗的負面能量，那麼，這次的交換就會傷害你，造成併發症（反覆出現的能量界線問題）。

在我們自己周遭建立一個圓圈，穿透所有能量界線，這麼做將凸顯整體性，並將愛的能量傳遞給別人。此外，這也能創造「神聖的圓圈」（sacred circle），這個空間受到保護，只有愛才能進入。你可以運用超覺能力，在一部分的你（例如你的內在小孩或需求）周遭描繪出一個圓圈，讓它保持安全無虞。

如果你不斷從別人或外在環境汲取能量，那麼，你就要更進一步，想像在你的腳下畫一個圓圈（最好是銀色），然後不論你走到哪裡，都跟著你移動。這個圓圈將會淨化你走過的地面，透過你的能量場往上閃閃發光，轉移負面能量。

如果有一個破裂的圓圈夾在你的能量場中間，或延伸到你和別人之間，代表這段關係破裂，而且，你很可能遭到背叛或心痛。若你修復這個圓圈，你們的關係也會跟著修復。但，在這麼做之前，你必須先確保你希望重拾彼此的關係；或許，讓這個圓圈完全消失，對你和另一方反而最有益。

能量場或身體內的較小圓圈，可能蘊含你的人際問題、你對一段關係的真正感受、或你不想曝光的一部分自己。如果你在一道能量界線中發現一個圓圈，請檢查看看是否有什麼物質或能量在裡面。

302

螺旋形是圓形的一種。逆時鐘的螺旋形可以排出能量，因此可以用來清除我們能量場中的能量。順時針的螺旋形可以引進能量，因此可以用來讓我們連接正面能量的來源。[2]

訣竅：另一種運用圓形療癒的方法是，描繪一個圓形，包圍你想要加強或擴展的事物，例如一個點子、渴望、夢想，或甚至是療癒能量。

三角形：與金字塔有關，三角形代表創造力、心理活動、與神的連結。三角形會加強或放大能量，所以要小心你投入的能量。三角形可以增加負債，也可以讓人更富足；可以讓疾病惡化，也可以促進療癒。

用三角形包圍你的身體，可以讓你更有活動力，並促進成長。假設你想寫一本書或一份報告，就把你那有價值的點子放進一個三角形裡面，然後看著你的創意爆發。

你也可以把三角形放到任何需要療癒的界線或地方，以促進改變與轉變。

破碎或有斑點的三角形代表出了差錯，表示那個地方你沒有運用邏輯好好思考。如果斷裂的三角形是連結你和別人、一份工作、你的財務或一項專案計畫，代表你沒有準確感知到發生了什麼事，或彼此的互動關閉了，需要修復。[3]

訣竅：如果你把一個三角形加到脈輪上，將賦予那個脈輪力量，帶來更高的洞察力、安全與成長。

十字形或X形：X形是十字形的一種，象徵十字路口的神奇特質。當我們將一個圖形當成十字形來看時，例如T形，十字形就代表保護。X形也可以用來遮蔽或阻擋。X形擋住通往負面能量之門，保護我們遠離有形與無形的掠奪者。根據X形存在的理由，它也可以阻擋智慧、真理與愛。

你不妨想一想德國納粹使用的卐字。

在古老的印度教與佛教起源，卍字代表吉祥與永恆。只不過反轉十字架的方向，讓它更像X而非T，納粹就抹煞了追隨者的自由意志，並在他

圖形的意義

透過直覺評估存在於精微體內的圖形，其實是進行診斷與療癒的實用方法。在診斷能量問題時，你肯定會想把注意力放在蘊含有害符號的身體部位或能量體上。只要了解符號破碎或變形的含意，你就可以開始處理相關問題。下列這些符號蘊含了一些促進靈性提升的意義，請你透過想像或把能量集中在這些意義上，這麼做可以提供解決問題的能量。

303

促進靈性提升的圖形

圓形：整體性

正方形：奠定基礎

長方形：保護

三角形：保存與不朽

螺旋形：創造力與循環

五角星：煉金術與活動

六角星：復活

十字形：人類與神的連結，以及靈性保護

有害的圖形

變形的圓形：顯示痛苦、受傷、受損或分裂的區域。

變形的正方形：代表缺乏界線，或來自負面系統的創傷，例如家庭系統。

變形的長方形：揭示暴露在危險下的區域。

變形的三角形：顯示容易生病、受到不平衡力量影響與死亡的區域。

變形的螺旋形：代表突如其來的結束，以及脫離節奏或適當週期的區域。

變形的五角星：指向遭到抑制、過度控制或壓抑的區域。

變形的六角星：顯示卡住、絕望和憂鬱的區域；也顯示負面力量的影響。

變形的十字形：代表過度依賴自尊心、自己或別人。

X形：顯示容易受到邪惡或負面的力量影響。

們的能量界限中灌輸一個信息。當我在某人的能量場上面或裡面、甚至在脈輪中看到X形，我就知道，他們擁有一個能量標記，告訴全世界以某種方式虐待他們。這些印記會阻止我們遇見另一半、賺錢、找到工作或獲得療癒。這些符號往往代表有種併發症存在（反覆出現的能量界限

304

問題），因為這些能量標記會維持重複的能量模式。唯有清除這些能量標記，才能讓自己從舊模式中解脫出來，這一點很重要。[4]

象徵圖（Yantras）：精微能量的管道

人類能量體的每個脈輪都和不同的振動頻率、顏色與聲音有關。東方神祕主義認爲，人體內的七大脈輪中，每個脈輪的精微能量場也和特定的幾何圖形有關。人們將這些圖形稱爲「象徵圖」，在靜心的過程中，把這些圖形當成集中精神的設備，象徵圖也能釋放脈輪的能量與天賦。請參閱下頁的「脈輪象徵圖」的表格，了解和每個脈輪相關的圖形與天賦。

只要把焦點放在象徵圖上，我們就可以跟脈輪相對應的情緒與特質產生交流。克勞德·史旺森（Claude Swanson）博士是研究這個主題的學者，他已經在其著作《生命力：科學的基礎》（*Life Force: The Scientific Basis*）中全面介紹這項力量強大的療法。[5]

下列練習是透過簡單的過程，把你的注意力放在象徵圖上，以便疏通、淨化、啓動每個脈輪，讓脈輪充滿生氣。如果有一、兩個特定的脈輪與相對應的象徵圖吸引了你的注意力，只要遵照那些方向，看你希望與哪些脈輪互動，直接取用那些適用於脈輪的信息就好。

步驟 1：準備。拿著你的筆記本，還有筆，找個舒服安靜的地方，此處可以讓你放鬆，集中精神。如果你打算把注意力放在體內所有七大脈輪上，你或許需要給這項練習分配十五到二十分鐘。若你願意，你可以點亮蠟燭，播放輕柔的演奏樂，加強周遭環境的靜心能量。

步驟 2：符號。把注意力放在七大脈輪上，一個接一個，運用附在練習後面的脈輪象徵圖表格，針對每個脈輪，想像相對應的符號或圖形——亦即「象徵圖」。首先參閱每個脈輪專屬的蓮花花瓣（花瓣的顏色與數量）。然後，閱讀蓮花花瓣內圈傳統上蘊含的符號。用你的內心之眼看那個符號。也可以在你面前的紙上描繪出那個符號。

305

步驟 3：情緒與天賦。當你專注於象徵圖，就會把你的意識帶進和每個脈輪對應的情緒，以及每個脈輪專屬的天賦能力當中。這項練習中的情緒，和早年發育階段中的脈輪有關（請參閱第四章「脈輪的發育」）。

306

象徵圖可以放大這些情緒和脈輪天賦，只要專注於象徵圖，你就能加快釋放任何堵塞的能量，並擁抱每個脈輪所具備的提振生命的力量。

步驟 4：鼓勵溝通。當你專注於每個脈輪的象徵圖時，不論腦海中浮現什麼，全都寫下來。或許是一個賦予力量的詞彙、一個肯定句、一個行動步驟，也可能是一個新決定。不管你的更高指導靈傳遞什麼信息給你，你只要接收就好。

脈輪象徵圖

脈輪	蓮花花瓣	蓮花裡面的符號（象徵圖）	這個脈輪產生的情緒	天賦
第1	四片紅色花瓣	有一個正方形，而正方性裡面還有一個尖端朝下的三角形	感覺自己與世界，存在的權利，以及原始感覺，例如罪惡感、恐懼、怒氣、快樂與羞愧	顯化
第2	六片橘紅色蓮花花瓣	圓形裡面有一輪新月	微妙的感覺，選擇要體驗什麼感覺、要壓抑什麼感覺	創造力與惻隱之心
第3	十片黃色蓮花花瓣	尖端朝下的三角形	恐懼與自尊心	行政能力和心理敏銳度
第4	十二片綠色花瓣	兩個上下顛倒的三角形，形成一個六角星	惻隱之心、愛、感恩和其他跟心有關的情緒	療癒，和別人建立關係
第5	十六片藍色花瓣	一個尖端朝下的三角形，三角形內又有一個圓形，象徵滿月	累積的挫折、驕傲、幻想破滅、莊嚴，以成熟的方式表達需求與感受	溝通，包括演講、寫作和音樂才能
第6	兩片巨大的紫色與靛藍色花瓣在蓮花兩側	一個尖端朝下的三角形	對自己與自我形象的感覺，還有對自己性別與能力的感覺	願景與策略
第7	千瓣蓮花	沒有圖形，只有開放的空間，有時這個無垠的居所被稱爲「虛無之地」（void）	對我們的目標與目的感到困惑；和歸屬感有關的所有感覺；對於應該加入哪些團體或體系的抉擇	在壞事當中創造好事，照料別人

靈擺的力量與脈輪：評估能量體

靈擺指的是用鍊條或繩子懸掛一個重物，然後用來占卜和探測，這是一種取得信息的簡單方法，而一般的身體感知能力無法在有意識的狀態下取得這些信息。因爲靈擺可以在精微能量與振動頻率上提供洞見或信息，所以，靈擺是檢測脈輪與能量場失衡的絕佳工具。

當你手握靈擺，任其自由擺動，靈擺就會回應脈輪前後側發出的電磁頻率。當你握著靈擺在脈輪上方晃動時，主要是評估脈輪的外輪。如果外輪以逆時針方向旋轉，內輪很可能也一樣。內輪幾乎永遠是呈順時針方向旋轉，除非有極端的危機出現，例如出生或死亡。

你可以替患者的脈輪進行靈擺的評估，這通常會反映出外輪的旋轉。你最好運用直覺來分析內輪，但內輪通常是順時針旋轉。而外輪則反映出我們的問題與設定、快樂與痛苦，以及因此而最常發生的轉變。你可以遵循下列這些簡單的步驟來運用靈擺：

1. 讓你的患者平躺。站在患者上方，手握靈擺，距離脈輪中心十五公分到三十公分。爲了測試腳下與頭上的脈輪，以及圍繞身體的第十一脈輪與第十二脈輪，讓患者躺下，你拿著靈擺在適當的位置上方晃動。

2. 靈擺轉動的形狀、方向、動作和速度，都代表每個脈輪的開放與旋轉（請參閱第四章「脈輪結構」）。舉例來說，靈擺如果沒有晃動，就代表患者不信任這個療程，或脈輪完全卡住了。擺動幅度小，顯示脈輪不夠開放；擺動幅度大，而且不規則，代表脈輪太過開放，很可能吸收別人的能量。測試脈輪的後側，以及出問題的部位上方或下方的脈輪，看看是否開放、封閉，或是擺動弧度呈垂直、水平或對角線，結果互相抵銷了。以下是不同的擺動方式代表的意義：

307

- **主要是垂直擺動**：患者在這個脈輪缺少實用的洞見。
- **主要是水平擺動**：患者在這個脈輪缺少靈性觀點。
- **改朝右上方或患者身體左側擺動**：這個脈輪缺少男性能量。
- **改朝左上方或患者身體右側擺動**：這個脈輪缺少女性能量。
- **擺動幅度很小**：這個脈輪不夠開放。
- **擺動幅度非常大**：這個脈輪太過開放。
- **逆時針擺動**：這個脈輪可能正在處理或釋放能量，或許也在失去能量。

- **順時針擺動**：這個脈輪運作良好。

3. 一旦你觀察到潛在的不健康模式，你就可以解決這個問題，然後重新測試脈輪的擺動，看看是否已經成功修復了。

你也可以使用靈擺來評估脈輪的發育階段。比方說，隨著你從患者那裡接收到信息，了解他們的生命此刻發生了什麼事（透過對話、觀察、直覺與其他方式），你可以同時探索他們的主要問題是否源自嬰兒時期、童年或成年之後。

有兩種方法可以評估哪個兒童發育階段出了問題：你可以評估哪個脈輪受創最嚴重，並翻至第四章的「脈輪發育」一節，查看這個脈輪從我們幾歲開始發育。你也可以把靈擺放在受到干擾的脈輪上。首先，提出是非題，藉此確定靈擺怎麼動代表是、怎麼動代表否。然後，檢查整個童年階段，要求脈輪能量在你說出正確年紀時，推動靈擺做出「是」的擺動。

神聖幾何：感應創造的神祕法則

在能量療癒中，幾何是相當重要的部分，因爲精微能量往往會塑造自己的形狀和形式。整個研究領域將這門學問稱爲「音流學」（cymatics），它已經證實，不同的聲音可以產生不同的幾何形狀或視覺圖形。由於振動頻率有轉換的能力，可以從一個形式改變成另一個形式，幾乎就像徹底改頭換面一樣，因此，從古至今的療癒師都會透過想像或運用聲音來召喚幾何圖形的特定力量，藉此來啓動療癒的作用，反之亦然。他們也製造了各種形狀的療癒工具。

308

下列清單呈現出最強大、最萬能且歷久不衰的幾何圖形，並在合適的時候，告訴你如何運用聲音或想像來療癒。下文也將分享以幾何理論爲基礎來製造療癒樂器的簡單方法。

一覽基本的幾何理論

正弦波（Sine waves）：我們可以運用正弦波來描繪頻率、波和振動，還可以用來進行能量的基礎測量。所有的音調都是聲波，而這意味著聲音療癒包含運用正弦波來改善你的健康與幸福。

正弦波和另一個名爲「方波」（square wave）的波形相似。儘管如此，正弦波可以用來進行再生與療癒，而方波則是用來殺死病原體。

有幾種商業樂器可以發出療癒音調，以及可以用耳機播放的音樂（萊福〔Rife〕儀器正是以運用方波聞名的商業產品）。一般來說，大多數商業音樂和產品都會把你的腦波牽著走（請參閱第十四章〈精微的心智〉，了解更多關於運用腦波療癒的資訊）。

你可以把身體變成自己的正弦波製造器。先站著，雙腳打開，與肩同寬。然後膝蓋微彎曲，把左手放在你的肚子下方，距離肚子幾公分處，掌心朝上。把右手放在胸部下方，距離胸部幾公分處，掌心朝下。現在讓雙手朝彼此靠近，直到位置互換。重複這個過程。心裡想著讓身心靈和諧的意圖，一邊哼、唱或吟誦，一邊進行這項手部動作，將可調和脈輪系統上半部與下半部，整合屬靈的那一半與屬世的那一半，並加強你的意圖。

費氏數列（Fibonacci sequence）：這是一個數字序列，除了一開始的兩個數字，所有數字都是前兩個數字的總和。若想要取得這個數列的力量，最容易的方法是運用斐波那契音叉（Fibonacci tuning forks）。這些聲音工具可以平衡神經系統，協助療癒創傷與成癮症，加強你的意識狀態，增加創意。

309

環面（torus）：當一個圓圍繞著位於同一平面的軸線旋轉，兩者沒有交錯，就會創造出一個甜甜圈形狀的平面幾何圖形，亦即「環面」。身兼療癒師與作家的阿馬拉．卡魯納（Amara Karuna），已經研發出幾種方法，可以發揮環面的力量，他相信這種形狀可以增加活力，在你的體內產生更高的電磁電流，具有更大的保護作用，還可以疏通堵塞，療癒身體痛苦與慢性疾病。

只要想像你的身體以能量流爲中心，從身體向外盤旋輻射大約九十公分遠，你就可以把身體變成自己的療癒工具，而這種工具正是以環面做爲療癒基礎。你吸氣時，想像這些能量線從你的腳往上移到頭頂；呼氣時，看著這些光線向外流動，繞著你的身體轉。然後，觀察這些線條隨著每次呼吸向內旋轉，並繞著你的身體轉。[6]

黃金切割（golden section）：黃金切割指的是一條根據黃金比例切割成兩段的線段（與黃金螺旋有關，我們會在大自然發現一種連續彎曲的螺旋形狀，那就是黃金螺旋）。若想讓黃金切割發揮力量，其中一個方法是運用360赫茲的音頻，他又名「平衡頻率」（balance frequency）。這個頻率源自黃金切割，能夠讓人快樂、康復，讓健康恢復平衡。有趣的是，美國太空總署的太空人很久以前就證實，地球在太空中會發出360赫茲的音頻。[7] 你可以透過耳機使用具有這種音準比例或音頻的音叉。

梅爾卡巴（Merkaba）：梅爾卡巴由兩個方向相反、但互相貫穿的四面體所組成，被視為靈魂出竅或開啓更高意識的工具。你可以冥想梅爾卡巴，也可以手拿或配戴此形狀的飾品，讓大腦的兩側活躍起來，帶來靈性成長，透過松果體恢復般納（氣）的流動，並啓動心靈感應與直覺能力。你也可以一邊想像梅爾卡巴的圖形包圍你的整個能量場，一邊進行靈魂出竅、遙視或其他造訪靈性世界之旅。做為一種超覺的旅行工具，梅爾卡巴提供保護，並加強你的通靈體驗。

柏拉圖立體（Platonic solids）：柏拉圖立體是五個三次元的立體圖形，包括四面體、立方體、八面體、二十面體與十二面體，每一個都包含均等的角和面。柏拉圖將這些圖形連結到四大元素與天堂。不論是平面印刷或 3D 形式，每一個立體圖形都可以在靜心過程中當成象徵圖使用。你可以凝視立體圖形的畫，或選擇一種圖形，拿著這種圖形的水晶或其他物品。同樣地，你可以想像任何一種立體圖形包圍著你，或將其中一種立體圖形加入特定的能量場裡面。最後，你可以把具有這些圖形的物品放在家裡或辦公室，加強空間的能量。

除了本章前述的那些特質之外，每個柏拉圖立體都具有下列特質。 310

球體：完成、無限、加強自我意識。

立方體：接地氣、減少變動；讓速度太快的事物慢下來，例如引發壓力的動因。

四面體：健康、心智的擴展。

八面體：平靜、愛與靈性發展；提高自我意識與對人生的直覺領悟。

十二面體：靜心冥想和全神貫注；和高我連結；幫助你了解生活中發生了什麼事、為什麼。

二十面體：和性欲及情緒連結；促進富足的流動。[8]

梅塔特隆立方體（Metatron's cube）：梅塔特隆立方體是柏拉圖立體的基礎，包含兩個四面體、兩個立方體、一個八面體、一個二十面體和一個十二面體。據說，它代表了我們的意識網格，以及形成宇宙的矩陣。看著梅塔特隆立方體，你可以同時看到所有柏拉圖立體。你可以將立方體當成曼陀羅（mandala）使用，同時對你要顯化或療癒的目標設定意圖，你也可以想像你的整個能量場位於立方體內，照前述方法進行。 311

生命之花（Flower of Life）：在神聖幾何圖形中經常發現「生命之花」這

種模式，由面積均等、重疊的圓圈組成，圖案就像花一樣。人們認爲生命之花是宇宙共通的療癒模版，其中包括所有柏拉圖立體，因此象徵身體與靈性的連結。它通常被視爲通往更高洞見的窗口。若想運用生命之花的力量，最簡單的方法之一就是當成曼陀羅使用，一邊想著一個問題，一邊把注意力集中在它的形狀上。不論你覺得生命之花哪個部分特別有吸引力，你都可以放任自己的心智受到它吸引。現在，請祈求神聖靈性透過這個部分的生命之

振動療癒與第九脈輪：靈魂對身體的療癒

第九脈輪是「靈魂的所在」與「靈魂基因」的中心，其中包括形狀、符號、原型和數字，我統稱為「符號」。在許多跨文化系統中，都有一個名為「超越脈輪」（transcendent chakra）的能量中心，第九脈輪即相當於這個超越脈輪，以及印加脈輪中的第九脈輪。普遍認為，當我們讀取可以改變現實的符號與念頭，就可以取得這些符號與念頭隱藏的力量。

基本上，第九脈輪的運作方式和我們的身體細胞沒兩樣。我們的靈魂基因，以及我們出生前針對自己的身體、情緒狀態與精神信仰設定的潛在程式，就蘊藏在第九脈輪中。在李察．葛伯（Richard Gerber）博士的開創性著作《振動醫學》（*Vibrational Medicine*）中，將這些基因稱為模版，這意味著乙太體是身體的骨架。他補充道：「在實際的細胞明顯看出變化前，乙太層面會先發生能量改變。」[9]

當我們將療癒力量封印到第九脈輪（亦即通往我們靈魂體之門），就可以將這股力量整合到我們的能量系統中，此時，就會大大加強療效。一旦靈魂體獲得療癒，就會將所有信息從一個肉身帶到另一個肉身，我們便可以確保不會一再重蹈覆轍，生生世世重複同樣的課題。靈魂體指的是靈魂的整體。當我們死去離世，我們會吸取那一世的記憶、問題與感受，存進靈魂乙太層，亦即圍繞著靈魂的能量場。然後，這些能量和靈魂中現存的記憶混和在一起。當我們的靈魂進入下一世，隨著我們即將簽下的靈魂契約，生生世世累積的能量都會下載到我們的第九脈輪中。為了將療癒能量封印在第九脈輪中，你可以想像具有助力的符號、圖形與數字，同時深呼吸，進而運用橫膈膜的力量，橫膈膜是對應到第九脈輪的身體部位。只要這麼做，你就可以將療癒能量傳到你的靈魂與身體中。

花，揭示以前隱藏在你意識中的信息。

數字的力量：宇宙共通的生命符號

數字會說故事，正如我在《精微圈：身心靈的全能量防護網》所探討的：

> 古代許多學識豐富的人相信數字代表了宇宙最基本的法則，能為現實之謎提出最真實的解釋。現代則有許多科學家會利用數學、頻率、幾何學和其他以數字為基礎的方法來詮釋療癒，創造新的療癒方式，進而解開醫學之謎。這個概念是源自於一門奧祕的學問：生命靈數（numerology），主要是研究數字的實際應用。古今各地的文化已經能將現實化為數字的方程式。[10]

數字是古代蘇美人的思想基礎，也是印度教、吠陀、埃及、西藏、馬雅、西伯利亞、中國、猶太、卡巴拉、基督教和跨文化派教的療癒型態。舉個例子，有些卡巴拉信徒會分析〈以西結書〉（Ezekiel）、〈以諾書〉（Enoch）和〈以斯拉四書〉（IV Ezra，以斯拉書的第四本，屬於「經外書」的一部分）中的數字和字母，推測其隱藏的意義。在印度教經文中，數字常和星體及其假設的特質有關。東方印度醫藥系統——阿優吠陀會根據生日和名字的公式來決定一個人的生命靈數，以此爲基礎來診斷病症，並決定處方。畢達哥拉斯是偉大的希臘哲學家與數學家，他認爲宇宙是有秩序且不斷演化的，會根據數字一到九爲主的漸進循環而演變。

312

在此談論的數字意義，主要是根據埃及、迦勒底人和畢達哥拉斯的哲學，並涵蓋兩種運用數字能量的方法：一、有益於整體幸福與合一性的數字基本能量；二、加強能量界線的數字力量。就像圖形一樣，我們可以想像、冥想數字，或甚至把數字畫在皮膚上，以提供振動頻率的支持。

數字及其基本能量

以下是數字 1 到 10 的基本意義，另選入幾個 10 以上的數字，這些數字特別有力量。

1：創始與開始；祈求造物主庇佑；把你的需求放在最後，把你自己放在第一位。

2：代表配對與二元性。讓人際關係平衡，創造健康的聯繫，分享力量。

3：反映樂觀；這是創造力的數字，同時帶來開始與結束；終結混亂。

4：意味著基礎與穩定；讓人得以接地氣；達到平衡。

5：促進和進步；創造決策的空間；提供隨意遊走四方的能力。

6：這是服務的數字；代表光明與黑暗、善與惡的存在，以及這兩者之間的抉擇。

7：代表神聖的原則；讓我們向愛與恩典開放，消除對神聖道路的疑慮。

8：權力和無限的象徵；建立反覆出現的模式，闡明因果報應。可以用來消除根深柢固的舊模式或病症。

9：代表改變與和諧；除舊布新，爲我們打開一個新週期。可以消滅邪惡。

10：意味著建設與重新開始。這是實際物質的數字，可以在地球創造天堂。

313

11：代表靈感；釋放個人神話；讓我們向神聖力量開放；消除自尊問題。

12：代表掌握人類的戲劇性；獲得自己的神聖自我，但依然具有人性。對寬恕非常有益。

22：爲了成功，你和聖靈合作。

33：爲了教導與接受我們自己的智慧。激發勇氣與紀律。[10]

數字與能量界線

雖然我喜歡運用數字來診斷和療癒，但令我特別感興趣的是，數字能夠加強能量界線，讓它更活躍。

你可以想像自己選好的數字，將這些數字疊加在虛弱或扭曲的界線上，或身體部位中（例如心臟、腰、血液）、能量體上（例如脈輪、經絡），這些大多會因爲界線出問題而受到影響。數字的頻率將滲透到你的整個能量生物場（這是第七章所提及的四種能量界線之一）或特定的靈光場，造成改變。舉例來說，如果你很容易吸收別人的感受，你就想像把數字 1 放在你的第二靈光場或你的情緒界線上，這麼做將減少你對別人感受的依賴，讓你少吸收一點別人的感受，和自己的感受重新建立連結。

以下說明數字如何轉變許多常見的能量界線問題，這些問題會耗盡我們的生命力。

1：有助於處理犧牲的問題，我們往往優先考慮別人，或吸取他們的能量。

2：讓我們能夠與別人合作，同時無須放棄自己的力量。

3：建立健康的界線，尤其是為那些容易受到超自然力量侵犯或被外在環境影響的人。

4：讓我們穩定扎根，尤其是當別人常常在能量上、心理上或情緒上牽著我們走時。

5：讓我們避免因為承擔別人的問題而負擔過重。也可以打破重複模式。

6：抵禦邪惡力量，例如超自然力量的侵犯，只要維持健全的能量界線，就能夠保持我們的完整。此外，儘管重複模式會為我們帶來無意識反應的好處，但數字6可以幫助我們減少無意識行為，對生命有更多即時反應，才能享有更多快樂。

7：祈求神聖的協助，這有助於解決任何界線問題。

314

8：打破或消除任何使我們受到不健康模式束縛的循環或人際關係。

9：顯示界線問題或有害模式已經結束，並證實我們已經準備好向前邁進，擁抱新的可能性。

10：加強意圖或新方向的能量。

11：提供通往靈性指引的途徑，改變會引發界線問題的故事情節。

12：支持靈性界線中的寬恕（請見第七章）。

22：幫助我們成功。

33：讓我們向自己的智慧開放。

23

能量空間

315

那不是細菌，而是一種地形。

——微生物學家路易．巴斯德（Louis Pasteur）的臨終遺言

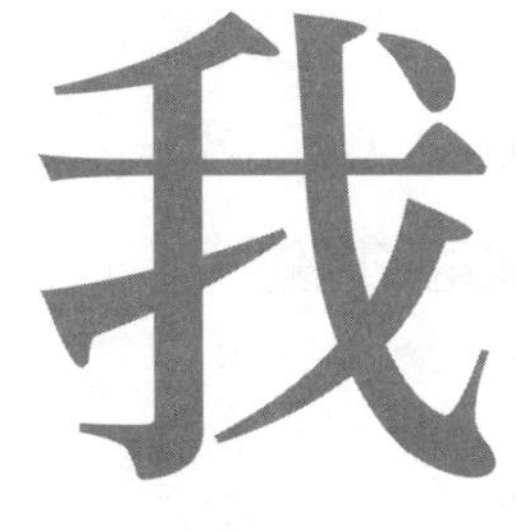

們皆由能量構成，外在環境中的萬物也是如此。儘管肉眼不可見，但這種能量不斷與我們相互作用，我們也會與它產生交流。周遭環境的精微能量強烈地影響我們的健康和幸福，而我們有這麼多方法可以讓日常居家環境更加和諧與平衡。

本章主要以第二章關於能量場的資訊爲基礎，針對如何打造健康的個人環境與專業環境，提出一些基本原則。其中，我們會探討在家中與身邊出現的電磁危險，以及解決這些能量干擾的訣竅；還有運用磁鐵療癒的方法；以及如何應用古老的風水系統來創造神聖空間。

電磁威脅：在家中和你身邊

整體療法的療癒師愈來愈重視我們周圍能量的影響，包括主要在辦公室和家裡影響我們的人造電磁場。這種電磁輻射（EMR）會造成電汙染（electro-pollution）。我們的居家環境相當於電磁輻射的培養皿，此點已經被證實，從重大疾病擴大到日常壓力增加，所有問題都與此有關。在電線、電動工具、電爐、微波爐、加熱器、鍋爐、冰箱和電視機周圍，都有電磁輻射存在，即使在關機的狀態下，電磁輻射也能從電器周遭往外延伸數十到數百公分。長期暴露在電磁輻射下，可能會導致第二章所列的疾病更加惡化。

316

地磁能量也會對情緒和身體產生負面影響，稱爲「地因性疾病壓力」(請參閱第二章)。不穩定的地球能量場可能導致我們經歷失眠問題、壓力增加、情緒異常和行爲問題，以及許多其他疑難雜症。

我們的能量系統對電磁輻射和地因性疾病壓力都會產生負面回應；反之，一旦我們改變環境，減少這些因素在我們生活中出現的頻率與影響，能量場、能量通道與能量中心的功能就會改善。你可以運用下列訣竅，改變周遭環境，藉此加強我們的精微系統。

減少居家環境（或辦公室）的電磁輻射

- 節省電力。盡可能動手做事情。
- 沒有使用電器的時候，拔掉所有插頭，但冰箱除外。
- 用營養豐富的有機飲食加強你的免疫系統。
- 選購不含化學成分的居家產品與個人護理產品。
- 打赤腳走路，這麼做可以把電磁輻射釋放到大地裡面。
- 臥室裡不要放電器用品。使用電池供電的鬧鐘，而非電子鬧鐘。
- 避免使用低電壓鹵素燈和日光燈。
- 不用手機和電腦時務必關機。
- 避免使用電熱毯。
- 睡在沒有金屬零件的床上。
- 在順勢療法中，墨角藻、海藻酸鈉、磷和鍶都是用來抵禦輻射的藥方，你可以善用（請見第十九章「順勢療法:來自大自然王國的振動醫學」)。
- 請參閱「磁場療法」的內容，運用磁場療法來協助淨化靈光場。

317

減輕地因性疾病壓力

在地球自然能量流被切斷的地方，往往就會產生地因性疾病壓力。這些能量的斷裂可能是自然現象引起的，例如懸崖、深谷、溪流和斷層線，也可能是人爲現象引起的，例如地界線、牆壁、柵欄、屋脊線、電線、電話線與電纜線。這些在斷裂處卡住的能量或轉向的能量，會產生所謂的「壓力線」(stress lines)。

想要減輕地因性疾病壓力，最常見的方法是檢查周遭環境的壓力線，然後把那些壓力線接地，好讓它們再也無法在你的空間擴散。

探測術是一種占卜方式，用來評估自然環境或找出特定自然現象，也可以用來檢查地因性疾病壓力線。最簡單的兩種探測方法是運用指南針和靈擺。

運用指南針探測。轉動指南針，讓指針朝北，然後在你測試的區域慢慢移動指南針。如果出現干擾或問題，指針就會偏離北方。

運用靈擺探測。你可以輕而易舉地利用金屬項鍊、寶石或其他物品來製作靈擺。當你讓自己接好地氣、聚精會神之後，就可以測試靈擺的哪個動作代表「是」、哪個動作代表「否」。然後，在一個特定地點走動，詢問是非題，例如：「這個區域是否引發地因性疾病壓力？」

一旦查明壓力線的位置，你就可以立即使用下列的接地氣技巧：

- 在壓力線中插入銅釘、黃銅釘、銅環或鋼樁。
- 用軟木塞堵住壓力線。如果你在睡覺時受到壓力線影響，或附近其他地方的壓力線影響到你，你可以在床下鋪軟木地板或軟木浴室墊。軟木是由橡樹製成，已經發展出自己的抵禦能力，可以對抗地因性疾病壓力。
- 市場上有許多消除電子的設備，選用一種來抵消壓力線。你可以在能量商店（Energy Store）找到一些有信譽的產品，包括「發電所」（Powerhouse）品牌出的尼可夫斯基（Lakhovsky）雙層銅圈裝置與其他設備。還有一些墜飾，有助於處理電磁輻射，符合個人的療癒需求，你可以透過生物幾何中心（BioGeometry）或菲希卡協會（Vesica Institute）等組織找到。[1]
- 你可以用水晶消除壓力線，做法是把水晶放在或埋在房間角落。請參閱第十九章「寶石：光之石」，了解如何選擇合適的寶石。

在家中，你也可以簡單地重新布置家具位置，把床、沙發或桌子移開，遠離壓力線。 318

磁場療法

透過磁場療法，可以診斷和療癒身體疼痛與情感痛苦，緩解疾病的症狀與病因。現在已經廣泛運用磁性與電磁裝置來緩解疼痛，協助骨折癒合，減輕壓力。

阿爾伯特・羅伊・達維斯（Albert Roy Davis）博士的研究發現，負磁場對生物有益，正磁場卻會造成壓力。整形外科醫生羅伯特・貝克（Robert Becker）發現，微弱的電流可以促進斷掉的骨頭再生，而東京五十鈴醫院（Isuzu Hospital）的院長中川恭一（Kyoichi Nakagawa）發現「磁場不足症候群」（Magnetic field deficiency syndrome, MFDS），病因是較少接觸天然的地磁場，會導致頭痛、暈眩、僵硬、胸痛、失眠等症狀。[2]

磁性可以支持許多療癒過程，有助於減少電磁輻射與地因性疾病壓力。磁能量以螺旋形移動，可以轉移有害的電磁輻射能量。為了達到此目的而運用磁鐵與磁性裝置，有一點很重要，你必須先了解北極與南極的磁性、各自的影響，清楚兩者之間基本的差異。你可以用一條線懸掛一個磁鐵，藉此來辨別兩極的不同。指向北方的那一端稱為北極或負極，而朝南的那一端稱為南極或正極。你也可以慢慢轉動磁鐵，靠近指南針的北端。如果指針繼續指向北方，代表你已經找到磁鐵的南端。

磁鐵的北極會讓成長發育停止，感染不再繼續發展下去。你可以用北極磁鐵療癒感染、月經、牙齦或牙齒發炎、一般炎症或關節鈣沉積病。它們可以讓組織收縮，減少活動，還可以鎮痛。南極刺激組織與生物系統的成長，包括細菌；還會加強肌肉力量，有助於療癒前列腺疾病、預防流產。如果你出現充血症狀，但並未感染，南極磁鐵也很有用，不論放在哪個身體部位，都可以增加組織的活動力。萬一懷孕了，就不要使用北極磁鐵，因為可能在懷孕早期引發流產。此外，如果你出現充血症狀，但並未感染，或者如果你正在治療肌無力症，也不要使用北極磁鐵。[3] 最後，如果你正在使用心律調整器或自動心臟電擊去顫器、植入人工電子耳、使用胰島素幫浦，禁止使用磁鐵。而且，永遠不要把磁鐵放在開放的傷口上。

319

挑選磁鐵時，另一個考慮的重點是強度，以高斯（gauss）為測量單位，代表磁場的強度。數據愈高，磁性就愈強。

最有療效的磁鐵被稱為「醫療磁鐵」或「有療效的磁鐵」。你可以購買單極磁鐵或雙極磁鐵。單極磁鐵是人造磁鐵，一邊是北極，另一邊則是南極。雙極磁鐵則是兩極都位於同一邊。如果只想影響兩極之一，不受另一極干擾，人們通常選擇使用單極磁鐵。

具體的磁場療法技巧包括以下內容：

- 使用具有磁性的毛毯和床，用來減輕壓力，幫助睡眠（這些產品不推薦躁鬱症患者使用）。

- 把負磁場放在頭部上方，幫助睡眠。你可以用綳帶把一個小磁鐵貼在頭上。你也可以設法取得一張由小小的負極磁石組成的磁療床墊，睡在上面的時候，頭部靠近負極，或者把一些小小的負極磁石集中放在枕頭裡面。
- 運用小小的日本太極磁石刺激穴位。
- 在頭部周圍放置小小的圓盤磁鐵（陶瓷鈦磁鐵或氧化鐵），這麼做或許可以緩解恐慌、心臟病突發、妄想等疾病。
- 在發炎或疼痛的身體部位使用具有磁性的首飾或圓盤磁鐵。

運用你的北極磁性

北極磁鐵是最常使用的磁鐵，通常公認是最安全的。你可以使用南極磁鐵，但要小心謹慎，因爲這種磁鐵會促進成長。北極磁鐵最常使用的強度是2000 到 4000 高斯。下列療法可以用來療癒關節炎等疾病或其他疼痛症狀。

1. 選用單極磁鐵，這樣一來，南極就無法影響受傷的生物組織。
2. 讓磁鐵北側向下，直接放在患部。你可以用運動專用透氣膠帶或 OK 綳，把磁鐵直接貼在皮膚上，或者把磁鐵放在小棉布袋裡，用膠布固定在皮膚上。
3. 隨身攜帶磁鐵，長達十二小時。如果你的疼痛確實減輕了，你可以過一、兩天之後再進行一次磁場療法。[4]

320

根據經驗法則，在磁場療癒的過程中，把磁鐵放在身體部位愈久，就愈快發揮療效。

風水：神聖空間的藝術

風水是具有三千年歷史的中國科學與藝術，用於平衡空間的能量，有益身體健康。風水有很多派別，但基本的做法是共通的：

收拾整齊：雜亂無章的殺傷力完全可以跟任何電磁汙染或地因性疾病壓力相提並論，而我們的家裡和辦公室又非常容易堆積雜物。從我們的衣櫃、抽屜到地下室，甚至電腦桌面，雜亂造成精微能量停滯，還會讓人能量低落、混淆困惑和惱火。如果你覺得自己不可能清理雜亂的空間，感到不知所措，不妨考慮一次清理一個衣櫃、一個角落、一個抽屜或一個皮包。

改善照明：拉開窗簾，盡可能讓自然光進入家中和辦公室。使用全光譜燈泡。

改善你的空氣品質：打開窗戶，擺幾盆可以淨化空氣的植物，考慮添加空氣清淨機。

美化空間：將造氧植物、鮮花、對你有意義的神聖物品、蠟燭和音樂融入空間裡。這些東西都可以巧妙地改變空間的能量（有時還會有戲劇性效果），有助於降低電磁輻射汙染與其他環境壓力的影響。

對富足開放：安排桌子的位置，讓你靠牆而坐，整個房間與門口一覽無遺。當你的視線開闊了，機會也會隨之擴大。不妨考慮張貼鼓舞人心的海報來激勵自己。事實上，只要讓所有家具都面向門口，就可以確保氣的流動，你的每個人生面向也都會有富足的能量流動。

使用鏡子：不能讓氣流入死胡同。在走廊盡頭使用鏡子，可以營造出無盡的幻覺，只要走廊保持開放，氣就可以自由流動。

慎選顏色：一般來說，寧靜、中性的色彩和光滑的紋理，都可以確保環境安寧。盡量避免鮮豔的顏色，除了太過突兀之外，這種顏色也會過度刺激心智和身體。（也可參閱下頁「五行對應的色彩」）

321

讓水保持流動：流動的水會刺激創造力和情緒的變動。水也代表豐富。你可以用一個小噴泉，將流動的水引進你的空間裡。

慎用時鐘：你可以把時鐘掛在廚房、客廳或辦公室，但不要放在玄關。你肯定不會希望訪客一進門就先看到時鐘，認爲這次造訪有時間限制。你也要避免在臥室掛大型時鐘，你在這裡應該要聆聽內在時鐘，而非人造時鐘。一般來說，應該避免使用金屬製的時鐘，這種時鐘會抑制家人的健康與快樂。

五行對應的色彩

在空間裡創造平衡，可以確保每個房間至少有一種顏色來自風水五行，而且五行俱備。

火：紅色，橘色，粉紅色，紫色和亮黃色。不論你想在哪個房間尋求認同與額外的能量，都可以在房間裡使用這些顏色。通常用在房子的南方，可以激起熱情。

木：棕色與綠色。通常用在東南方與東方，可以促進療癒與致富，但若為了這些理由，在任何地方都可以使用。

水：藍色和黑色。會讓所有生活面向更加豐富。會讓整個空間更加平靜，煥然一新，而且若用在北方，也會讓房子更加純淨，提高舒適度。

土：淡黃色與淺棕色或米色。會增加穩定性，重視營養。用在家裡的西南和東南方位，會特別有效。

金：灰色，白色和銀色。金幫助你集中精神，當你需要效率和精確度時，可以使用金。在家裡的西北方位使用，可以加強這些效果。[5]

幾乎所有東西都可以用來添加色彩，包括畫作、植物、寶石、蠟燭、布料等等。

成為你自己的風水大師

你可以運用這個簡單的直覺練習，來決定你的環境是否需要做任何改變，以促進所有生活面向的幸福。

運用你的直覺感知能力，感應家中每個房間（和你工作的地方，如果你受到啓發，想要這麼做的話）。你可以一邊靜心一邊做這件事，也可以身體力行，走遍家中各角落，合併使用你的感官能力和精微能力。你的空間能量如何影響你的幸福？你是否特別關注你家或辦公室哪個角落，這代表你希望加強那個生活面向？如果移動周遭的家具或藝術品，會改變空間的能量嗎？你需要的是乾淨，還是收拾整齊？是否有個地方，可以讓你在那裡運用簡單的風水「療法」，例如放些綠色植物、紅色布料、接地石或一碗水？列出你心中浮現的印象與想法。

322

結語
從精微體到主要的自我

323

療癒自己和療癒他人有關。

——日本多媒體藝術家小野洋子（Yoko Ono）

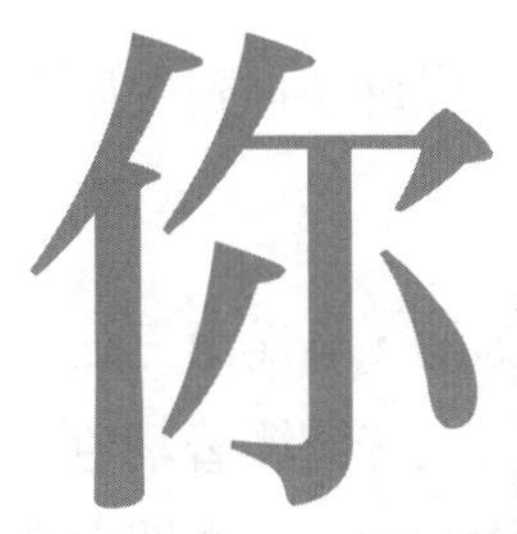

必須再進行一項練習，這趟走訪精微能量世界的旅程才算完成。你的能量解剖結構分成三部分，而這項練習是設計來整合這三部分，同時重新建立你的內在整體性。

格蘭特．麥費崔居（Grant McFetridge）博士是一位傑出的學者，研究再生療癒方式，研發出一套假說，名為「主細胞理論」（primary cell theory）。他在研究意識的顛峰狀態、表現提升與靈性意識等概念時，研發出這套理論。他想推動的目標是（從以前到現在都沒變），讓個人達到更高的生活品質，其實就是一種卓越的生活品質。他相信，至高狀態是我們最佳的存在方式，而非我們試圖得到或贏來的，我們只能重拾至高狀態。雖然注意力分散和人類生命的創傷會暫時阻礙我們的至高狀態，但至高狀態是完整而清醒的意識，存在於單一細胞內，也就是主細胞。在麥費崔居的理論中，體內其他所有細胞都是這一個主細胞的延伸。[1] 這意味著，我們為了在能力所及的範圍內，成為最偉大的自我，所需要的一切能量、力量與領悟，全都蘊含在我們的主細胞內。這個公式中包含的所有架構，最終會發展成脈輪、經絡、靈光場，以及細胞器，後者帶有代表我們心智與靈魂的能量。一切都已經就定位。

324

想一想你的主細胞或自我裡面的架構，就是那個完全下載了至高狀態的架構。我另外補充一則資訊。從受孕開始，這個主細胞就在你的體內一直向前運行，而且它和宇宙的創造源頭互相連結。因爲這種神聖的光流注入我們的主細胞，同時進入我們體內，穿透我們，所以，在最眞實的現實層面上，上天賦予我們永恆的整體性。一旦我們意識到這種燦爛輝煌、充滿力量的整體性——亦即一種存在的圓滿，任何衝擊、疾病、背叛或失落都無法摧毀這種圓滿——或許這是身爲精微能量療癒師的你所能使用最好的的工具之一。隨著這種意識在你內心逐漸加強，你明白了其他人的主要特質，並且從明白的這一刻起，和他們建立起連結。

爲了發揮這種意識（開啓並擴展它），我們將進入你現在非常熟悉的靜心狀態中。

1. 輕輕閉上雙眼，慢慢深呼吸。如果你的身體或心智有任何地方感到緊張，只要把氣吸進那些地方，讓那裡充滿你內在之光的溫暖與光芒。

2. 意識到自己已經來到本書最後一頁，熱情與惻隱之心點燃了你對健康與療癒的追求。

3. 把你的注意力放在眉毛上方的中間，那是你的第六脈輪，名爲第三眼，是靛藍或紫羅蘭能量的中心。想像一個發光的泡泡，或許閃爍著紫色、藍色與帶有金色的粉紅色。把這個泡泡想像成你的主細胞——亦即你意識的中心點，也是合一狀態，唯有你最深的存在才會記得你原是合一狀態。

4. 再次緩慢深呼吸。現在留意你的主細胞、你的主要自我。你感覺到什麼？看見什麼？聽到什麼？在你的至高意識、至高力量與至高之愛中，你對自己有什麼了解？

5. 詢問你的主要自我，關於你踏上精微能量療癒師的旅程，祂希望你知道什麼。吸氣，讓祂的信息送達。或許這個信息會告訴你應該追求哪個研究領域，需要採取什麼新行動;或是告訴你身爲精微能量療癒師的目的。現在，關於你的精微能量療癒工作，你需要知道什麼重要的事？

6. 讓自己看到或知道你的貢獻，這是只有你才能做的貢獻。

325

7. 有了那些認知之後，讓這趟旅程從你的第六脈輪回到你置身的房間。在筆記本或一張紙上，寫下在你的精微能量之旅中你即將採取的下一步驟。

現在花點時間思考你現在對自己的承諾。你是否感覺到，透過對自己的認可，你正認清自己身爲療癒師的力量與才能？還有，你是否感覺到，在你欣然接受以療癒爲目標的未來之際，你正在建立更健康的途徑？

有一段可愛的南美洲切羅基族原住民的賜福祈禱文，可以鼓勵你邁向這個更加喜樂與幸福的未來。願這段祈禱以神的靈性籠罩著你，而神早已將你視爲同樣的靈性。

願天上的暖風
輕輕吹拂你的房子
願偉大的聖靈
祝福所有進入其中的人
願你的鹿皮軟鞋
在積雪中
踏上快樂的路
再願彩虹
永遠碰觸你的肩膀

致謝

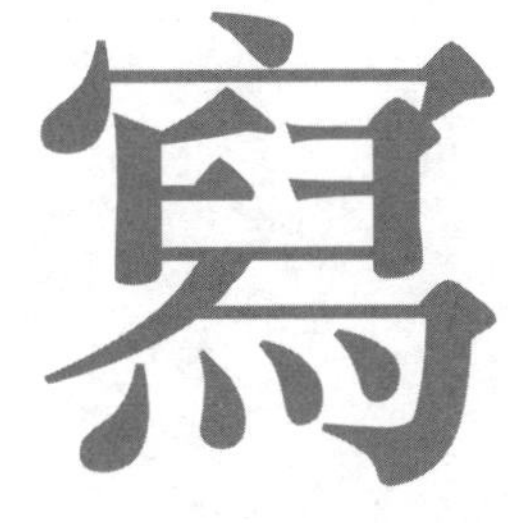

出這樣的一本書是複雜的工程。正如本書的觀念與技巧中所提及的能量有已知的也有未知的，我們也應對已知的人與未知的人給予掌聲。

在此爲黛博拉・艾玟絲（Debra Evans）和艾美・羅斯特（Amy Rost）賀來，她們是傑出的編輯，將我的文字轉化成光之流與靈感的語錄。從內心深處（與精微之心），我感謝我的業務經理、作家經紀人及朋友安東尼・班森（Anthony J.W. Benson），以及眞實聲音出版社（Sounds True）的員工，他們致力於和全世界分享善意，由於他們的貢獻，我自己和別人的作品得以問世。特別感謝創始人（Tami Simon）與組稿編輯珍妮佛・布朗（Jennifer Brown），她們幫助我們許多人駕馭星星，並協助將星星的種籽種在地球上。我怎能不感謝我兒子麥克和加百利，他們倆忍受媽媽占據餐桌寫作多年（而非用食物放滿餐桌）？

這本書還請求另一種感謝之情，或者，就此而言，該稱爲一種世襲的感恩之情。我們對精微體與其強大效力的理解，是許多賢哲、神祕主義者、薩滿巫師、療癒師、哲學家和醫護人員貢獻心力的成果，即使人數沒有上百萬，至少也成千上萬。這些心靈、光明與奧祕的主人，如今都已長眠在陰影裡，但他們的智慧卻代代相傳，保存了下來。除了感謝這些先人（包含男性與女性），我們也必須明白，無論是專業的或業餘的療癒師，每一位精微能量療癒師都在不斷深入探究與拓展精微能量醫學的古老知識。我將這本書獻給你們所有人。

參考文獻

第二章　療癒之場：療癒能量場圍繞著你

1. Catherine Brahic, "Does the Earth's Magnetic Field Cause Suicides?" *New Scientist* (April 24, 2008). Available at newscientist.com/article/dn13769-does-the-earths-magnetic-field-cause-suicides.html.
2. Nigel and Maggie Percy, "The Cause of Cancer? What Doctors Have Said," Sixth Sense Consulting. Online summary available to newsletter subscribers; available at professional-house-clearing.com/cause-of-cancer.html. Elora Gabriel, "Geopathic Stress and Radiation: A Breakthrough in Earth Healing," *Explore!* 9, no. 1 (1999). Article online, available at rubysemporium.org/geo_stress.html.
3. William Bengston, *The Energy Cure* (Boulder, CO: Sounds True, 2010).
4. Judy Jacka, *The Vivaxis Connection: Healing through Earth Energies* (Newburyport, MA: Hampton Roads, 2000).

第四章　療癒的能量體：脈輪

1. See Cyndi Dale, *The Complete Book of Chakra Healing* (Woodbury, MN: Llewellyn Publications, 2009) and *Advanced Chakra Healing* (Berkeley, CA: Crossing Press, 2005).
2. David Furlong, *Working with Earth Energies* (London: Piatkus Books, 2003). Katrina Raphaell, The Crystal Academy of Advanced Healing Arts, webcrystalacademy.com.

第六章　直覺與信任

1. Cyndi Dale, *The Intuition Guidebook* (Minneapolis: Deeper Well Publishing and Brio Press, 2011).

第十一章　徒手療癒

1. Dorothea Hover-Kramer, *Healing Touch: Essential Energy Medicine for Yourself and Others* (Boulder, CO: Sounds True, 2011), 12.
2. Sanjay Pisharodi, "Ten Acupressure Points Lead to a Healthy, Wholesome Life," NaturalNews.com, October 21, 2011. Available at naturalnews.com/033933_accupressure_health.html#ixzz1n44SlWRh.
3. Michael Reed Gach, *Acupressure's Potent Points: A Guide to Self-Care for Common Ailments* (New York, NY: Bantam, 1990).
4. The seven acu-exercises were adapted from those in the following online articles: Melissa Smith, "Acupressure Points for Healing," Livestrong.com, September 2, 2010. Available at livestrong.com/article/213496-acupressure-points-for-healing/#ixzz1n3zAJ5Xs. Sumei FitzGerald, "Anti-Anxiety Acupressure Points," Livestrong.com, August 18, 2011. Available at livestrong.com/article/516869-anti-anxiety-acupressure-points/#ixzz1n40ktXAk. Melissa Smith, "Acupressure Points for Neck Pain," Livestrong.com, September 2, 2012. Available at livestrong.com/article/227586-acupressure-point-for-neck-pain/#ixzz1n40P3Ezf. Melissa Smith, "Facial Acupressure," Livestrong.com, September 28, 2010. Available at livestrong.com/article/260944-facial-acupressure/#ixzz1n40AzAMZ. Melissa Smith, "Acupressure Points for Metabolism," Livestrong.com, June 14, 2011. Available at livestrong.com/article/278680-acupressure-points-for-metabolism/#ixzz1n3zm1G7Q. Meg Kramer, "Acupressure Points for Allergies," Livestrong.com, September 9, 2011. Available at livestrong.com/article/539688-acupressure-points-for-allergies/#ixzz1n3zMnH1e.
5. Valerie Lis, MA, certified EFT expert and trainer, Simple EFT, simpleeft.com.

第十二章　現代祕教療癒

1. Jacka, *The Vivaxis Connection.*
2. Jack Angelo, *Distant Healing: A Complete Guide* (Boulder, CO: Sounds True, 2008).

第十三章　療癒動作

1. Gertrud Hirschi, "Finger Meditations, a.k.a. Mudras," article on the website InnerSelf.com (no date). Available at innerself.com/Meditation/finger_mudras.htm. Article excerpted from Gertrud Hirschi, *Mudras: Yoga for Your Hands* (San Francisco: Weiser, 2000).

第十四章 精微的心智：從靜心到潛意識重設

1. Jon Kabat-Zinn, *Full Catastrophe Living: Using the Wisdom of Your Body and Mind to Face Stress* (New York: Delta, 1990).
2. Sue Schmidt, "Brain Wave Therapy," webpage on the website Mind Power for Positive Change (2009). Available at mindpower1.net/brainwaveinfo.html
3. Vianna Stibal, "About Vianna Stibal" webpage on the website ThetaHealing, thetahealing.com.
4. Cyndi Dale, *The Subtle Body: An Encyclopedia of Your Energetic Anatomy* (Boulder, CO: Sounds True, 2009), 106.
5. Franz Bardon, *Initiation into Hermetics*, trans. Dieter Rüggeberg (Salt Lake City, UT: Merkur, 2001). Original German edition, 1956. First English edition, 1962.

第十六章 運用先人的療癒智慧

1. Carlos Castaneda, *The Teachings of Don Juan: A Yaqui Way of Knowledge* (Berkeley, CA: University of California Press, 2008). The Yaqui are a native tribal people living in northern Mexico and in Arizona. Although Castenada's books are fiction, they are based on his real-life experiences. I have found the shamanic information they contain is consistent with my own experiences.
2. Mick Brown, "The Sorcerer's Apprentice," *The Age*, News Special, November 7, 1998. Article online, available at sorcery.yuku.com/topic/3570/THE-AGE-News-Special-Saturday-7-November-1998REPRINT#.VYHLnmRViko.
3. jonwhale.com
4. Jon Whale, "Core Energy Surgery for the Electromagnetic Body," *Positive Health* no. 15 (October 1996). Article online, available at positivehealth.com/article/energy-medicine/core-energy-surgery-for-the-electromagnetic-body
5. Jon Whale, *Naked Spirit: The Supernatural Odyssey*, second ed. (Eastbourne, United Kingdom: DragonRising Publishing, 2006).
6. Jon Whale, *The Catalyst of Power: The Assemblage Point of Man*, third ed. (Eastbourne, United Kingdom: DragonRising Publishing, 2009).
7. Elena Evtimova, and Jon Whale, "Vibration-Oscillation Diagnosing and Healing Therapy," *Positive Health*, no. 167 (February 2010). Article online, available at positivehealth.com/article/energy-medicine/vibration-oscillation-diagnosing-and-healing-therapy.

第十七章　療癒的呼吸

1. Amir Farid Isahak, "The Ki to Longevity" (May 7, 2007), SuperQiGong.com. Available at superqigong.com/articlesmore.asp?id=123. S. Tsuyoshi Ohnishi and Tomoko Ohnishi, "The Nishino Breathing Method and Ki-energy (Life-energy): A Challenge to Traditional Scientific Thinking," Evidence-Based Complementary and Alternative Medicine 3, no. 2 (June 2006), 191–200. DOI: 10.1093/ecam/nel004.
2. Jacqueline Marshall, "Easy Exercise to Refresh and Balance Body and Mind" (February 1, 2014), psyweb.com. psyweb.com/lifestyle/mental-health/easy-exercise-to-refresh-and-balance-body-and-mind.

第十九章　大自然的療癒

1. James Mattioda, PhD, DHom (Med), owner of Arcana Empothecary, San Diego, California, ArcanaEmpothecary.com.
2. "Dangerous Essential Oils," online page/list on the website Elaine: Webbed. Available at eethomp.com/AT/dangerous_oils.html.
3. Jodi Baglien, certified clinical aromatherapist, well being + wisdom studio, Osseo, Minnesota, JodiBaglien.com.
4. "The 38 Bach Flower Remedies, in Dr. Bach's Own Words," page of the website The Original Bach Flower Remedies. Available at nelsonsnaturalworld.com/en-us/us/our-brands/bachoriginalflowerremedies/.
5. Tim Simmone, ChargedWater.com.
6. "Liquid Crystals Light Way to Better Data Storage," article online at ScienceDaily, June 24, 2010. Available at sciencedaily.com/releases/2010/06/100622095050.htm.
7. John Matson, "Crystal Memory Allows Efficient Storage of Quantum in Light," June 29, 2010, entry in the blog "Observations," on the website Scientific American. Available at blogs.scientificamerican.com/observations/2010/06/29/crystal-memory-allows-efficient-storage-of-quantum-information-in-light/.

第二十章　聲音療癒

1. Kay Grace, CAEH, sound healing practitioner and educator, Minneapolis, Energy Express, energyexpress.com.
2. Ken Cohen, *The Way of Qigong: The Art and Science of Chinese Energy Healing* (New York: Ballantine Books, 1999), 165–166. As cited in Joseph F.

Morales, "Six Healing Sounds," Baharna.com, article online, available at baharna.com/chant/six_healing.htm.
3. Michael Baird, "Reiki and the Healing Drum," The International Center for Reiki Training: Reiki Articles (2000), article online, available at reiki.org/reikinews/Reiki%20and%20the%20Healing%20Drum.htm.
4. Susan Govali, Singing from the Center, singingfromthecenter.com.

第二十一章　色彩療癒

1. "Sunlight Can Prevent Cancer (& Other Illness)," a collection of excerpted articles on the website Healing Cancer Naturally (no date). Available at healingcancernaturally.com/sunlight-prevents-cancer.html. Oliver Gillie, "Article 38: Sunlight Prevents Cancer," article online on the website Multiple Sclerosis Resource Centre (no date). Available at msrc.co.uk/index.cfm/fuseaction/show/pageid/1089.
2. Joseph Mercola, "Light as a Nutrient," article online on the website International Alliance for Animal Therapy and Healing (IAATH, 2006). Available at iaath.com/light.htm.
3. Jennifer Warters, BSc, MA, sound healer and teacher, United Kingdom, rainbowlightfoundation.net/Jennifer_Warters.html.
4. Howard and Jennifer Beckman, "Healing with Color and Gems," webpage on the website Vedic Cultural Fellowship. Available at vedicworld.org/healing-with-color-and-gems/.

第二十二章　振動符號與療癒

1. Abraham Karim, "The Science of BioGeometry" article on the website Rexresearch.com (1997). Available at rexresearch.com/biogeom/biogeom.htm.
2. Cyndi Dale, *Energetic Boundaries: How to Stay Protected and Connected in Work, Love, and Life* (Boulder, CO: Sounds True, 2011), 111–113.
3. Ibid., 113–114.
4. Ibid., 114.
5. Claude Swanson, *Life Force: The Scientific Basis: Volume 2* (Tucson, AZ: Poseidia Press, 2009).
6. Mary Desaulniers, "The Torus of Life Healing Meditation," article on the website Suite 101 (March 10, 2010). Available at suite101.com/article/the-torus-of-life-healing-meditation-a211628.
7. "Healing With Frequencies," newsletter article on the website Altered States (no date). Available at altered-states.net/barry/newsletter420/.

8. "Platonic Solids," webpage on the online store Crystal Well-Being (no date). Available at crystalwellbeing.co.uk/catalogueplatonicsolids.php. Ilona Anne Hress, "How to Use Platonic Solids for Personal Growth and Evolutionary Development," blog entry at Growing Consciousness: The Center for Evolutionary Activity (January 23, 2010). Available at growingconsciousness.com/?p=47.
9. Richard Gerber, *Vibrational Medicine* (Rochester, VT: Bear & Company, 2001), p. 371.
10. Dale, *Energetic Boundaries*, 115–116.

第二十三章　能量空間

1. The Energy Store Geopathic and Electro-Stress Balancing (geopathic-stress.info). BioGeometry (biogeometry.com/english). The Vesica Institute (vesica.org).
2. "Magnetic Field Therapy," online article on the website "Alternative Medicine Online" (1998), a student-developed learning project included in ThinkQuest Library. Article available at library.thinkquest.org/24206/magnetic-field-therapy.html.
3. Channary Houle, "How to Use Medical Magnets," webpage on the website Magnetic-Therapy-Living.com (no date). Available at magnetic-therapy-living.com/medical-magnets.html. BiomagScience, "Which Side of a BioMagnet to Use? Because It Matters!" webpage on the website BiomagScience.net (no date). Available at biomagscience.net/magnet-therapy/which-side-biomagnet-use-it-matters.
4. Donn Saylor, "How to Heal With Magnets," article online at eHow.com. Available at ehow.com/how_5533338_heal-magnets.html.
5. Christine Tran, "Transforming White Walls with Feng Shui Colors," article online at GoArticles.com (July 21, 2010). Available at goarticles.com/article/Transforming-White-Walls-with-Feng-Shui-Colors/3131198/.

結語：從精微體到主要的自我

1. Grant McFetridge, PhD, Institute for the Study of Peak States, PeakStates.com.

英文索引

本索引標示之數字為英文版頁碼，請對照內文頁面左右側之英文版頁碼。
粗體數字為圖表頁數。

B

D

F

G

H

M

N

O

P

Q

R

S

T

U

V

W

X

Y

Z

延伸閱讀

- 《心律轉化法》(2017),普蘭 · 貝爾、蘇珊娜 · 貝爾(Puran & Susanna Bair),心靈工坊。
- 《女性能量療法:永保青春健康的自助寶典》(2016),唐娜·伊頓(Donna Eden)、大衛·費恩斯坦博士(David Feinstein, Ph.D.),心靈工坊。
- 《你的心就是宇宙:從心的四度空間開展無限潛力》(2015),普蘭 · 貝爾、蘇珊娜 · 貝爾(Puran & Susanna Bair),心靈工坊。
- 《愛的能量:活化親密關係的能量療法》(2015),唐娜·伊頓(Donna Eden)、大衛·費恩斯坦博士(David Feinstein, Ph.D.),心靈工坊。
- 《原能量:穿梭時空的身心療法》(2014),王曙芳,心靈工坊。
- 《精微體:人體能量解剖全書》(2014),辛蒂 · 戴爾(Cyndi Dale),心靈工坊。
- 《瑜伽:身心靈合一之旅》(2011),多娜 · 法喜(Donna Farhi),心靈工坊。
- 《艾揚格瑜伽聖經》(2011),艾揚格(Iyengar),心靈工坊。
- 《是情緒糟,不是你很糟:穿透憂鬱的內觀力量》(2010),威廉斯(Mark Williams)、蒂斯岱(John Teasdale)、西格爾(Zindel Segal)、卡巴金(Jon Kabat-Zinn),心靈工坊。
- 《發現台灣花精》(2004),陳祈明,心靈工坊。
- 《崔玖跨世紀》(2002),崔玖,心靈工坊。

- 《新精油圖鑑：300 種精油科研新知集成》(2018)，溫佑君，商周。
- 《能量自癒：3 個步驟啓動身體的自癒力，找出真正病源，恢復健康與心靈自由的療法》(2017)，艾咪 ・B・ 謝爾，遠流。
- 《最高休息法：經耶魯大學精神醫療研究實證：腦科學 × 正念，全世界的菁英們都是這樣讓大腦休息》(2017)，久賀谷亮 ，悅知文化。
- 《新巴赫花精全書 2 冊套書：新巴赫花精療癒＋新巴赫花精身體地圖（二版）》(2017)，笛特瑪・柯磊墨，賀爾姆・維爾特（Dietmar Krämer, Helmut Wild)，自由之丘。
- 《全頻能量花精全書：HRIDAYA 赫利達亞全頻能量花精，傳遞來自宇宙的全頻共振訊息》(2016)，唐菁 Doma ，商周。
- 《醫療靈媒：慢性與難解疾病背後的祕密，以及健康的終極之道》(2016)，安東尼 ・ 威廉（Anthony William)，方智。
- 《精微圈：身心靈的全能量防護網》(2015)，辛蒂 ・ 戴爾（Cyndi Dale)，地平線文化。
- 《光之手：人體能量場療癒全書》(2015)，芭芭拉 ・ 安 ・ 布藍能（Barbara Ann Brennan)，橡樹林。
- 《靈性能量淨化書：創造個人高頻空間能量場》(2015)，Tess Whitehurst，生命潛能。
- 《哈佛醫師心能量：為什麼有些病老是治不好或需要長期依賴藥物呢？身體病症的答案心知道！》(2014)，許瑞云，平安文化。
- 《哈佛醫師養生法 2：給外食族、上班族、壓力族的健康指南，從身體到心靈，全面安頓！（附贈「5 分鐘快速能量提升法」示範 DVD）》(2012)，許瑞云、陳煥章，平安文化。
- 《哈佛醫師養生法》(2009)，許瑞云，平安文化。
- 《印加能量療法（08 新版）：一位心理學家的薩滿學習之旅》(2008)，阿貝托・維洛多博士 ，生命潛能。
- 《脈輪能量書 I ：回歸存在的意識地圖》(2004)，奧修，生命潛能。
- 《能量醫療》(2004)，唐娜・伊頓（Donna Eden)，琉璃光。
- 《M.E.T. 能量敲打功：風靡德國 20 萬人的身心同步療法》(2004)，萊納・法蘭克、英格麗特・史利斯克（Rainer Franke, Ingrid Schlieske)，橡實文化。

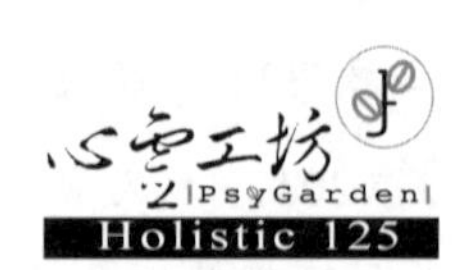

精微體療癒指南

The Subtle Body Practice Manual: A Comprehensive Guide to Energy Healing

作者：辛蒂・戴爾（Cyndi Dale）

譯者：沈維君

出版者—心靈工坊文化事業股份有限公司
發行人—王浩威　總編輯—王桂花
執行編輯—黃心宜　內頁編排設計—旭豐數位排版有限公司
特約編輯—王郁兮
通訊地址—10684台北市大安區信義路四段53巷8號2樓
郵政劃撥—19546215　戶名—心靈工坊文化事業股份有限公司
電話—02）2702-9186　傳真—02）2702-9286
Email—service@psygarden.com.tw　網址—www.psygarden.com.tw

製版・印刷—中茂製版印刷股份有限公司
總經銷—大和書報圖書股份有限公司
電話—02）8990-2588　傳真—02）2290-1658
通訊地址—248台北縣五股工業區五工五路二號
初版一刷—2018年5月　初版三刷—2021年4月
ISBN—978-986-357-120-9　定價—650元

國家圖書館出版品預行編目資料

精微體療癒指南 / 辛蒂.戴爾(Cyndi Dale)作；沈維君譯. -- 初版. -- 臺北市：心靈工坊文化, 2018.05
面；　公分. -- (Holistic；125)
譯自：The subtle body practice manual : a comprehensive guide to energy healing

ISBN 978-986-357-120-9(平裝)

1.另類療法 2.能量

418.995　　107006917

心靈工坊 PsyGarden 書香家族讀友卡

感謝您購買心靈工坊的叢書，爲了加強對您的服務，請您詳塡本卡，
直接投入郵筒（免貼郵票）或傳眞，我們會珍視您的意見，
並提供您最新的活動訊息，共同以書會友，追求身心靈的創意與成長。

書系編號—Holistic 125　　書名－精微體療癒指南

姓名 　　　　　　　　　　是否已加入書香家族？□是 □現在加入

電話 (O) 　　　　(H) 　　　　手機

E-mail 　　　　生日 　　年 　　月 　　日

地址 □□□

服務機構（就讀學校） 　　　　職稱（系所）

您的性別—□1.女 □2.男 □3.其他

婚姻狀況—□1.未婚 □2.已婚 □3.離婚 □4.不婚 □5.同志 □6.喪偶 □7.分居

請問您如何得知這本書？

□1.書店 □2.報章雜誌 □3.廣播電視 □4.親友推介 □5.心靈工坊書訊
□6.廣告DM □7.心靈工坊網站 □8.其他網路媒體 □9.其他 ______________

您購買本書的方式？

□1.書店 □2.劃撥郵購 □3.團體訂購 □4.網路訂購 □5.其他 ______________

您對本書的意見？

- 封面設計 □1.須再改進 □2.尚可 □3.滿意 □4.非常滿意
- 版面編排 □1.須再改進 □2.尚可 □3.滿意 □4.非常滿意
- 內容 □1.須再改進 □2.尚可 □3.滿意 □4.非常滿意
- 文筆 / 翻譯 □1.須再改進 □2.尚可 □3.滿意 □4.非常滿意
- 價格 □1.須再改進 □2.尚可 □3.滿意 □4.非常滿意

您對我們有何建議？

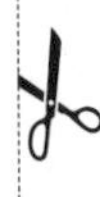

▲本人同意______________（請簽名）提供(眞實姓名/E-mail/地址/電話等資料)，以作爲心靈工坊(聯絡/寄貨/加入會員/行銷/會員折扣等)之用，詳細內容請參閱 **http://shop.psygarden.com.tw/member_register.asp**。

廣　告　回　信
台北郵局登記證
台北廣字第1143號
免　貼　郵　票

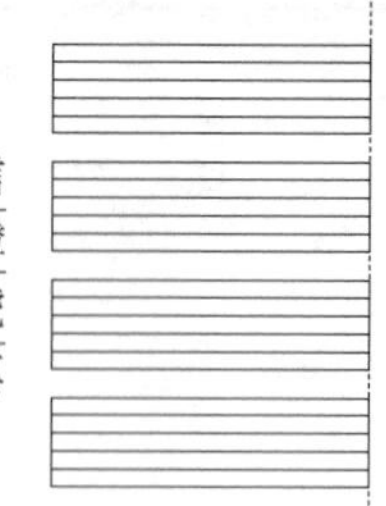

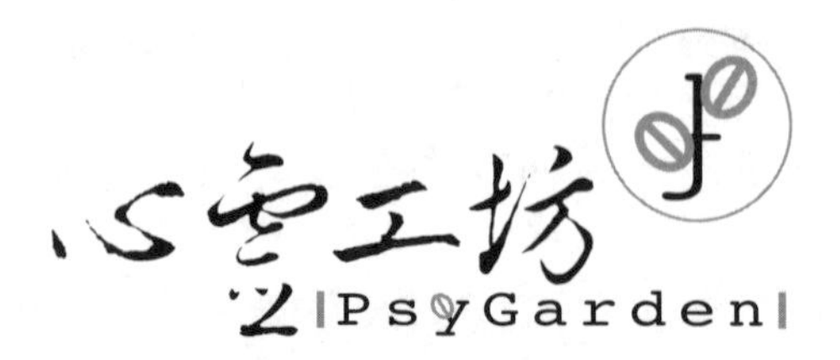

台北市106 信義路四段53巷8號2樓

讀者服務組　收

（對折線）

加入心靈工坊書香家族會員
共享知識的盛宴，成長的喜悅

請寄回這張回函卡（免貼郵票），
您就成爲心靈工坊的書香家族會員，您將可以——

⊙隨時收到新書出版和活動訊息

⊙獲得各項回饋和優惠方案

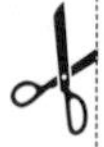